KB065232

산 음식, 죽은 음식

산 음식, 죽은 음식

호모 사피엔스는 무엇을 먹도록 설계된 동물인가

더글라스 그라함 지음 | 김진영, 강신원 번역

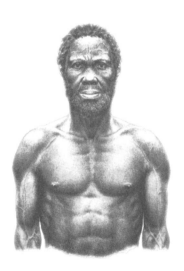

사이몬북스

80/10/10 Diet

Copyright ⓒ 2006 Douglas N. Graham
Original Edition Published by FoodnSport Press.
Korean Translation Copyright ⓒ 2020 by Simonbooks through FoodnSport Press.
No part of this book may be used or reproduced in any manner
whatsoever without written permission except in the case of brief quotations
embodied in critical articles or reviews.

이 책의 한국어판 저작권은 FoodnSport Press와
사이몬북스와의 독점계약으로 사이몬북스에 있습니다.
저작권법에 의해 한국 내에서 보호를 받는 저작물이므로
무단전재와 무단복제를 금합니다.

산 음식, 죽은 음식
호모 사피엔스는 무엇을 먹도록 설계된 동물인가

초판 1쇄 발행 2020년 3월 15일
초판 6쇄 발행 2024년 6월 10일

지은이 더글라스 그라함
옮긴이 김진영, 강신원
디자인 책만드는사람(010-5526-0928)
교정 김우현
펴낸곳 사이몬북스
펴낸이 강신원
출판등록 2006년 5월 9일 제16-3895호
주소 서울시 중랑구 면목로 456 한성빌딩 5층
전화 02-337-6389
팩스 02-6499-7262
이메일 simonbooks@naver.com

등록번호 ISBN 979-11-87330-15-8 13510

* 잘못된 책은 바꾸어 드립니다.
* 값은 뒤표지에 있습니다.

그라함 박사는 나의 동지이자 스승이다. 우리는 '자연위생학'이란 관점에서 완전히 의견이 일치한다. 이 책을 읽고 실천하시라. 내가 25kg을 감량하고 다시 살이 찌지 않은 것처럼, 내가 고엽제 후유증에서 되살아난 것처럼, 당신은 비만과 질병의 무덤에서 부활할 것이다.

하비 다이아몬드Harvey Diamond 박사, 〈다이어트 불변의 법칙〉, 〈나는 질병 없이 살기로 했다〉 저자

나는 30년 가까이 지방이 범인이라는 관점에서 연구를 해왔다. 모든 질병의 원인이 지방이라는 관점에서 우리는 동지인 셈이다. 지방을 멀리하시라. 그리고 신이 우리에게 선물한 호모 사피엔스 본연의 음식을 먹는다면, 신이 창조한 날씬하고 건강한 인간으로 되살아날 것이다.

콜드웰 에셀스틴Caldwell B. Esselstyn 박사, 〈지방이 범인〉 저자

그라함 박사는 영양학자이자 이 시대의 양심 있는 현자(賢者)다. 내가 그를 통해서 치유받았던 것처럼, 당신도 이 책을 읽고 몸과 영혼을 치유받으시라.

마크 빅터 한센Mark Victor Hansen, 〈내 영혼을 위한 닭고기 수프〉 저자

당신이 지금 질병과 비만으로 고통받고 있다면, 이 책은 당신을 어두운 바다에서 구원해줄 등대가 되어줄 것이다. 강력하게 권장한다.

킴벌리 맥KimberlyMac, 라디오 토크쇼 'The Naked Vegan' 사회자

나는 그라함 박사의 80/10/10 프로그램을 통해서 충만한 에너지와 생명력을 찾을 수 있었다. 질병치료와 비만해결은 또 하나의 보너스였다. 나는 그의 충고대

로 딸기와 수박을 마음껏 먹었을 뿐이다.

라쉘 존슨Rachel Johnson, 〈Wake Up Running!〉 저자

그라함 박사의 80/10/10 프로그램을 따라 밥상을 바꾼 지 7년이 되었다. 그것은 내 인생에서 가장 훌륭한 선택이었다. 우울증이 날아갔고 각종 통증이 사라졌으며 날씬한 몸을 갖게 되었다. 나는 무덤에 들어갈 때까지 이 음식습관을 바꿀 생각이 전혀 없다.

개리 올란도Gary Orlando, 〈Beyond Raw〉 저자

이 책은 한 세기에 나올까 말까 한 명저다. 그라함 박사의 80/10/10 프로그램은 나의 주장과 정확히 일치한다. 읽고 공부하고 삶에 적용시켜보시라. 새로운 인생이 펼쳐질 것이다.

프레드릭 파테노드Frederic Patenaude, 〈The Raw Secrets〉 저자

최신의 과학적 연구결과들로 무장하고 인류학에 정통한 그라함 박사의 이 책은 세계 영양학사에 큰 획을 그었다. 인간이 무엇을 먹어야 건강하고 날씬해지는지 영양학적으로 인류학적으로 명확하게 갈파한 책을 나는 이전에 보지 못했다. 강력하게 추천한다.

린 베리Rynn Berry, 〈Food for the Gods〉 저자

아하, 그래서 그랬구나!

춘천 마라톤, 뉴저지 마라톤, 뉴욕 마라톤, 상암 마라톤… 내가 풀코스로 완주한 마라톤대회들이다. 과거에 나는 80kg에 육박하는 몸으로 살을 빼고자 달렸다. 또한 살아 있는 것 자체가 고통인 알레르기를 치유해보고자 달렸다. 마라톤은 의지로 하는 운동이 아니다. 매일 1~2시간씩 꾸준히 연습을 해야 한다. 두꺼운 겨울내복을 입고 뜨거운 여름에도 연습했고, 대회에 나가서는 규정시간인 5시간에 턱걸이하듯이 숨 가쁘게 들어왔다. 그러나 알레르기는 여전했으며 살은 빠지는 듯하다가 다시 찌곤 했다. 나는 달리기를 멈추었다. 어느 날 문득 '인간은 뛰는 동물인가?'라는 질문을 내게 했고, '아하, 인간은 걷는 동물이구나!'라는 깨달음이 왔기 때문이다.

나는 참 오랫동안 '인간은 무엇을 먹는 동물인가?'라는 질문을 내게 하며 살았었다. 야생의 소와 말은 풀을 먹는 동물이고, 야생의 사자는 동물의 시체를 먹는 동물이라면, 자연상태의 인간은 도대체 무엇을 먹는 동물이란 말인가? 빵이나 과자를 먹는 동물은 아닐 테고, 소의 젖이나 돼지의 간을 먹는 동물은 아닐 것이다. 쌀을 먹는 동물인가, 채소를 먹는 동물인가, 이것저것 섞어 먹는 동물인가….

하비 다이아몬드 박사의 〈다이어트 불변의 법칙〉과 〈나는 질병 없이 살기로 했다〉를 번역하면서 '아하, 인간은 과일을 먹는 동물이구나!'라는 깨달음이 왔다. 완전 과일식은 실천하지 못했지만, 아침과 점심은 과일을 먹고 저녁은 현미채식을 하는 자연식물식을 시도했다. 살은 15kg 넘게 빠져 나갔고, 10년 넘게 고통을 주던 알레르기도 사라져 버렸다. 불과 몇 달 사이에 일어난 일이다. 이것을 어떻게 설명해야 할까? 그렇다. 인간이 먹도록 설계된 그것만 먹으면 억지로 운동하지 않아도 비만과 질병이 사라진다는 사실을 내가 생체실험으로 증명한 셈이다. 나는 그 이후로 지금까지 한 번도 다시 살이 찌지 않았고 한 번도 병원에 가본 적이 없다.

그러나 나 또한 세상의 온갖 음식을 즐겨 먹던 1인이었다. '너 그거 먹어봤어?'라며 으스대던 1인이었다. 복어껍질에 멧돼지돈가스에 상어지느러미까지, 해삼내장부터 고등어샌드위치부터 몽고식 양다리갈비까지 말이다. '내가 옛날에~'로 대화를 시작해야 존재감이 살아나는 노인의 처절함처럼, 나 또한 음식경험과 나를 연결시켜 존재감을 억지로 유지하려던 시절 또한 있었다.

그러나 나는 다시 '구첩반상'의 그 시절로 돌아가고 싶지 않다.

지금의 음식들이 나를 충분히 만족시키기 때문이다. 단순한 밥상이 단순한 삶을 완성하고, 삶이 단순하지 않으면 행복해질 수 없다는 사실을 깨달았기 때문이다. 내 몸의 쾌적함은 과거에 비해 비교할 수 없이 좋다. 살이 빠지고 피부가 좋아지는 것도 중요하지만 '몸과 정신의 쾌적함'보다 중요한 것은 없다. 인슐린이니 콜레스테롤이니 라틴어와 그리스어로 된 복잡한 의학용어로 설명할 필요가 없다. 전문가들에게 고견을 청취할 필요도 없다. 김국환이 부른 유행가 가사에도 있지 않은가? '내가 너를 모르는데 넌들 나를 알겠느냐…'

통념과 관습을 깬다는 것은 쉬운 일이 물론 아니다. 우리가 전통이라 고집하는 제사도, 조선이 들어서고 통치 이데올로기의 수단으로 실행되어 조선 중기에 겨우 정착한 관습이다. 오천 년 역사로 봐도 불과 최근에 정착한 뉴에이지 관습일 뿐이다. 돌아가신 할아버지가 좋아하셨던 정갈한 된장국에 쌀밥으로 제사상을 차린다고 그분이 저승에서 화내신다면, 그 조상님은 후손들의 등골을 빼먹고 분란을 일으키는 못된 조상 아니겠는가? 고춧가루가 들어간 지금의 빨간색 김치 또한 18세기 이후의 조선음식일 뿐이다. 전통이라고 말할 수도 없다는 말이다. '100포기 김장배추' 때문에 시어머니와 며느리가 다툴 일도 아니다. 통념과 관습이 갈등의 원인이다. 그 틀을 깨야 비로소 자유로울 수 있다.

나 또한 요리하기를 좋아하던 1인이었다. 온갖 양념을 들이부어 코와 혀를 자극시킨 다음, '요리 쫌 하신다'는 소리를 듣고 싶어 좌중의 반응을 살피던 1인이었다. 그러나 어느 순간 뽐내는 요리행위를 멈추었다. 인간은 요리하는 동물이 아니라는 깨달음이 왔기 때문이다. 자연이 1년 내내 바람과 햇빛으로 요리해낸 참외와 포도와 현미와 고구마를 주식으로 하면서부터다. 허기와 노동을 양념으로 삼으면 그것으로 족하다.

10년 넘게 자연식물식을 실천해온 나에게도 넘기 힘든 벽이 있었으니 바로 하루 종일 과일과 채소만 먹는 '완전 로푸드 식단'이다. 〈다이어트 불변의 법칙〉의 저자 하비 다이아몬드 박사는, 걸리면 반드시 100% 죽는다는 고엽제 후유증으로 고생하다가, 과일과 채소만 먹는 방법으로 펄펄하게 되살아난 본인의 이야기를 그의 책에서 소개한 바 있다. 나는 그의 책을 번역하면서 언젠가는 반드시 최소한 보름이라도 실천한 다음 몸의 쾌적함, 그 열반의 느낌을 맛보고 싶었는데, 이 책의 저자 그라함 박사가 그 간절함에 불을 붙였다.

내가 그라함 박사의 책을 번역하면서 내내 즐거웠던 이유를 어떻게 설명해야 좋을까? 그렇다. 그의 진정성과 나의 궁금증이 맞닿았기 때문일 것이다. 참으로 오랫동안 인간은 무엇을 먹는 동물인지, 왜 질병에 걸리는지, 왜 뚱뚱해지는지 궁금했던 내게 그라함 박사는 시원한 대답을 던져주었다. 궁금했던 생각이 풀리는 순간이 나는 가장 좋다. '아하, 그래서 그랬구나!' 이런 깨달음이 오는 순간, 무기수가 감옥에서 풀려나 첫 햇살을 받는 그 느낌, 나는 참으로 행복한 사람이다. 이 책을 읽는 독자들과 그 깨달음을 나누고 싶다.

― **강신원**

80 | 10 | 10 Diet

1장

인간은 무엇을
먹도록 설계된 동물인가

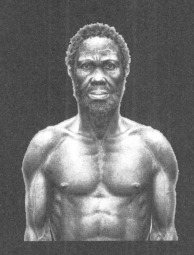

우리 인간은, 죽은 토끼를 보고 사자처럼 침을 흘리지 않는다. 우리 인간은, 얼굴과 손과 몸에 뜨거운 피를 흘려가며 마시는 모습을 스스로 상상하지 못한다. 이러한 행동들은 신(자연)의 설계와도 배치될뿐더러, 우리 호모 사피엔스의 진화론적 설계와도 동떨어져 있다.

어떤 동물이 무엇을 먹는 동물인지 알
아내는 방법은 무엇일까? 만일 당신이 어떤 어린 동물(젖을 뗀)을 애
완용으로 선물 받았다고 가정해보자. 그리고 그 동물이 무엇을 먹는
동물인지 전혀 모른다고 가정해보자. 삼촌이 선물했을 수도 있고 이
웃으로부터 분양받은 동물일 수도 있다. 그 어린 동물에게 무엇을 먹
여야 할지 어떻게 알 수 있을까?

그 대답은 비교적 간단하다. 그 동물들에게 자연상태(가공하지
않은 자연상태의 것이어야 한다)의 다양한 음식을 제공해보기만 하
면 된다. 그 동물은 어떤 음식을 먹을 수 있도록 설계되었고 수백만
년, 수천만 년 그렇게 진화해왔기 때문이다. 어떤 동물은 당신이 제
공한 음식을 못 본 체할 수도 있다. 어린 고양이는 당신이 내준 맛
있는 사과(인간에게는 맛있는)에 고개를 돌릴 것이다. 나는 내가 야
생에서 구조했던 어린 동물들과 함께 이 실험을 성공적으로 해낸
경험이 있다.

같은 방식으로 어린 아기에게 실험을 해보자. 아기가 노는 방에
생소고기(자연상태여야 하기 때문이다)와 사과를 함께 놓고 아기 뒤에
앉아보자. 그 아이가 어떤 것을 가지고 놀며 어떤 것을 먹는지 관찰
해보자. 우리는 그 결과를 확신할 수 있다. 이번엔 한쪽에 생땅콩과

같은 생견과류, 또는 쌀이나 보리 같은 씨앗류(요리하지 않은)를 놓아보자. 그리고 다른 한쪽엔 신선하고 달콤한 오렌지나 사과를 놓아보자. 그리고 견과류나 씨앗류, 그리고 과일 중에서 무엇을 선택하는지 지켜보자. 초등학생이라도 예측할 수 있다. 아이는 당연히 달콤한 과일을 선택할 것이다. 나는 당신에게 라틴어와 그리스어로 된 복잡하고 현학적인 용어와 이론으로 당신을 설득하고 싶지 않다. 진실은 그렇게 복잡한 것이 아니기 때문이다.

우리 인간은 과연 육식동물일까?

우리가 육식동물이 아니라는 증거는 하늘의 별처럼 무수히 많다. 해부학, 생리학, 생화학, 심리학을 모두 동원해도 증거는 차고도 넘친다. 어떤 동물이 고기를 먹는다고 해서 그 동물이 반드시 육식동물이라고 볼 수 없다. 야생의 모든 육식동물(인간이 길들인 가축이나 애완용이 아닌)들은 주로 다른 동물들의 시체에서 나온 생고기를 즐겨 먹는다. 육식동물들은 살코기뿐만 아니라 근육도 먹고 지방도 먹는다. 따뜻하고 신선한 피와 체액들도 맛있게 핥아먹는다. 그들은 내장도 먹지만, 부분적으로 소화된 내장 속의 내용물들도 맛있게 먹는다. 심지어 작은 뼈와 골수 및 연골(콜라겐 또는 물렁뼈)을 으깨고 쪼개어 먹는다.

예를 들어 개(애완용 개라 할지라도)는 인간에 비해 칼슘을 더 많이 필요로 한다. 육식동물의 몸은 산성이 매우 강하기 때문이다. 무슨 말인가 하면 육식동물의 혈액과 뼈 속에 칼슘(알칼리성 미네랄)이 많아야 살코기(잡아먹히는)의 산성물질을 중화시킬 수 있기 때문이다. 또한 야생의 동물들은 인간에 비해 훨씬 더 많은 단백질을 필요로 한다. 야생의 들개가 그들에게 필요한 영양분을 위해 다른 동물을 잡아먹는 것이 하나도 이상할 것이 없다는 말이다.

우리 인간은, 본능적으로 지구상의 다른 동물들을 사랑한다. 우리 인간은, 강한 손발톱과 날카로운 치아로 토끼의 목숨을 제압하는 행위에 흥미를 느끼지 않도록 설계되어 있다. 우리 인간은, 죽은 토끼를 보고 사자처럼 침을 흘리지 않는다. 우리 인간은 본성적으로, 고속도로에 피를 흘리며 쓰러진 사슴을 보면 창밖으로 고개를 돌린다. 우리 인간은, 자연상태(불로 익히지 않은)의 뼈와 연골과 내장과 살코기를 보고 침을 흘리지 않으며, 동물의 시체를 먹을 때 필연적으로 동반되는 털과 해충을 씹는 것도 확실히 좋아하지 않는다. 우리 인간은, 얼굴과 손과 몸에 뜨거운 피를 흘려가며 마시는 모습을 스스로 상상하지 못한다. 이러한 행동들은 신(자연)의 설계와도 배치될뿐더러, 우리 호모 사피엔스의 진화론적 설계와도 동떨어져 있다.

도살장이나 정육점은 그 풍경뿐만 아니라 냄새까지도 고개를 돌리게 한다. 도살장은 대부분의 사람들에게 너무 불쾌한 곳이라서 아무도 그곳으로 도시락을 싸가지고 소풍을 가지 않는다. 심지어 도살장에서 일하는 직원들에게도 편하지 않다. 전 세계 모든 업종 중에서 이직률이 가장 높은 곳이 도살장이라는 사실을 당신은 아시는가. 할

랄Halal식품이라는 말이 있다. 이슬람의 율법에 의해서 죽인 동물만 식품으로 인정한다는 말이다. 이 식품은 인간의 자기위안에 불과하다고 감히 말할 수 있다. 다른 생명체를 죽이는 어떤 행위도, 방법을 달리한다고 해서 인도적인 행위로 인정받을 순 없다고 나는 주장한다.

우리 인간은 대리인에게 동물을 죽이도록 의뢰함으로써 심리적 안정감을 찾는다. 그러나 실제로 죽은 동물이나 시체를 발견했을 때는 혐오감을 느끼는 양심적인 태도를 보이기도 한다. 당신 혼자 먹기 위해서 어떤 사슴을 죽여야만 한다면, 당신은 그 사슴을 죽이지 않을 것이다. 그럼에도 불구하고 우리는 대리인을 시켜 동물을 살해하도록 사주한 다음, 그 살코기와 내장을 요리하고 양념으로 맛을 내서 침을 흘리며 먹는다.

우리는 동물을 좀 더 받아들이기 편한 음식으로 이름을 바꿈으로써 그 동물의 실체를 감춘다. 우리는 소와 돼지와 양의 살아 있는 시체를 먹지 않고, 양꼬치와 햄과 스테이크를 먹는다. 피가 뚝뚝 떨어지는 소의 살에는 '피가 징그럽다'며 고개를 돌리면서, 소금과 후추를 뿌린 스테이크를 보면 '육즙이 살아 있다'면서 침을 흘린다. 우리 인간은 음식에 동물의 다른 특성을 부여함으로써 현실을 더욱 왜곡하는 묘한 습성을 발달시켰다.

인간은 왜 육식동물이 아닌가?

증거는 차고도 넘친다. 이 증거들은 생리학, 해부학, 미학, 심리학적 관점에서 고찰한 것들이다. 여기에 펼쳐진 증거들을 다 읽어본 후에 당신이 먹는 음식에 대해 진지해지기 바란다. 인간이 육식을 하도록 설계되었다는 증거는 어디에도 없다. 당신은 결국 내 말에 동의하리라 믿는다. 장담한다.

인간과 육식동물은 어떻게 다른가?

다음은 포유류인 인간과 다른 육식 포유동물의 중요한 차이점들이다. 그 외에도 무수히 많다. 당신의 생각도 아래 리스트에 하나를 더 추가할 수 있다. 육식 포유류를 편의상 육식동물이라 표현했다.

- **직립보행**: 인간은 두 손과 두 발이 있고 직립보행을 한다. 그러나 대부분의 육식동물들은 4개의 발을 가지고 있으며, 4개 발을 모두 이용해서 이동한다.
- **꼬리**: 모든 육식동물들은 꼬리를 가지고 있다.
- **혀**: 오직 육식만 하는 동물들의 혀는 매우 거칠고, 그 외의 동물들은 혀가 부드럽다.
- **발톱**: 인간의 손톱과 발톱은 너무 약하고 평평해서 다른 동물의 피부나 거친 살점을 찢어내기가 아주 어렵도록 설계되어 있다.
- **마주 보는 엄지손가락**: 인간의 손가락들은 서로 마주 볼 수 있

도록 설계되어 있어서 몇 초 안에 과일을 잡고 돌려서 한 끼 분을 채집할 수 있다. 어떤 곳에 사는 호모 사피엔스도 쉽게 이 일을 해낼 수 있다. 우리가 해야 할 일은 과일에 손을 갖다 가 대는 것뿐이다. 육식동물도 그들 나름의 다른 능력을 가지 고 있다. 그들은 몇 초 안에 먹이를 잡을 수 있는 발톱을 가지 고 있다. 우리가 맨손으로 사슴이나 곰의 가죽과 거친 살점을 잡고 찢을 수 없듯이, 사자는 망고나 바나나를 부드럽게 잡을 수 없다.

- **출산**: 인간은 보통 한 번에 한 명의 아이를 낳지만 육식동물은 일반적으로 여러 마리의 새끼들을 낳는다.

- **대장의 형태**: 인간의 대장은 매우 구불구불한 반면에 육식동물 의 대장은 직선이며 매끄러운 특징을 보인다.

- **대장의 길이**: 인간의 대장은 몸통 길이의 약 12배로 9m에 달 한다. 인간의 대장이 이처럼 긴 이유는 과일의 당분을 비롯한 수인성 영양소가 천천히 흡수되도록 진화해왔기 때문이다. 이와는 대조적으로, 육식동물의 대장은 몸통 길이의 3배에 불 과하다. 이것은 육식동물이 섭취한 동물의 부패를 막기 위해 서다. 육식동물은, 장 안으로 들어온 강한 산성음식들이 빠르 게 소화되고 흡수되도록 짧은 장으로 진화해왔다. 그럼에도 불구하고, 육식동물의 배설물에서는 단백질과 지방의 부패된 악취가 코를 진동시킨다.

- **젖샘**: 육식동물의 배에는 젖꼭지가 여러 개 있는 반면, 인간의

젖꼭지는 두 개다.

- **수면**: 인간은 24시간 주기 중 약 2/3의 시간을 능동적으로 깨어 있는 상태로 지낸다. 그러나 육식동물은 보통 하루에 18시간에서 20시간 정도, 때로는 그 이상 잠을 자고 쉰다.

- **미생물에 대한 내성**: 대부분의 육식동물은 보툴리누스 중독증 Botulism같은, 인간에게 치명적일 수 있는 미생물을 소화시킬 수 있는 능력을 가지고 있다. 그러나 인간에게는 그런 능력이 결여되어 있다.

- **땀**: 인간은 몸 전체의 모공에서 땀이 나지만 육식동물은 혀에서만 땀이 난다.

- **시력**: 인간의 시력은 색상의 전체 스펙트럼에 잘 반응한다. 따라서 멀리에서도 익지 않은 과일과 잘 익은 과일을 구별할 수 있다. 그러나 육식동물은 일반적으로 완전한 색으로 구분할 수 없다.

- **한 끼의 분량**: 살아 있는 과일은 절대 과식할 수 없다. 그 분량은 우리의 손 크기 정도다. 과일 몇 개는 한 끼 식사로 충분하다. 육식동물은 일반적으로 다른 동물을 사냥했을 때 그 동물을 거의 모두 다 먹는다. 사자는 자기체중의 25~30% 정도 되는 양을 먹기도 한다.

- **물 마시는 방법**: 인간은 물을 마실 때, 입술로 물을 빨아서 마실 수 있지만 물을 핥아서 마실 수는 없다. 그러나 육식동물은 물을 빨 수가 없고 입 밖으로 길게 튀어나올 수 있는 혀로 핥

아서 마신다.

- **태반**: 인간의 태반은 원반 모양인 반면, 육식동물의 태반은 띠 모양이다.

- **비타민C**: 육식동물은 스스로 비타민C를 생성하는 반면에, 우리 인간에게 비타민C는 음식에서만 섭취할 수 있는 필수영양소다. 항상 음식으로 먹어 왔기 때문에 몸에서 스스로 합성할 필요가 없다는 뜻이다.

- **턱의 움직임**: 음식을 갈아서 먹을 수 있는 능력(턱의 상하좌우 운동)은 인간과 같은 초식동물의 특징이다. 육식동물은 턱을 좌우로 움직일 수 없다.

- **치아구조**: 포유동물학자들은 동물 입안의 치아 배열을 설명하기 위해 치식Dental Formula이라는 시스템을 사용한다. 치아를 위아래와 좌우로 4등분한 다음, 앞니와 송곳니와 어금니의 수를 나타내는 방법이다. 인간과 유인원은 치아를 4등분했을 때 2개(앞니) 1개(송곳니) 5개(어금니)인 반면, 육식동물은 3개(앞니) 1개(송곳니) 5~8개(어금니)로 인간과 차이점을 보인다.

- **치아**: 육식동물의 어금니는 뾰족하고 날카롭다. 인간의 어금니는 음식을 으깨기 편하도록 평평하게 설계되어 있다. 인간의 송곳니는 육식동물의 송곳니와 현격한 차이를 보인다. 야생의 육식동물처럼 인간의 입안은 송곳니로 가득 차 있지 않다.

- **지방에 대한 수용 능력**: 인간은 소량 이상의 지방을 수용하지 못한다. 육식동물은 고지방 먹이를 수용할 수 있다.

- **타액 및 소변의 산성도**: 식물을 먹는 모든 동물(건강한 인간을 포함)의 타액과 소변은 대부분 알칼리성이다. 그러나 육식동물의 타액과 소변은 산성이다.

- **먹이의 산성도**: 육식동물은 산성의 먹이를 섭취하며 번식하는 반면, 인간에게 산성식품은 매우 치명적이며 다양한 질병에 노출될 수 있다. 인간에게 적당한 음식은 모두 알칼리성이다.

- **위산의 산성도**: 육식동물의 위장에서 분비하는 염산의 산성도는 인간에 비해 10배~20배 정도, 동물에 따라서(육식공룡의 경우) 100배~1,000배 정도 강하다. 인간의 소화기관이 살아 있는 고기를 소화시키기에는 너무 많은 에너지를 소모해야 한다.

- **요산분해효소**: 야생의 육식동물은 먹이의 요산을 소화시키기 위해 요산분해효소Uricase를 분비한다. 그러나 인간의 몸은 이 효소를 분비하지 못한다. 그래서 인간은 알칼리성 무기질 즉, 몸 안의 칼슘으로 이 강한 육류의 산을 중화시켜 소화할 수밖에 없다. 뼈 속의 칼슘을 꺼내서 육류의 산을 중화시켜야 하기 때문에 골다공증이 안 걸릴 수가 없다. 통풍, 관절염, 류머티즘 등은 모두 과도한 육류 섭취의 결과다.

- **소화효소**: 인간의 소화효소는 과일을 쉽게 소화하도록 설계되어 있다. 인간은 과일을 소화시키기 위해 침(타액)에서 아밀

라아제^{Amylase}라고 알려진 탄수화물 분해효소를 만들어 낸다. 그에 반해 육식동물들은 침에서 탄수화물 분해효소를 생산하지 못한다.

- **당대사**: 과일의 포도당과 과당은(우리가 고지방 식품을 먹지 않는 한) 인간의 췌장에 무리를 주지 않고 세포에 연료를 공급해 준다. 그러나 육식동물들은 당을 잘 다루지 못한다. 따라서 육식동물이 과일 위주로 먹으면 당뇨병에 걸리기 쉽다.

- **장내 박테리아**: 인간은 육식동물에서 발견되는 것과 전혀 다른 박테리아 군집을 가지고 있다. 육식동물과 초식동물을 비교했을 때, 젖산균과 대장균의 비율이 전혀 다른 양상을 보인다.

- **간의 크기**: 육식동물은 몸집에 비해서 인간보다 상대적으로 큰 간을 가지고 있다. 가령 사자의 간은 매우 크기 때문에 엄청나게 많은 양의 단백질을 분해하고 많은 양의 질소노폐물을 제거할 수 있다. 특히 사자의 담낭은 인간에 비해 3배가 넘는 담즙을 보관할 수 있다. 이것은 육류에 포함되어 있는 모든 단백질과 지방을 소화시키기에 충분한 양이다.

- **청결함**: 음식의 청결에 관해서 우리 인간은 모든 동물 중에서 가장 특별하다. 그에 반해 육식동물은 먹이의 청결에 있어서 가장 덜 까다로우며, 흙, 벌레, 유기물 찌꺼기 등을 먹는 데 주저함이 없다.

- **자연스러운 식욕**: 인간은 과일가게를 보거나 과일냄새를 맡

았을 때 입에 침이 고인다. 그러나 동물냄새(살아 있거나 죽어 있거나)는 보통 우리를 힘들게 한다. 그에 반해 육식동물은, 마치 인간이 과일향을 감지하는 것처럼 동물의 냄새에 반응한다. 늑대는 2km 밖에 있는 동물시체의 냄새를 감지한다.

인간은 과연 무엇을 먹는 동물일까?

우리 현대인의 본능은 심하게 왜곡되어 있다. 그럼에도 불구하고 인간의 본능은 여전히 우리 몸속에서 살아 있다. 인간이 만일 모두 자연으로 다시 돌아가게 된다면, 그 본능은 다시 효력을 발휘하게 될 것이다. 따라서 우리 인간이 완전히 자연으로 돌아갔을 때를 가정해서 질문을 던져보기로 하자.

인간의 본능적인 음식은 무엇일까? 인간을 번성하게 하고 위대하게 만드는 데 결정적인 역할을 한 그 음식은 무엇일까? 인간이 불과 요리도구의 도움 없이 본능적으로 무엇을 먹는 동물인지 생각해 보자. 그래야만 같은 조건에서 다른 야생동물과 구분할 수 있지 않겠는가?

자연은 모든 동물에게 공평하게 먹이를 제공한다. 우리 인간은 문명사회에서 살고 있지만 여전히 자연의 지배를 받는다. 신(자연)이 우리 인간에게 '무엇을 먹고 살아라'고 명령했던 것은 현재에도 유효

하다. 우리가 지구라는 자연에서 인간으로 머무는 한, 우리 몸과 영혼은 구조적으로나 생리적으로나 동일하기 때문이다. 당신이 나에게 아래 6가지 질문을 던졌다고 가정하고, 내가 대답하는 형식을 취해보자.

질문 1 | 인간은 과연 초식동물인가?

초식동물은 자연에 있는 풀, 잡초, 나뭇잎, 줄기와 같은 것들을 주로 먹는다. 채식주의자란 식물에서 유래한 음식만 먹는 사람을 말한다. 채식주의 음식에는 과일과 채소가 주를 이루지만, 실제로 채식주의자는 육식 이외의 음식과 모든 것을 먹는다는 광범위한 의미로 사용되는 것도 사실이다.

이 책을 읽고 있는 당신에게 묻겠다. 당신은 허기를 해결하기 위해 산과 들을 헤매면서 풀과 잡초와 나뭇잎을 찾아다니는 것이 매력적으로 느껴지는가? 그런 행위가 당신의 시선을 끌고, 후각을 자극하고, 입맛을 자극하는가? 물론 그렇지 않을 것이다. 풀과 잡초는 당장 당신의 배고픔을 충족시키지 못하기 때문이다. 인간은 다른 초식동물과 달리, 풀과 잡초를 분해하는 셀룰라아제Cellulase와 같은 효소를 분비하지 못한다. 따라서 우리 인간은 이 식물들로부터 우리 몸의 주요 연료인 당(糖)을 얻지 못한다. 오히려, 이러한 식물들을 섭취하고 배설하는 과정에서 많은 에너지 손실을 초래할 뿐이다.

우리 인간은 양상추, 셀러리, 시금치처럼 잎이 많은 녹색 식물을 먹는다. 또한 거친 십자화과 채소(비트, 브로콜리, 콜리플라워, 양배추,

케일 등)도 먹는다. 이렇게 특별히 거친 채소들은 물에 녹지 않는 불용성 식이섬유가 많아서 그대로(불을 사용하지 않고) 섭취하면 소화하기 어렵다. 우리의 입맛을 의도적으로 적응시킬 수는 있겠지만 본능적으로 인간의 입맛에 맞는 음식이 아닌 것이다. 모든 채소는 단백질, 필수지방산, 무기질, 비타민, 그리고 약간의 당을 함유하고 있다. 우리 인간은 어느 정도 그 물질들을 소화시킬 수 있기도 하다. 그러나 자연이 인간에게 하사한 음식을 충분히 섭취하기만 한다면, 인간이 특별히 즐겨하지 않는 식물을 생으로 먹을 필요는 없다는 것이 나의 주장이다.

인간은 생물학적으로 다양한 식물성 성분이 포함된 음식을 섭취하도록 설계되어 있다는 사실은 인정한다. 인간의 식단에 채소가 포함되어 있기는 하지만 인간은 본질적으로 초식동물이 아니다. 소나 염소처럼 4개의 위를 가지고 있지도 않다. 우리 현대인들이 당연한 것으로 여기는 각종 식물들은 인간의 이상적인 연료나 영양소의 공급원이라고 말할 수 없다. 인간은 분명히 풀을 먹는 초식동물이 아니라는 점을 말하고 싶다.

인간과 유전적으로 99.6% 일치하는 침팬지의 위도 인간과 똑같이 1개다. 침팬지의 위장을 내시경으로 살펴보면 호모 사피엔스의 위장과 구별할 수 없을 정도로 비슷하다. 그들은 과일을 주식으로 하고 주로 채식을 한다. 개미나 곤충 등을 먹기도 하는데 전체 식사에서 차지하는 비율이 5%를 넘지 않는다.

질문 2 | 인간은 녹말음식을 먹는 동물인가?

녹말음식은 곡물(풀의 씨앗), 뿌리 및 덩이줄기, 콩류, 이렇게 세 종류로 분류된다.

- **곡물**: 본능적으로 풀의 씨앗인 곡물을 먹는 동물이 있다. 이 동물을 우리는 그래너보어Granivore(곡물을 먹는 동물)라고 부른다. 비슷한 용어인 그래미너보어Graminivore는 주로 풀을 뜯어먹는 초식동물을 지칭한다. 자연의 많은 새들은 풀과 잡초의 씨앗을 먹고 산다. 자연 속에는 수만 개의 풀씨가 있는데 밀, 쌀, 귀리, 호밀, 그리고 보리 등이 그것이다. 이 풀씨들은 모두 지난 1만 년 동안 인간이 자연을 지배하면서 발전시킨 것들이다.

  물론 인간은 모두 본능적으로 자연상태(익히지 않은)의 풀씨를 음식으로 받아들이기 힘들어한다. 우선 이러한 곡물들은 인간이 씹거나 소화하기 힘든 형태로 자란다. 곡물을 먹는 새들은 목구멍이나 식도의 맨 끝에 '모이주머니'를 가지고 있다. 새들이 통째로 삼키는 곡물이 거기서 발아되어 소화가 가능해진다. 곡물은 인간이 생으로는 소화시키기 힘든 음식이다. 불을 사용해서 익히더라도 복합탄수화물을 분해하기 위해서는 강력한 소화력을 필요로 한다.

  야생의 다른 새들처럼 자연상태(껍질이 있는)의 밀알이나 쌀의 이삭과 같은 풀씨를 한두 수저 입에 넣어보시라. 껄

끄러운 느낌을 지울 수 없을 것이다. 몇 번 양보해서 그 곡물의 씨앗으로 만든 생가루를 한 수저만 입에 넣어보시라. 역시 당신은 힘들어할 것이다. 수분이 없어 너무 건조하기 때문이다.

비록 현재 대부분의 인간이 곡물과 녹말을 소비하고 있기는 하나 자연상태의 음식으로 보기에는 힘들다. 곡물이 자연적인 형태로는 인간의 구미를 당기게 하지 않는다는 사실은, 인간이 불을 사용하기 전에 본질적으로 곡물을 먹는 동물이 아니었음을 충분히 시사해준다. 복합탄수화물 음식은 자연적인 상태에서 우리의 입맛을 당기게 하는 것이 아니라 우리에게 껄끄러움과 불편함을 준다.

- **녹말이 많은 뿌리와 덩이줄기**: 뿌리와 덩이줄기(감자나 고구마와 같은)를 먹는 동물들은 해부학적으로 이러한 식물을 섭취할 수 있는 구조를 가지고 있다. 도구가 없다면 인간은 땅을 팔 수 있는 능력이 없다. 사실 인간은 땅을 파고자 하는 동기도 없다. 땅 밑에는 자연상태로 인간의 미각을 만족시킬 만한 음식이 없기 때문이다. 인간의 소화기관이 완벽하게 처리할 수 있는 음식이 없다는 말이다. 순무, 고구마, 얌, 비트, 당근, 파스닙, 우엉 등 일부 뿌리를 날것으로 먹을 수도 있지만 실제로 이렇게 먹는 사람은 그리 많지 않다.

인간은 일반적으로 흙을 싫어하는 경향이 있다. 성격

이 상당히 까다로운 동물이다. 흙으로 덮여 있는 음식은 물론, 흙이 약간 묻은 음식도 먹기 싫어한다. 그러나 멧돼지처럼 땅을 파는 동물들은 자신의 몸에 많은 흙을 묻히는 것을 개의치 않는다. 인간이라는 동물은 본능적으로, 괭이나 삽과 같은 도구만 있고 조리기구가 없다면 뿌리를 생으로 먹는 데 멈칫거릴 것이다. 밀림과 같이 먹을 것이 풍부한 자연 서식지에서는, 반드시 도구가 필요한 뿌리음식이 하나의 음식으로 관심을 받지 못했으리라 쉽게 짐작할 수 있다. 이러한 사실을 고려해볼 때 인간은 뿌리를 먹는 동물이 아니라고 확신할 수 있다.

• **콩류**: 대부분의 포유동물은 자연상태의 콩과식물을 잘 소화할 수 없다. 게다가 콩류는 독성이 있기 때문에 새나 돼지를 제외하고는 잘 먹지 않는다. 날것 상태로는 맛이 없을 뿐만 아니라 독성까지 있다. 인간은 자연상태에서 이러한 것들을 소화할 수 있는 능력이 없다. 반면에, 많은 동물들이 어린 콩류를 아주 맛있게 먹는다. 비둘기들과 어떤 새들은 꽃을 피우기도 훨씬 전에 콩과식물을 통째로 먹는다. 이처럼 어린 콩류는 독성이 별로 없어 먹을 수는 있지만, 영양적인 측면에서는 의심해볼 필요가 있다.

　콩류는 우수한 단백질 공급원으로 잘 알려져 있다. 그러나 단백질 함량이 일반적으로 지나치게 높다. 단백질 함량이 높다고 해서 좋은 것이 아니다. 특히 인간에게는 10% 미만의 단백질 칼로리로 구성된 식단이 가장 이상적이다. 살코기, 유제품, 계란에 들어 있는 단백질과 마찬가지로 콩류의 단백질에는 아미노산 메티오닌Amino-acid Methionine이 지나치게 많다. 아미노산 메티오닌은 산성 미네랄인 유황Sulfur을 많이 함유하고 있다.

콩류의 탄수화물 함량 역시 소화하기 힘들 정도로 높다. 지나치게 많은 단백질은 탄수화물의 소화를 더 어렵게 만든다. 우리가 콩을 많이 먹으면 가스가 차게 되는데 이것은 소화과정에 문제가 있음을 의미한다. 또한 콩류는 인간의 필수 영양소인 비타민C가 부족하다는 단점이 있다.

맛과 영양, 그리고 소화와 독성의 관점에서 볼 때, 콩류는 인간에게 바람직한 먹을거리라고 볼 수 없다.

녹말을 많이 함유한 뿌리와 덩이줄기를 완전히 소화시키기 위해서 초식동물은 대량의(인간에 비해서) 녹말분해효소(아밀라아제)를 생산해야 한다. 뿌리와 덩이줄기를 먹는 야생동물과, 콩류를 먹는 야생동물은 모두 다량의 전분을 소화하는 데 충분한 아밀라아제를 분비한다. 인간이 가축으로 키우는 젖소를 보아도, 건초를 씹는 동안 타액(아밀라아제)이 땅으로 떨어지는 것을 볼 수 있다. 반면에 인간의 몸은 극단적으로 제한된 양의 타액 아밀라아제(프티알린이라고도 함)를 생산할 뿐이다. 이 소화효소로는, 과일에 함유된 녹말처럼 소량의 녹말만 분해할 수 있을 뿐이다. 또한 인간의 췌장에서도 아밀라아제를 생산한다. 그러나 약간의 녹말만 분해할 수 있는 소량일 뿐이다.

만일 인간이 밀과 감자와 콩과 같이 녹말이 많이 들어 있는 곡물, 뿌리, 덩이줄기 및 콩류를 거부감 없이 생으로 배불리 먹은 후 흡족해한다면 나는 전혀 주저하지 않고 '인간은 녹말을 먹는 동물'이라고 선언할 것이다.

질문 3 | 인간은 발효식품을 먹는 동물인가?

동서양을 막론하고 우리 인간이라는 동물은 발효되거나 분해된 음식을 잘 먹는다. 우유로 만든 발효식품이 주를 이루지만, 어떤 것들은 곡물(주로 알코올), 과일(주로 와인과 식초), 콩류(주로 간장)가 원료이며, 그리고 발효시킨 고기도 있다.

- 탄수화물은 곰팡이와 박테리아가 분해할 때 발효가 시작된다. 발효된 탄수화물은 알코올, 아세트산(식초), 젖산뿐만 아니라 메탄과 이산화탄소를 생산한다.
- 단백질은 분해되면 부패한다. 주로 혐기성(嫌氣性) 박테리아(산소 없이 자체의 영양분만으로 번식하는 박테리아)에 의해 분해되는 것이 일반적이다. 그러나 곰팡이(누룩)나 호기성(好氣性) 박테리아(산소가 있어야만 정상적으로 번식하는 박테리아)에 의해 분해된 단백질은 프토마인Ptomaines, 암모니아, 메탄, 황화

수소 및 각종 독성 화합물을 생산한다.

- 지방은 산화되고 분해될 때 변질되고 부패한다.

우리 인간은 이상하게도 상한 포도는 먹지 않고 버리지만 포도를 발효해서 만든 와인은 돈을 주고도 구입하지 못해 안달한다. 그러나 더 이상한 것은 자연이 인간에게 먹으라고 만들어준 것은 먹지 않고 자연이 버린 음식을 더 선호한다. 나는 지금 부패음식인 치즈에 대해서 말하고 있는 것이다. 우리 인간은 우유의 카세인 성분을 박테리아로 부패시키는 과정을 통해서, 지금 이 책을 읽고 있는 당신과 같은 많은 미식가들이 좋아하는 치즈를 만든다. 치즈는 부패한 단백질과 발효된 탄수화물과 부패한 지방 등이 모두 삼위일체로 섞여 있는 부패음식이라고 나는 감히 말할 수 있다.

이러한 물질들이 얼마나 독성이 강한지 조금만 찾아봐도 쉽게 알 수 있다. 그러나 미국인들의 경우 매년 1인당 20kg 정도의 치즈를 소비한다. 이것은 600만 톤이라는 어마어마한 분량을 미국인들이 소비하고 있다는 말이 된다. 어리석은 우리 인간은 이런 독성물질이 우리 몸속에 들어갈 경우, 아무리 심해봤자 '살이 좀 찌거나 몸이 좀 붓겠지'라는 정도로 치부하고 싶어 한다. 그러나 이런 물질은 각종 종양과 암의 직접적인 원인이라고 감히 말할 수 있다.

인간이 불이나 각종 도구의 도움 없이 이러한 종류의 발효된 음식을 현실적으로 섭취할 수 없다는 점을 고려할 때, 치즈는 자연식품이 아니며 인간의 생존을 위한 고유의 음식이 아니라고 확신할 수 있다.

질문 4 | 인간은 다른 동물의 젖을 빠는 동물인가?

우리 인간은 소, 염소, 말, 낙타, 양 등 다른 동물들의 젖을 직접 먹은 적이 진화의 역사상 없다. 사실 인간이 다른 동물(특히 소)의 젖을 빨고 있는 모습을 상상만 해도 유쾌한 일은 아니다.

인간이 다른 동물의 젖을 식탁 위에 '본격적으로' 올려놓은 것은 700만 년 인간 진화의 역사 중에 불과 수백 년밖에 되지 않았다. 증기 기관과 같은 동력이 출현하기 전에는 대부분의 가정에서 한두 마리 이상의 소를 키워서 곡물을 갈고, 씨를 뿌리고, 수확하는 정도였다. 아이에게 모유 대신 소젖(우유)을 주게 된 것도, 추위가 심하지 않은 유럽과 아시아의 경우 불과 200년밖에 안 된 비교적 새로운 관습일 뿐이다.

물론 일부 아랍인과 아프리카인들은 수천 년 동안 동물의 젖을 소비해왔지만 그 양은 극히 미미할 정도로 적다. 마사이족과 같은 사람들은 우유와 피를 주식으로 먹고 살기도 했지만 우유와 피는 결코 인간을 위한 자연식품이 아니다. 쉽게 구할 수 있는 다른 음식이 부족하기 때문에 어쩔 수 없이 다른 동물의 젖을 먹었을 뿐이다. 최선책이 아니라 차선책이었다는 말이다.

야생동물(인간이 가축으로 기르지 않는) 중에 그 어떤 동물도 다른 동물의 젖을 마시는 경우는 없다. 모든 야생동물은 그 어미의 젖이 빠른 성장을 돕고 몸에 필요한 정확한 영양분을 제공하는 완벽한 음식이라는 사실을 본능적으로 안다. 인체는 돼지의 젖, 쥐의 젖, 기린의 젖과 마찬가지로 소의 젖을 먹기에 적합하지 않다. 그 반대(돼지가 인간의 젖을 먹는 것 등)도 마찬가지다. 당연하지 않은가?

우유를 마시는 행위는 질병을 만들어내는 행위와 다름이 없다. 만일 우유와 유제품의 공급이 중단된다면, 수백만 명의 사람들이 질병과 비만으로부터 자유로워질 것이다. 인간이 다른 동물의 젖을 먹는 습관 하나만 없애도 병원에 파리가 날리고 의사의 대기실이 텅텅 비게 될 것이라고 나는 장담한다.

인간이 본질적으로 젖을 먹는 것은 사실이다. 그러나 어머니 배속에서 나온 후 일정기간 모유를 먹는 경우만 해당된다. 모든 야생의 동물은 성장기의 일정기간에 국한에서 그 동물의 모유를 먹는다. 왜 우리 인간은 이 자연의 섭리를 망각하고 있는 것일까? 우리는 상업 자본주의에 의해 왜곡된 관습과 통념을 버리고 진실을 선택해야 한다.

질문 5 | 인간은 견과류나 씨앗류, 그리고 각종 고지방 식물을 먹는 동물인가?

물론 초창기 인간이 일부 견과류와 씨앗류를 섭취했다는 사실은 의심할 여지가 없다. 그러나 식물들은 왜 그들의 생명줄을 단단한 외피에 숨겨놓았는지 생각해볼 필요가 있다. 식물들의 가장 중요한 임무, 바로 번식을 위해서다. 곡물, 과일의 씨앗, 견과류(모든 견과류는 씨앗이다) 등 모든 종류의 씨앗은 단단한 목질과 같은 보호외피를 가지고 있다. 인간에게는 다람쥐처럼 견과류의 껍데기를 까먹는 데 필요한 날카로운 이빨과 튼튼한 턱이 없다.

씨앗류와 견과류는 모두 일정기간 동안 그 식물이 성장하는 데 필요한 최적의 영양분을 가지고 있다. 물론 다른 음식과 마찬가지로 견과류와 씨앗류 역시, 날것으로 먹을 때 가장 풍부한 영양분을 섭취할 수 있다. 그러나 우리 인간은 주로 불에 익혀서 먹는데, 지방과 단백질을 가열해서 먹으면 질병의 원인이 된다. 계속되면 암을 유발할 수도 있다. 당신은 견과류를 생으로 먹든지 아니면 아예 먹지 말아야 한다.

그러나 현대의 인간 대부분은 생견과류와 날것의 씨앗을 먹어본 적이 거의 없다. 수분함량이 높은 진짜 생견과류는 사과와 같은(아몬드의 경우) 질감을 가지고 있다. 그러나 시중에서 판매되는 모든 견과류와 씨앗은 오븐에서 저온으로 며칠 동안 건조한 것들이다. 곰팡이가 생기지 않도록 보관수명을 연장시킨 가공품이라는 말이다.

안타깝게도 우리 인간은 견과류와 씨앗(날것이든, 건조한 것이든, 가열한 것이든)을 소화할 수 있는 능력이 형편없다. 견과류와 씨앗은 지방 함유량이 아주 많아서 55~90%에 이른다. 따라서 아주 적은 양으로 가끔 먹는 것이 가장 좋다. 이렇게 소량을 가끔씩만 먹어도 지방산, 아미노산 및 포도당으로 분해되려면 많은 시간이 필요하다. 쓸개가 담즙을 분비하여 소화시키기 전에 몇 시간씩이나 지방이 소장에 남아 있을 수 있다.

반대로, 아보카도, 두리안, 올리브 열매 등의 고지방 과일은 비교적 소화하기 쉬운 지방들을 함유하고 있다. 이러한 과일들도 물론 30%(두리안)~77%(아보카도)까지 지방이 많은 것도 사실이다. 특히 지방함량이 높은 코코넛 과육(숙성도에 따라 20~80%)은 젤리와 같은 상태에서는 쉽게 소화되지만 숙성시키거나 굳으면 소화가 거의 불가능하다.

잎이 부드러운 채소들을 익히지 않은 신선한 상태로 먹으면, 채소에 함유된 지방산을 비교적 쉽게 소화할 수 있다. 그러나 일부 채소(주로 양배추나 브로콜리와 같은 십자화과 채소)에는 독성 유황화합물이 포함되어 있다. 우리 인간은 과일과 부드러운 잎에서 우리 인체가 원하는 최적의 지방산을 추출하고 소화할 수 있도록 설계되어 있다.

생물학적으로 인간은 지방을 주 영양소로 섭취하는 동물이 아니라 부수적으로 섭취하는 동물이다. 물론 아보카도나 소량의 견과류와 씨앗을 가끔 섭취하면 만족감을 주고 기본식단을 보완해주기도 한다. 그러나 인간은 기본적으로 탄수화물(빵, 과자, 면처럼 가짜 탄수화물이 아닌) 위주로 먹도록 설계된 동물이다.

질문 6 | 인간은 잡식성 동물인가?

현실세계에서 인간은 당연히 잡식성이다. 가스레인지, 조미료, 인공 감미료, 향신료 등의 도움을 받으면 거의 모든 음식을 먹을 수 있다. 그러나 인간이라는 동물이 야생동물처럼 완전한 자연상태에 놓인다면 자연의 제철음식을 먹을 수밖에 없다. 당연히 우리의 미각이 끌리는 자연상태의 '산 음식'을 먹어야 할 것이다. 불, 도구, 기술, 포장, 용기, 각종 감미료가 없다면 인간은 곧 잡식성을 잃어버리고, 진화론적으로 설계된 달콤한 과일에 끌리게 될 것은 자명한 이치다.

인간은 과일을 먹고 살도록 설계된 동물이다

순수한 자연상태에서 인간은 과일을 먹고 산다. 과일을 먹는 영장류를 뜻하는 프루저보어Frugivore는, 주식이 과일이고 부수적으로 부드러운 녹색채소를 먹고 사는 동물을 말한다. 여기서 말하는 과일에는 토마토, 오이, 피망과 같은 채소들도 포함시킬 수 있다. 다른 야생동물들과 마찬가지로 인간은 실제로 다양한 음식을 섭취하면서 살아남았다. 그럼에도 불구하고 인간의 몸은 원초적으로 과일을 주식으로 섭취해야 건강하게 살 수 있는 동물이라는 점을 강조한다.

일부 극단적인 사람들은 다른 음식은 일절 먹지 않고 정말로 과일만 먹고 사는데, 나는 이런 식습관을 100% 권장하지는 않는다. 부드럽고 색이 짙은 녹색 잎채소 역시, 최적의 영양과 건강에 필수적인 미네랄과 각종 영양소를 제공하기 때문이다.

영양학적으로 과일은(육식동물에게 고기가 그렇듯이) 다른 어떤 음식보다도 인간의 모든 필요(영양뿐만 아니라 맛있는 음식에 대한 만족감을 포함해서)를 충족시켜준다. 과일은 인간의 몸이 필요로 하는 영양소로 가득 차 있다. 그것도 인간에게 필요한 최적의 비율로 말이다. 물론 특정 채소나 특정한 음식들의 경우, 특정한 영양소의 성분뿐만 아니라 다양한 영양소를 더 많이 함유하고 있을 수도 있다.

그러나 과일은 우리 몸이 필요로 하는 영양소를 딱 필요한 만큼만 함유하고 있다. 성분이 많다고 해서 반드시 좋은 것은 아니라는 점을 분명히 해둔다. 공기 중에 산소가 21%가 있지만 그것이 좋다고 해서 인간이 인위적으로 30%, 40%로 늘린다면 어떻게 되겠는가? 그렇다. 인류와 지구의 종말이 기다리고 있을 뿐이다. 인생이 그런 것처럼 음식에서도 과한 것은 부족한 것만 못한 법이다.

호모 사피엔스는 본성적으로 단것을 좋아한다. 따라서 달콤한 과일을 좋아한다. 당신은 중고등학생 시절 생물시간에, 혀의 가장 앞자리에 단맛을 감지하는 미뢰가 있다는 사실을 배웠을 것이다. 이것은 진화론적으로도 아주 중요한 포인트다. 우리 인간은 문화와 환경에 의해 형성된 각각의 음식문화와 관계없이 달콤한 생과일에 끌린다.

적당하게 익으면, 과일은 자신의 탄수화물 성분을 인간이 더 이상 힘들게 소화할 필요가 없는 포도당과 과당, 단순당으로 변화시킨다. 과일 안에 듬뿍 들어 있는 효소(소화효소)는 단백질을 아미노산으로 바꾸고, 지방을 지방산과 글리세롤Glycerol로 변환시킨다. 따라서 우리가 과일을 먹을 때는 그 달콤함만 즐기면 된다. 소화를 전혀 걱정할 필요가 없다는 말이다. 소화에 힘이 거의 들지 않기 때문에, 당신은 사과 3개(약 1kg)를 먹은 후에도 마라톤 42.195km를 아무런 부담 없이 완주할 수 있을 것이다. 그러나 당신이 고기 1kg을 먹게 되면 겨우 100m 달리기에도 벅찰 것이다. 고기와는 달리 과일은 그 자체에 소화효소가 있기 때문에, 인간이 힘들게 소화효소를 만드느라 고생할 필요가 없다. 과일은 이런 작전을 통해서 그 자손(씨앗)을 널리 퍼트릴 수 있다는 말이다.

과일과 부드러운 녹색채소?

나는 앞에서 우리 인간과 같은 영장류 프루저보어는, 과일이 주식이고 부수적으로 부드러운 녹색채소를 먹는 동물이라고 언급한 바 있다. 그렇다면 나머지 다른 채소들은 어떨까?

모든 증거로 볼 때 놀랍게도 인간의 소화기관은 거의 전적으로 과일이나 부드러운 잎에 들어 있는 부드러운 수용성 식이섬유만 소화할 수 있도록 만들어져 있다. 증거들이 너무도 강력해서 부인할 수 없다.

물론 브로콜리, 콜리플라워, 케일, 양배추와 같은 십자화과 채소들도, 용해성 식이섬유와 같은 영양소가 풍부한 것은 사실이다. 그러나 그 외에 셀룰로오스나 기타 소화하기 힘든, 심지어 소화할 수 없는 식이섬유도 포함되어 있다.

'소화되지 않는 식이섬유'란 소화기관이 이러한 물질을 분해할 수 없으므로 그것을 제거해야 한다는 것을 의미한다. 용해성 섬유와는 다르게 소화할 수 없는 섬유는 뻣뻣하기 때문에 우리 소화기관을 통과하면서 상처를 낼 가능성도 있다. 통곡물에 함유된 식이섬유도 마찬가지다.

이러한 채소들은 가장 어리고 가장 부드러운 상태로 먹을 때 소화가 가장 잘된다. 최상의 결과를 얻으려면 오래 씹는 것이 좋다. 또한 믹서기를 사용해서 미리 소화하기 쉬운 형태로 만들어도 좋다. 차선책이다.

완전히 흡수하려면 완전히 소화해야 한다. 소화하기 어려운 음식을 섭취할 때마다 영양분이 파괴되며, 장기간 계속될 경우 결국 우리의 건강에 문제가 생긴다. 우리가 셀룰로오스나 기타 거친 불용성 식이섬유를 함유한 채소를 어느 정도 섭취할 수 있는 것은 사실이지만, 이러한 음식이 우리의 소화기관 및 배설기관에 큰 부담을 준다는 것 또한 사실이다.

우리는 가능하면 장점을 최대한 이끌어내고 피해를 최소화해야 한다. 우리는 '충분한 영양소'를 원하는 것이지 '최대의 영양소'를 원하는 것이 아니다. 질감이 거친 채소에 들어 있는 식이섬유는, 과일이나 잎이 무른 채소의 부드러운 용해성 식이섬유에 비해 소화가 매우 어렵다. 따라서 이러한 채소는 인간에게 이상적인 음식이 아니라고 다시 한 번 강조한다.

당신의 본능적인 감각에게 질문해보시라

당신이 지금 맛있는 과일을 먹으려 한다고 상상해보시라. 포도, 복숭아, 멜론, 바나나, 사과, 자두, 오렌지, 망고, 무화과, 딸기 등 맛있는 과일이 당신의 눈앞에 푸짐하게 펼쳐져 있다고 상상해보자. 먼저 손에 그 과일을 들고 눈으로 감상한다. 이제 과일을 코로 가져가서 달콤하고 독특한 향을 맡아본다. 당장 한 입 베어 먹고 싶겠지만 먼저 마음속으로 과일을 씹는 것을 상상해본다. 그러면 입안에 침이 고일 것이다. 과일은 따로 준비할 것이 없다. 자연상태 그대로 바로 섭취할 수 있는 완제품이다. 살아 있는 과일은 인간의 시각을 끌고 후각을 자극하며 자연상태로 잘 익기만 하면 인간에게 훌륭한 맛을 낸다.

자, 이제 다른 것을 상상해보기로 하자. 이번에는 밀밭, 소 떼, 또는 날아다니는 새 떼를 상상해보시라. 이번에도 입에 군침이 고이시는가? 과일이 인간의 주식이라는 사실에 강력하게 의문을 제기하는 사람들조차도, 불을 사용할 수 없는 완전한 야생에서 식량을 찾아야 한다면 과일이 최고의 음식이다. 그렇다고 나는 지금 인간이 오직 과일만 먹어야 한다고 말하는 것이 아니다. 현대생활에서 그럴 수도 없다는 사실을 나도 잘 알고 있다. 나는 지금 완전한 야생의 상태를 가정하고 말하는 것이다.

과일을 주식으로 섭취하게 되면 다른 모든 방법(날것으로 먹든 조리해서 먹든)보다 단순한 밥상을 차릴 수 있다. 가장 단순한 것이 가장 진실한 것이다. 날씬한 몸매와 투명한 피부를 유지하면서 평생 동안 의사를 찾지 않고 병원에 가지 않는 방법을 말해주겠다. 반드시 아침과 점심에 당신이 원하는 과일을 섭취하시라. 불로 조리된 어떤 채식 식단을 접하더라도 반드시 과일을 우선적으로 먹기 바란다. 식사 후에 단것이 생각나지 않을 만큼 충분히 과일을 섭취하시라. 이렇게 간단하다.

채식도 생명을 죽인다고?

여기에서 한 가지 짚고 넘어가야 할 것이 있다. 많은 동물보호단체는 육식을 금지하라는 플래카드를 들고 그들의 주장을 펼치고 있다. 이때 반대편에서는 이런 말로 조롱한다. '식물도 생명인데 당신들도 생명을 해치고 있지 않느냐'는 말이 그것이다. 물론 일리가 있는 말이다. 그러나 모든 동물들은 무엇인가를 먹어야만 생존할 수 있다. 그러나 우리 호모 사피엔스는 식물들과 계약관계가 있다는 사실을 알아야 한다. 우리가 과일을 먹는 것은, '내 자손인 씨앗을 멀리 퍼뜨려 달라'는 과일나무의 부탁을 실행하는 행위라는 사실이다. 우리가 채소를 먹는 것은, 채소를 기르고 먹는 과정에서 발생하는 '씨앗의 확산'으로 식물에게 보답하는 행위라는 사실이다.

초원의 얼룩말과 야생의 들소들은 풀을 먹고 다른 곳으로 이동하는데, 소화되지 못한 풀씨들을 먼 곳에서 배설함으로써 '풀들의 자손'을 번성하게 한다. 풀들의 씨앗은 얼룩말의 강력한 소화작용에도 살아남을 정도로 생명력이 강하기 때문이다. 새들 또한 소화되지 못한 작은 과일의 씨앗을 아주 먼 곳에서 배설함으로써 과일의 '자손확산'에 기여한다. 사자와 같은 육식동물은 얼룩말을 뒤쫓아 그들을 이동하게 함으로써, 뿌리밖에 남지 않은 풀들(뒤쪽에 남겨진)이 몇 달 후에 울창하게 자라도록 휴식기간을 내어준다. 자연은 이렇게 끝없이 순환함으로써 평형을 유지하도록 되어 있다. 당신이 '산 음식'으로 식사를 한다면(과일의 씨앗과 풀의 씨앗을 불로 익혀 죽이지 않는다면) 지구는 그 푸르름으로 더 울창해질 것이 당연하지 않은가 말이다.

2장

당신이 몰랐던
과일의 진실

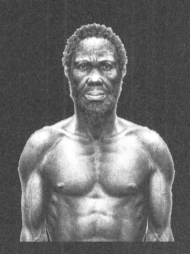

과일은 당뇨의 원인이 절대 아니다. 자연(과일)은 어리석은 인간이 그렇게 단순한 원리로 해석하는 대상이 아니다. 아담과 이브가 선악과를 따먹기 훨씬 이전, 그러니까 700만 년 전에 신(자연)이 준비해준 음식이다. 당신은 설익은 지식을 동원해서 자연의 섭리를 함부로 재단해선 안 된다.

당신은 과일 때문에 칸디다균^{Candida}에 감염된 사람을 알고 있는가? 당신은 과일 때문에 당뇨병에 걸린 사람을 알고 있는가? 당신은 과일 때문에 암에 걸린 사람을 알고 있는가? 과일이 질병의 원인이 아닌데도 불구하고 당뇨병 등에 과일을 조심하라고 말하는 사람들은 제정신인가?

'아침에 사과 한 알이면 의사가 필요 없다'는 말이 있다. 오랜 역사에 걸쳐 과일이 건강을 증진시키는 훌륭한 음식으로 판명되었음에도 불구하고, 최근에 당뇨병 인구가 늘면서 과일에 대한 비난이 마치 유행처럼 돌고 있다. 과일 위주의 식습관을 길러야 한다고 강조하면 사람들은 하나같이 기다렸다는 듯이 반박한다. 과일 섭취의 수많은 해악에 대한 이른바 '가짜뉴스'를 갖다 대면서 말이다. 과일이 몸에 좋지 않다는 주장은 과연 진실일까? 지금부터 조목조목 살펴보도록 하겠다.

과일은 정말 혈당을 올릴까?

과일이 혈당을 올리므로 조심하라는 말도 안 되는 이론으로 TV

에 나와 열변을 토하는 '하얀 가운의 전문가들'이 많다. 혈당수치가 높게 나온다는 것은 물론 문제가 있다. 높은 혈당수치는 칸디다증, 만성피로, 고혈당, 저혈당, 당뇨뿐만 아니라 암을 유발하는 원인 중 하나라는 것도 사실이다. 당분을 너무 많이 섭취하면 몸에 해로운 것은 사실이지만 신선한 과일에 함유된 당분은 결코 해롭지 않다는 사실을 확실히 밝혀둔다. 과일은 당뇨의 원인이 절대 아니다. 자연(과일)은 어리석은 인간이 그렇게 단순한 원리로 해석하는 대상이 아니다. 아담과 이브가 선악과를 따먹기 훨씬 이전, 그러니까 700만 년 전에 자연이 준비해준 음식이다. 당신은 설익은 지식을 동원해서 자연의 섭리를 함부로 재단해선 안 된다.

언뜻 납득이 잘 안될 수도 있다. 과일과 당뇨의 관계는 칼슘과 골다공증과의 관계와 같다. 골다공증은 10% 이상의 고농도 단백질을 섭취할 때 발생한다. 음식이나 영양제로 칼슘을 추가로 섭취한다고 해서 뼈가 튼튼해지지 않는다는 말이다. 당신이 고기, 생선, 계란, 우유와 같은 과잉 단백질을 섭취하면 그 단백질이 소화되고 배설되는 과정에서 뼈에 있는 칼슘을 사용하기 때문에 당신의 뼈는 더욱 약해진다. 따라서 과잉 단백질을 피하는 것이 골다공증 예방에 필요하다는 말이다. 나는 지금 칼슘부족이 골다공증의 직접적인 원인이 아니라는 말을 하고 있다. 같은 논리는 과일과 당뇨와의 관계도 똑같다. 과일에 함유된 당분이 고혈당을 만들지 않는다는 말이다. 이제부터 진짜 원인을 설명해보겠다.

신선하고 달콤한 과일을 많이 먹더라도 고혈당이 발생하지 않는다. 우리 몸에 과다한 지방이 쌓여 있지 않는 한, 혈당지수가 높은 과일을 섭취해도 당분은 혈관을 쉽게 빠져나온다. 건강한 사람의 혈당지수는 식단이 변해도 크게 변하지 않는다.

혈당지수보다 혈당부하지수가 더 중요하다

혈당지수Glycemic Index는 탄수화물 식품이 소화과정에서 분해되는 속도와, 함유된 당분이 혈액 속으로 들어가는 속도를 기준으로 측정한다. 기본적으로 혈당지수는 탄수화물이 얼마나 빨리 혈당으로 변하는지를 알려주는 지표다. 그러나 이 지수는 어떤 식품에 탄수화물이 얼마나 포함되어 있는지는 알려주지 않는다. 이 두 가지 모두 혈당에 대한 식품의 영향력을 파악하는 데 필수적이다.

바로 이럴 때 혈당부하지수Glycemic Load가 더 유용하다. 혈당부하지수를 혈당지수와 함께 사용하면 혈당지수만 분석할 때보다 더 정확하게 어떤 식품이 혈당을 얼마나 상승시킬지 예측할 수 있다. 그 이유는 혈당지수는 탄수화물의 양이 아닌 질만을 측정하기 때문이다.

혈당부하지수는 그 식품의 혈당지수를, 식품 1인분에 포함된 탄수화물의 양(식이섬유를 뺀 탄수화물의 양, g)으로 곱한 후, 다시 100으로 나눠서 계산한다.[1] 따라서 수분이 대부분을 차지하는 과일은 혈당지수는 높아도 혈당부하지수는 낮다. 예를 들어, 바나나는 혈당지수가 52다(순수한 포도당을 100으로 산정할 경우). 그러나 바나나는 75%가 수분이기 때문에 혈당부하지수는 12에 불과하다(혈당지수 52 x 24g

의 탄수화물을 100으로 나눈 수. 118g의 중간 크기 바나나 기준). 다음에 보여주는 표에서와 같이, 대부분의 과일은 이 혈당지수/혈당부하지수 표에서 중간 이하에 속한다.

건조되거나 말린 과일은 우리 몸이 한 번에 처리할 수 없을 정도로 혈당지수와 혈당부하지수가 모두 높다. 따라서 신(자연)이 당신에게 허락한 신선한 과일을 먹는 것이 가장 좋다. 또한 과일 속의 식이섬유는 설탕의 흡수를 늦추기 때문에 과일을 즙이 아닌 통째로 먹는 것이 더 좋다. 과일즙도 허락하지만 차선책이다. 따라서 어떤 경우든 모든 음식은 통째로, 신선하게, 날것으로, 햇볕에 잘 익은 것을, 가공하지 않은 상태로 먹는 것을 원칙으로 삼아야 한다. 자연의 모든 영장류들은 과일을 그런 식으로 먹는다는 사실을 생각하면 이해하기 쉽다.

앞으로 이 책에서 계속 다루겠지만, 당분이 혈액으로 들어가는 속도(혈당지수)가 중요한 것이 아니라고 거듭 강조하고 싶다. 식이섬유가 그대로 유지된 생과일을 통째로 섭취하면 당분이 비교적 빠르게 혈류에 들어가는 것은 사실이다. 그러나 반대의 경우도 성립한다는 사실이 중요하다. 혈관을 빠져나올 때도 그만큼 빠르게 나오므로 당신은 걱정할 필요가 없다. 과일은 인간을 위한 완벽한 연료를 제공하는 이상적인 식품인 것이다.

이 모든 결과를 토대로 미당뇨협회American Diabetes Association는 다음과 같이 선언했다. "우리는 정제된 과당을 요리의 재료로 사용하는 것은 권장하지 않는다. 그러나 당뇨환자들이 과일, 채소 등의 다

- 과일 및 일반식품들의 혈당지수 · 혈당부하지수 비교표[3]
  (혈당부하지수가 낮은 순서부터)

식품	혈당지수(GI) 저 중 고 1~55 56~59 70+	혈당부하지수(GL) 저 중 고 1~10 11~19 20+
과일 (120g)		
딸기	40	1
수박	72	4
칸탈루프	65	4
복숭아	42	5
사과	38	6
파인애플	59	7
포도	46	8
바나나	52	12
녹말을 많이 함유한 채소, 곡물, 기타 복합탄수화물 (사이즈는 다양함)		
당근	47	3
비트	64	5
브랜 시리얼	42	8
팝콘	72	8
사탕옥수수	54	9
통밀빵	71	9
야생쌀	57	18
스파게티	42	20
흰쌀	64	23
쿠스쿠스	65	23
구운 감자	85	26
고구마	61	27

른 음식에서 자연적으로 발생하는 과당을 피해야 할 이유는 전혀 없다는 사실을 확실히 밝혀둔다."[2] 근거 없는 '가짜뉴스'를 믿을 것인가, 식품업체들의 연구비를 받지 않고 독립적으로 연구한 미당뇨협회의 공식선언을 믿을 것인가. 나는 당신이 현명하게 선택하리라 믿는다.

당뇨의 원인은 과일이 아니라 지방이다

채식을 한다고 해서 견과류나 씨앗류를 먹는 것을 나는 권장하지 않는다. 아보카도, 올리브, 아마와 올리브오일, 코코넛과 기타 고지방 과일류를 섭취하는 것도 역시 권장하지 않는다. 이들은 모두 지방함유량이 지나치게 많다. 따라서 날것으로 먹든 조리해서 먹든 문제가 발생한다. 영양결핍, 체력약화, 호르몬 불균형, 극심한 허기, 우울증 등이 동반된다. 특히 혈당에 문제가 생긴다는 점을 주목해야 한다.

혈당이 지나치게 높아지는 과정을 그리스어와 라틴어로 된 용어를 사용해서 복잡하고 현학적으로 설명하는 사람은 진실을 모르는 사람이다. 나는 아주 쉬운 말로 당신에게 진실에 대해 설명하겠다. 우리 몸이 당분을 어떻게 처리하는지 매우 간단하게 설명해보겠다.

당분이 우리 몸을 통과하는 3단계 과정

우리가 먹는 당분이 세포의 연료로 쓰이기 위해서는, 다음과 같이 3단계를 거쳐 우리 몸을 통과한다.

- 1단계 – 당분을 섭취하면 소화가 시작된다.
- 2단계 – 장의 벽을 통과하여 혈류로 들어간다.
- 3단계 – 그다음 혈류에서 나와서 세포로 부드럽게 이동한다.
  이 과정은 불과 몇 분 안에 신속하게 이루어진다.

그러나 당신이 기름기 가득하고 진득진득한 고지방 음식을 먹으면 당분이 2단계에서 멈춘다. 당분이 창자의 벽을 통과해서 혈류 속으로 들어가지 못한다는 말이다. 당연히 우리 몸은 이 당분을 빼내서 혈류 속으로 집어넣기 위해 안간힘을 다한다. 이런 과정은 우리 몸을 매우 피로하게 하고 결국 질병으로 이어진다.[4] 한편, 힘들게 꺼내 온 당분은 지방이 많은 혈액 속에 축적되어 혈당을 높인다. 칸디다증 Candidiasis, 피로누적, 당뇨병에 걸리지 않을 수 없다.

그렇다면 인슐린은 무엇을 하는 물건인가?

자, 지방 때문에 혈류 속에 당분이 쌓인다면 어떤 일이 발생할까? 이것은 췌장과 관련이 있다. 뇌가 명령을 내리면 췌장은 인슐린이라고 알려진 호르몬을 분비한다. 인슐린의 역할 중 하나는, 혈액 속에 있는 당의 분자에 달라붙은 다음, 혈관 벽에서 인슐린 수용체를 찾아내는 일이다. 그다음에 인슐린은 혈관막을 통해 당분자를 세포와 세포 사이의 공간들에 위치한 체액으로 운반하고, 계속해서 다른 장벽인 세포막을 가로질러 세포 속으로 안내한다.

　나는 지금 지방이 필요 없다고 주장하는 것이 아니다. 우리 몸에서 지방은 체온을 유지하거나, 충격을 흡수하기도 하고, 피부를 통해 너무 많은 수분이 빠져나가지 못하게 하는 훌륭한 기능을 하는 것도 사실이다. 신경섬유들을 보호하기도 하고 피부의 두꺼운 지방층을 형성해서 추운 기후에서 인간을 생존하게 하는 필수요소이기도 하다. 그러나 혈류 속에 있는 과다한 지방은 오히려 단열효과를 가로막는 요인이기도 하다. 지방이 많은 음식을 먹으면 혈관벽, 세포의 인슐린 수용체 부위에 지방막이 형성된다. 당신이 먹은 음식의 당분자와 인슐린 자체에도 얇은 지방막이 형성된다. 이러한 지방이 혈액에서 빠져나오려면 하루 이상의 긴 시간이 걸린다. 지방은 정상적인 신진대사 활동을 억제하고 이러한 몸속의 각 부분들이 서로 상호작용하는 것을 방해한다. 프라이팬에 묻은 기름은 화학합성세제가 아니면 좀처럼 제거하기 힘든 이유와 같다고 생각하면 쉽다.

　구체적이고 세밀하게 설명하면 당신에게 조금 복잡하게 여겨질 수도 있기 때문에, 나는 초등학생도 이해할 수 있을 정도로 단순화시켜 말해보겠다. 결론은 이렇다. 혈액 속에 지방이 너무 많으면 당분이 혈류 밖으로 빠져나오지 못한다. 결과적으로, 당분이 소화기관에서 나와서(1단계) 혈액으로 들어가기는 하지만(2단계) 혈액에서 빠져나오지 못해서 혈당이 증가하는 것이다. 원래는 혈액에서 빠져나와서 세포로 전달되어(3단계) 연료가 되어야 하는 것이 순서다. 우리 인류는 포도당을 원료로 해야만 생존할 수 있는 동물로 설계(진화)되었기 때문이다. 당신은 이해했을 것이다.

고지방 식단이 인슐린을 증가시킨다[5]

애킨스 다이어트Atkins나 존 다이어트The Zone와 같은 저탄수화물 다이어트의 식단은, 인슐린이 모든 악의 근원이라는 이론에서 출발한다. 그들은 인슐린 분비를 제한하기 위해서 탄수화물의 섭취를 최소화해야 한다고 주장한다. 그러나 이들이 간과하고 있는 중요한 포인트가 있다. 고단백질 및 고지방 음식 역시 상당한 양의 인슐린 분비를 유발할 수 있다는 사실이다. 그 예를 들어보겠다.

- 소고기 100g은 당뇨환자들의 인슐린 수치를 100g의 설탕만큼 증가시킨다. (1984년, Diabetes Care, 7장 465페이지)
- 치즈와 소고기는 국수나 파스타 같은 '무시무시한' 고탄수화물 음식보다 인슐린 수치를 더 높인다. (1997년, 미임상영양학저널American Journal of Clinical Nutrition (66권, 1264페이지)
- 햄버거 1개에 들어 있는 소고기 또는 체다 치즈 3조각은 파스타 한 접시보다 인슐린 수치를 더 많이 증가시킨다. (1997년, 미임상영양학저널 (66권, 1264페이지)

실제로 위에 언급된 미임상영양학저널에서는, 방출하는 혈당의 양을 비교했을 때, 테스트한 모든 식품 중에서 고기가 인슐린 분비를 가장 많이 유발한다고 확실히 밝히고 있다. 이 저널이 축산협회나 육가공협회나 유제품업체로부터 어떤 지원도 받지 않고 발간하는 저널이라면 신뢰가 가시는가?

2003년 미심장협회American Heart Association를 통해 그 결과가 공개된 터프츠 대학교Tufts University의 논문은 시사하는 바가 매우 크다. 이 논문에서는 1년 동안 4가지 식단을 비교분석했다. 3가지 식단은 고단백 저탄수화물을 위주로 하는 식단(Weight Watchers 다이어트, 존 다이어트, 앳킨스 다이어트 등)이었고 다른 하나는 채식(자연식물식)을 위주로 하는 '오니시Ornish 다이어트'(자연상태의 탄수화물을 섭취하는) 였다. 결과는 너무나 선명했다. 인슐린 수치를 상당히(27%) 낮췄던 유일한 식단은 '오니시 식단'이었다. 고단백(고지방과 매우 적은 탄수화물이 포함된) 다이어트에서 기대했던 효과를 오히려 고탄수화물 식단에서 확인했다는 말이다.[6] 고단백 식단은 거의 대부분 고지방을 수반하므로, 고지방 식단과 고단백 식단을 일부러 구분하는 것은 현명한 방법이 아니다. 고단백 식단을 위해 지방을 제거한 닭가슴살을 먹는다고 해서, 당신이 닭가슴살 분말을 먹지 않는 한 당신은 결코 지방을 피할 수 없다는 말이다.

지질대사장애Lipid Metabolism Disturbances라는 질병이 있다. 지방, 기름, 스테로이드 등이 체내에서 제대로 분해되지 못하고 비정상적으로 조직에 쌓이는 질병이다. 그러나 나는 이 이름을 혈당대사장애Blood-sugar Metabolic Disorders로 고쳐 불러야 한다고 주장한다. 날것이든 불로 요리한 것이든 관계없다. 당신이 고지방 음식을 섭취하면 혈당대사에 장애를 일으키는 당뇨가 시작된다는 점을 분명히 해두고 싶다. 혈관과 세포에 덕지덕지 달라붙은 기름, 바로 '지방이 범인'이라는 말이다.

그렇다면 생혈액 검사Live Blood Analyses 의 분석은 어떨까?

그렇다. 하얀 가운을 입은 전문가들은 과일의 문제점을 설파하기에 바쁘다. 슬라이드쇼, 동영상을 가지고 다니면서 강의를 하고, 책을 쓰고, 출장을 다닌다. 이것이 어떻게 가능할까? 그들은 우리 눈앞에 흐릿한 현미경 사진들을 들이댄다. 잘못된 정보를 맹신하여 과일 위주의 식사를 하던 환자들의 실제 세포가, 곰팡이와 효모에 감염되어 탁한 기형으로 변한 사진을 우리 두 눈으로 직접 보라는 것이다.

그들의 '과학적' 정보는 그럴듯해 보인다. 무슨 뜻인지 잘 모르는 환자들은 복잡하고 현학적인 의료 및 영양학 단어에 압도되고 말았다. 그러나 나는 당신에게 검색하지 말고 사색할 것을 권장한다. 한 걸음 물러나 자연의 원리와 상식에 기초해서 생각해보시라는 말이다. 기름이 덕지덕지 달라붙어 화학합성세제가 아니면 도저히 닦아낼 수 없는 프라이팬을 떠올리라는 말이다.

과일을 먹지 말라고 주장하는 그들은 책, 뉴스레터, 웹사이트에서 고지방 조리법을 소개하기도 한다. 그들의 연구소와 요양시설에서는 심지어 고지방 요리를 제공하기도 한다. 그들의 주장을 대변하는 '고단백질 축제'와 '고지방 축제'에서는 칼로리 높은 음식을 제공하기도 한다.

견과류, 씨앗류, 아보카도는 모두 칼로리 대비 75% 이상의 지방을 함유하고 있다. 식물성 기름은 당연히 100%가 지방이다. 이런 음식들은 조금만 먹어도 혈중 지방을 높인다. 채식하는 사람들조차 이러한 음식을 무비판적으로 즐겨 먹는 경향이 있다. 견과류는 그 자체가 씨앗이다. 식물은 자기 자손(씨앗)이 손쉽게 영장류에게 먹히는 것을 원치 않는다. 식물은 우리 영장류에게 향기 좋은 과육을 먹게 한 후 먹기 힘든 씨앗을 이동시켜(대변과 같은 과정을 통해서), 자신들의 자손을 널리 퍼트려달라고 몸을 내어준다는 말이다. 우리는 견과류에 대한 그릇된 편견을 바로잡아야 한다.

과일과 지방을 함께 먹으면 위험하다

고지방 음식을 먹으면 타이밍에 관계없이, 과일이나 단것을 함께 먹을 때마다 혈당이 상승한다. 그 이유는 다음과 같다.

당분은 위에 머무르는 시간이 적다. 우리가 단것을 입안에 넣자마자 당분의 일부가 혀 아래의 혈류로 흡수된다. 과일을 빈속에 단독으로 먹으면 위 안에서 몇 분만 머물렀다가 소장(작은창자)으로 이동하여 빠르게 흡수된다. 과일에서 나오는 대부분의 당분은 장에서 혈류로 이동한 다음 세포로 이동하여 몇 분 안에 소비된다. 과일은 살아 있는 음식이기 때문에 그 안에 소화효소가 살아 있다. 따라서 인간의 장기에서 힘들게 효소를 만들어낼 필요가 없다. 따라서 당신이 아무리 과일을 많이 먹어도 30분만 지나면 대부분 소화된다.

그러나 지방의 경우, 목적지인 세포에 도달하려면 훨씬 더 긴 시간이 걸린다. 종종 12시간에서 24시간, 혹은 그 이상이 필요하다. 인간의 장기에서 지방은(사자의 장기와는 달리) 엄청나게 길고 험난한 소화과정이 필요하다. 지방이 마침내 소장에 도착하면 림프계에 흡수된다. 여기에서 혈류로 들어가기 전에 12시간 이상을 머무른다. 지방은 혈류에서 당분보다 훨씬 더 오래 머무른다는 사실은 매우 중요하다.

따라서 당신이 지방이 가득한 음식으로 매일 식단을 꾸민다면, 당신 몸의 혈류는 항상 과도한 양의 지방을 함유한 상태가 된다. 따라서 당신이 한 끼만이라도 과일식을 하기로 작정한 다음, 아침은 단식을 하고 점심은 과일식을 한다고 해도, 당신이 저녁마다 지방이 가득한 일반식을 한다면, 과일의 천연당분이 그 전날 먹은 지방과 혈류에서 섞일 가능성이 있다는 말이다.

채식 위주로 식사를 하는 사람들이 과일을 먹을 때마다 소화불량, 더부룩함, 공복감, 그리고 혈당문제를 경험하기도 한다. 과도한 견과류 때문이다. 견과류, 견과류로 만든 치즈 등과 함께 식사를 한다면 그 좋은 과일식도 공염불이 될 가능성이 있다. 가능하면 견과류를 최소화하고, 더 가능하면 견과류를 피하시라.

당분 + 지방의 조합은 당뇨에 치명적이다

혈액에 당분이 너무 많으면 생명에 위협이 된다. 그러나 당분이 너무 없을 때 또한 건강에 위험이 된다. 불행하게도, 과일을 미워하는 소위 '전문가'들은 초점을 잘못 잡았다. 그들은 채식주의자들의 건강에 문제가 있는 이유는 과일 때문이라고 확신에 차서 외치고 있지만, 사실 문제의 핵심은 과도한 견과류를 통한 지방 섭취 때문이라는 점을 알아야 한다.

과일과 지방을 함께 먹으면 피로한 이유

"과일의 섭취가 만성피로와 어떤 연관이 있나요?" 몇 년 전에 나는 많은 사람들에게 이 질문을 듣고 갸우뚱했다. 과일은 '에너지를 주는 음식'이 아니던가? 나는 만성피로의 생리에 대해 좀 더 깊이 연구했고 흥미로운 결과를 발견했다.

췌장의 기능이 저하되면 췌장이 피로해지거나 무리했을 때와 마찬가지로 부신(신장 위에 삼각형 모양으로 자리 잡고 있는 호르몬 생성기관)이 예비 메커니즘을 동작시킨다. 부신에서 아드레날린을 분비해 췌장의 기능을 자극해서 인슐린 생산을 활발하게 증가시킨다.

앞 장에서 설명했듯이, 당신이 고지방 식사를 할 때마다 비정상적으로 높은 수준의 지방은 혈액 속에 장시간 머무른다. 혈중 지방수치가 증가하면 정상적인 췌장의 기능으로는 혈액에서 당분을 없애기 힘들다. 따라서 우리가 고지방 식사를 오랫동안 고수하면 췌장이 건강한 혈당수치를 유지하는 데 필요한 인슐린을 충분히 생산하지 못하게 된다. 혈당수치가 정상적인 수준으로 완만하게 상승하고 감소하는 것이 아니라, 가파르게 상승했다가 급격하게 감소한다. 지방의 과다섭취로 인해 혈당수치가 불안정해지는 것이다.

이렇게 되면 우리가 식사를 할 때마다 부신의 보조기능에 과도하게 의존하게 되며, 결국 췌장과 부신에 무리가 가게 된다. 이 부신과 췌장의 관계는 잠재적으로 생명을 위협하는 상황에 대한 적절한 반응인 소위 '투쟁과 도피반응'과 관계가 있다. 이런 반응은 만일 우리가 자연적이고 평화로운 환경에서 산다면 발생할 일이 거의 없었을 것이다. 언덕 위에 올라갔는데 아주 우연히 반대쪽에서 무시무시한 곰 3마리가 올라올 때를 제외하고 말이다.

그러나 우리가 사는 스트레스 과잉사회는 예전보다 많은 부신유발 환경에 처해 있다. 가끔씩 경험하는 것이 아니라 거의 매 시간마다 경험한다. 숲 속에 며칠 캠핑을 한 후 차를 몰고 도시로 내려올 때의 정신적, 육체적인 변화를 당신도 느껴보았을 것이다. 혈당수치가 불안정해지지 않을 수 없다.

당신은 아드레날린에 중독되어 있다

현대사회를 사는 사람들은 거의 아드레날린(부신 호르몬) 중독자들이라고 할 수 있다. 우리는 자극에 중독되어 있고 계속해서 '순간 해결책'에 의존한다. 알람 소리와 모닝커피로 시작해서, 뉴스속보, 아침시간의 막장드라마, 잔혹한 영화, 인기 스포츠, 격렬한 감정을 불러일으키기는 텔레비전 쇼, 화제성을 위해 홍보되는 식당의 음식들, 죽음과 폭력으로 가득 찬 24시간 뉴스 등, 우리는 아드레날린 분비를 촉진하는 자극적인 것들에 둘러싸여 있다. 이처럼 자극적인 현상이 지나가면 '졸림현상'이 뒤따라온다. 피로한 몸과 정신을 풀기 위한 우리 몸의 자구책인 셈이다. 이 졸림현상이라는 자구책이 없다면 우리는 '조기사망'으로 직행할 것이다. 그러나 신(자연)은 우리에게 자구책을 주셨다. 당신은 '잠을 청하시오'라는 신이 내린 자구책을 무시하면 안 된다. 신이 인간에게 선물한 자구책을 무시하고 약물로 도피하려 든다면 자연은 당신을 용서하지 않을 것이다. 피로가 겹겹이 쌓여 결국 당신은 병원의 하얀 시트에 누워 영원히 잠들 것이기 때문이다.

이처럼 과도하게 부신에 의존하는 현상은 현대인의 스트레스 높은 생활방식과 함께 결합되어 부신의 과용을 초래한다. 결국 부신기능에 장애가 생기기 시작한다는 말이다.

이 같은 부신기능 장애증상은 미국에서는 만성피로, 유럽에서는 근육통성 뇌척수염Myalgic Encephalomyelitis으로 통칭된다. 의욕감소, 불안감, 각성제 의존, 과도한 수면, 그리고 단핵증Mononucleosis 등은 모두 부신피로의 다양한 증상들이다.

아이가 설탕을 먹고 흥분하는 이유

부신반응은 아이들의 생일파티에서 흔히 볼 수 있는 현상이다. 아이들이 생일파티에서 먹는 음식은 보통 푸짐한 양의 매우 달달한 음식들이다. 이런 음식을 먹고 나면 아이들이 통제력을 잃을 정도로 흥분하면서 뛰어노는 것을 볼 수 있다. 그 이유는 무엇일까? 성인에게는 이런 모습을 볼 수 없는 이유는 무엇일까?

그 이유는 비교적 간단하다. 어린이들은 커피를 마시지도 않고 담배를 피우지도 않고 알람시계를 사용하지도 않고 24시간 뉴스를 시청하지도 않는다. 아이들의 인생은 즐겁고 흥미로운 것들로 가득하며 따분하지 않다. 일반적으로 성인보다 활력이 넘친다. 이것은 아이들의 부신이 제대로 작용한다는 뜻이다. 그렇지만 어린이들도 성인처럼 고지방 식단을 섭취한다.

따라서 어린이들이 생일이나 할로윈과 같이 특별한 날에 설탕을 많이 섭취하게 되면, 이 장에서 설명한 '불안정한 혈당수치의 현상'을 좀 더 활발하게 표출하게 되는 것이다. 전날 먹은 음식으로부터 혈관에 남아 있는 지방이 성인의 체내에서처럼 인슐린의 기능을 효과적으로 방해한다. 그러면 아직 젊고 건강한 부신이 순간적으로 작용하여 상당한 양의 아드레날린을 방출한다. 따라서 아이들이 이리저리 뛰어다니는 것이다.

성인들은 더 이상 뛰어다닐 기력이 없기 때문에 이러한 반응을 보이지 않는다. 성인들의 부신은 너무 지쳐 있어서 제대로 기능을 하기 위해서는 정말로 심각한 응급상황이 발생해야 할 것이다. 정신없이 뛰어다니는 아이들을 너무 탓하지 마시라. 아드레날린이 원인도 아니고 설탕이 원인도 아니다.

과일과 채소 위주의 저지방 식단을 섭취하는 어린이는 설탕을 많이 먹어도 이렇게 통제 불가능한 반응을 보이지 않는다. 어린이들의 과잉행동을 유발하는 범인은 당분이 아니라 지방이다. 마찬가지로 당분이 아니라 지방이, 현재 미국과 기타 선진국에서 흔히 볼 수 있는 만성피로 증후군(그 이름이 무엇이든)의 발생률을 높이고 있는 것이다. 단언컨대, 자기분열증과 통제 불가능한 폭력의 1순위 이유는 설탕이 아니라 지방이다.

칸디다증의 원인은 과일이 아니다

칸디다증은 현재 의료업계에서 가장 잘못된 정보가 만연하는 주제다. 이 질병은 유아 또는 당뇨병 같은 질병으로 쇠약해진 사람의 구강, 질, 소화관 등에 감염증상이 나타나는 것으로 알려져 있다. 사실 칸디다를 제대로 이해하려면 이 혼란부터 해결해야 한다. 왜냐하면 쓸데없이 왜곡된 정보가 너무 많기 때문이다.

칸디다는 인간의 혈액에서 자연적으로 발생하는 유기체인 효모의 일종이다. 혈액에 존재하는 것이 정상이다. 이 미생물은 당분을 먹고 산다. 혈액에는 항상 당분이 있기 때문에(당뇨환자들이 혈당수치를 확인할 때 혈액에 포함된 당분의 양을 측정한다) 항상 칸디다가 좋아하는 음식이 존재한다는 말이다.

과도한 혈당을 섭취하는 칸디다

혈액 내의 칸디다 군집의 규모나 '칸디다의 숫자'는 음식 공급량에 의해 결정된다. 혈당수치가 항상 정상적인 상태로 유지되면, 칸디다 군집의 규모도 정상적으로 유지된다. 우리가 섭취하는 당분이 혈액을 빠져나와서 몸의 세포에 의해 사용되면 남은 효모는 즉시 없어지는 것이 정상이다.

그러나 혈당수치가 높아지면 과도한 지방에 의해 세포 속으로 들어가지 못한 당분이 혈액을 떠돌아다니므로, 칸디다 유기체가 과도하게 설탕을 소비하면서 그 수가 급증(증식)하게 된다. 혈당수치가 정상으로 돌아오면 칸디다 미생물의 숫자도 정상으로 돌아온다. 이러한 변동현상은 우리 몸에서 자연스럽게 일어나므로 문제될 것이 전혀 없다.

그러나 고지방 식단으로 인해 지방수치가 만성적으로 높은 상태가 되면, 당분이 혈액에서 빠져나와 100조 개의 인체 세포에 영양을 공급하는 대신에, 혈류 속에 머물며 거대한 칸디다 군집의 먹이가 된다. 결과적으로 연료에 굶주린 세포들은 더 이상 에너지 대사를 못하게 되고 그래서 당신이 피로감을 느끼고 쉽게 지치는 것이다.

이처럼 혈당수치가 상승할 때의 과정과 결과를 이해하는 것은 매우 중요하다. 만일 우리 몸이 정상적인 혈당수치를 회복하지 못한다면 위험한 상황이 발생할 수 있다. 혈당수치를 내릴 수 있는 유일한 메커니즘이 칸디다라는 말이다. 칸디다는 절대 질병의 원인이 절대 아니며, 칸디다증 또한 '증상일 뿐'이라는 점을 분명히 밝혀둔다.

우리 혈액 속의 칸디다는 사실 절대 없어져서는 안 되며 생명을 구하는 유기체이다. 이것은 마치 우리 몸의 백업시스템과도 같다. 췌장과 부신에 문제가 생겼을 경우 혈당수치를 정상으로 되돌려주는 안전밸브인 것이다. 이것을 질병이라고 명명하는 것이 제정신인가?

전문가들은 4만 개의 질병에 숫자 하나를 또 추가하고야 말았다.

칸디다를 유발하는 습관

앞서 설명했듯이, 대부분의 사람들은 하루 종일 그리고 매 식사 때마다 췌장과 부신을 피곤하게 하는 환경을 만든다. 따라서 사람들이 실제로 생활습관을 바꿀 때까지 칸디다 문제가 사람들을 괴롭힌다는 사실은 전혀 놀라울 일이 없다. 칸디다균이 다량 발견되었다는 것은 당뇨병에 대한 경고이자, 지방의 섭취를 줄이지 않으면 곧 심각한 건강문제가 발생할 것이라는 경고이다.

다시 한 번 말하거니와, 관습적인 의학계든 대체의학계든 그들의 조언은 대부분 잘못된 것들이다. 지방과 관련된 근본적 원인이 아닌 증상만 가지고, 그들은 우리에게 모든 당분(과일을 포함한) 섭취를 피하라고 조언한다. 그러나 과일은 칸디다 문제의 원인이 아니다. 과일을 먹지 않는다고 해서 이 문제를 해결할 수 없다.

물론 지방을 과다섭취해서 칸디다가 곤경에 빠지게 되면 단맛이 나는 과일이 이 문제를 악화시키는 것처럼 보일 수도 있다. 그러나 과일을 먹지 않는다고 해서 문제의 원인이 해결되는 것이 아니다. 단지 증상만 없앨 뿐이다. 혈액에 지방이 너무 많으면 무엇을 먹든 관계없이 아주 적은 양의 당분도 비정상적으로 높은 혈당을 유발할 수 있다. 게다가 혈당을 낮추기 위한 의식적 시도가 성공할 때까지 피곤함을 느끼게 된다. 혈당수치를 관리하는 방식으로 칸디다를 제거하려는 시도는 실패를 예약한 것과 같다. 따라서 지금도 수천수만의 사람들이 칸디다와 그릇된 싸움을 벌이고 있는 것이다.

우리가 먹는 모든 탄수화물, 지방, 단백질은 에너지원으로 사용될 경우 단순당(포도당)으로 전환되기 때문에, 이 순환에서 벗어나는 방법은 당분이 아니라 지방을 덜 섭취하는 것이다. 지방수치가 떨어지면 당분이 처리되기 시작하고 다시 분배되기 때문에 효모가 먹을 수 있는 여분의 당분이 없어져서 효모수치도 감소한다.

칸디다 유기체의 수명은 매우 짧다. 칸디다균을 가진 사람들이 과일과 채소를 중심으로 하는 저지방 식단을 따르기만 한다면 대부분 단 며칠 만에 칸디다 문제가 완전히 해결된다. 물론 여전히 근본적인 췌장과 부신의 피로문제는 해결해야 한다. 건강한 몸은 건강한 음식과 건강한 생활에서 나온다.

당뇨병의 원인은 지방이다

미질병통제센터CDC는 당뇨병 발병률이 2050년까지 두 배 이상 증가할 것으로 내다보고 있다. 그리고 최근에 또 다른 통계가 있다. 그중 가장 놀라운 통계를 소개하겠다. 1990년부터 1998년 사이에만 30세에서 39세 사이의 당뇨병 발병률이 70%나 증가했다는 사실이다![7] 이 믿기 힘든 숫자들은 사실일까? 나는 과일섭취 부족이 당뇨병 증가의 결정적 원인이라고 주장한다. 이에 대해 당신과 대화하기 전에 당뇨병에 대해 간단히 짚고 넘어가보자.

당뇨병 진단을 받은 환자 중 5%는 '제1형 당뇨(소아당뇨)' 환자다. 이러한 사람들은 태어날 때부터 포도당의 신진대사에 필요한 충분한 양의 인슐린을 췌장에서 생산하지 못한다. 포도당이 있어도 대부분 혈액에 갇히게 된다. 포도당이 세포에 유입되려면 인슐린이 필요하기 때문이다. 따라서 당뇨병의 첫 번째 증상 중 하나는 불쾌감과 피로감이다. 주변에서 항상 극심한 피로감을 호소하는 당뇨환자들을 본 적이 있을 것이다.

나머지 95%의 당뇨환자는 '제2형 당뇨(성인당뇨)' 환자로 분류된다. 대부분의 경우 췌장이 충분한 양의 인슐린을 생산하는데도 불구하고 포도당이 세포로 들어가지 못한다. 가장 큰 이유는 고지방 식단 때문이다. 그 지방이 자연적으로 분비되는 인슐린, 또는 의료의 형태로 주입한 인슐린 모두의 작용을 방해하기 때문이다.

이 두 가지 유형의 당뇨환자들은 잦은 소변, 참을 수 없는 갈증, 심한 허기, 갑작스러운 체중감소, 무기력감과 피로, 집중력 저하, 시력감소, 예민함, 감염재발, 사지마비, 상처의 악화 등, 날이 갈수록 심해지는 증상을 경험한다.

그러나 당뇨병으로 인한 피해는 이것으로 끝이 아니다. 머지않아 총체적인 건강문제로 이어질 수 있다. 당뇨환자는 심장병, 뇌졸중, 고혈압, 신장질환, 괴사, 사지절단 및 실명의 위험성도 높다.

모든 세포기능에는 휴식 또는 회복으로 이어지는 조치가 필요하다. 근육을 과도하게 사용하면 세포기능이 성장하는 것이 아니라 퇴화한다. 지나친 운동으로 나이보다 훨씬 늙어 보이는 사람들을 우리는 헬스클럽에서 흔히 볼 수 있다. 극심한 훈련으로 나이보다 4~5세 더 들어 보이는 운동선수를 우리는 올림픽 경기장이나 축구경기장에서 볼 수 있지 않은가 말이다. 우리 몸의 다른 기관도 마찬가지다. 이렇게 췌장을 계속해서 혹사하게 되면 부분적으로 기능장애를 보이다가 결국 완전히 망가지고 만다.

지방과 당뇨병의 연관성

이렇게 당연한 파멸의 날이 기다리고 있는데, 우리는 점점 더 심각해지는 당뇨병에 대한 해결책을 내놓지 못하고 있다. 오히려 저탄고지(저탄수화물 고지방 다이어트)와 같은 다이어트가 유행하고 있을 뿐이다.

당신이 탄수화물(과일과 채소를 중심으로 하는)을 충분히 섭취하지 않을 경우 많은 질병이 생길 것은 너무도 명약관화하다. 당뇨병은 저탄수화물 고지방 식단이 초래하는 건강파괴의 초기증상에 불과하다. 모든 당뇨환자가 만성피로와 칸디다증을 경험하지는 않지만, 이러한 증상은 모두 혈중 '고지방 상태의 결과'일 뿐이다.

나는 지금 지방과 당뇨병의 관계를 조작해서 말하고 있는 것이 아니다. 기존의 관습적인 의학계에서도 이 사실을 잘 알고 있다. 그러나 그 진실이 의료-제약 카르텔의 구미에 맞게 너무나 간단하고 자연스럽게 왜곡되고 있다. 그 상관관계는 이미 1920년대부터 다음과 같이 문서화되어왔다. 벌써 100년 전에 증명되었다는 말이다.

- 1927년 보스턴에 있는 유명한 조슬린 당뇨센터의 E. P. 조슬린E. P. Joslin 박사는 고지방, 고콜레스테롤의 섭취가 당뇨병의 원인이라고 의심했다.[8]

- 1936년 캐나다의 I. M. 라비노위치I. M. Rabinowitch 박사는 보스턴의 당뇨병 협회에 1,000건의 사례연구를 발표했다. 그는 이 발표에서 인슐린수치가 정상일 때 혈당의 신진대사를 억제하는 주된 요인은 높은 혈중 지방수치라는 사실을 증명했다.[9]

- 1959년에 미의학협회저널Journal of the American Medical Association에서도 지방 섭취와 당뇨병의 인과관계를 문서화했다.[10]

- 1979년 미임상영양학저널에서는 '제2형 당뇨환자의 최대 50%가 저지방 식물성 식이요법과 일일운동을 통해 당뇨병 위험을 없애고 3주 내에 약물복용을 중단했다는 사실을 확인했다'고 밝혔다.[11]

- 1998년 듀크대 의학센터Duke University Medical Center의 연구원들은 쥐를 대상으로 실시한 연구에서, 지방을 낮춤으로써 제2형 당뇨병을 완전히 치료할 수 있다는 결과를 발표했다. 이 연구는 지방함량이 높은 음식이 당뇨병의 발병에 원인이 된 반면, 당분은 당뇨병에 전혀 영향을 미치지 않는다는 사실을 보여주었다. 보도자료에 따르면, '지방을 먹이지 않으면 당뇨병에 취약한 쥐도 당뇨병에 걸리지 않았다'고 발표했다. 고지방 식단으로 성장한 쥐도 고지방 식단을 중단하면 당뇨병이

사라진다는 말이다.[12]

많은 다른 연구원들도 유사한 연구결과를 발표했는데, 그중 특히 네이선 프리티킨Nathan Pritikin은 1960년대에 이미, 저지방 식단을 실천한 만성 당뇨환자들의 80%가 4주 이내에 약물복용을 완전히 중단할 수 있었다는 연구결과를 발표했다.

과일은 절대 범인이 아니다

나는 계속해서 '과일이 범인'이 아니라 '지방이 범인'이라고 주장해왔다. 식단에서 지방을 제거하면 대부분의 췌장기능이 정상화되고 혈당수치가 정상으로 돌아온다. 과일의 섭취를 제한하는 것은 해결책이 아니다. 사실 그 반대가 해결책이라는 말이다.

의사들은 이렇게 말한다. "한번 당뇨에 걸리면 평생을 달고 살아야 합니다. 당뇨와 친구가 되십시오. 과일은 더 이상 먹으면 안 됩니다." 나는 이런 소리를 들을 때마다 처음엔 그러려니 하다가, 나중에는 분노할 수밖에 없다. 도대체 '병을 치료하는 직업'을 가진 사람들이 할 소리인가 말이다.

나는 지난 30년 넘게 많은 당뇨환자들을 연구해왔다. 그리고 물론 각 환자의 병력에 따라 개인에 맞는 치료법을 연구했다. 물론 나도 각 개인의 프로그램을 설계할 때 몇 가지 일반적인 지침을 따른다. 그러나 예외 없이 적용한 치료법이 있었는데, 과일과 채소 위주의 저지방 자연식물식 식단을 통해 혈당수치를 안정시킬 수 있었다.

고객 대부분은 몇 주 내에 인슐린을 비롯한 각종 약물을 완전히 중단할 수 있었다. 아무도 해를 입지 않았다. 이러한 식습관 변화로 인해 그 어떤 부정적인 결과도 발생하지 않았다. 여기에는 어떤 예외도 없었다는 말이다.

정말 과일을 먹어도 되나요?

물론 과일을 먹으면 혈당수치가 상승한다. 그러나 다른 음식을 먹어도 마찬가지이다. 복합탄수화물(조리되었거나 날것이거나 관계없이)은 혈당부하수치가 가장 높은 식품 중 하나이다. 이것은 혈당수치를 가장 많이, 그리고 가장 빨리 증가시킨다. 그렇다고 해서 내가 현미밥이나 감자나 고구마를 먹지 말라는 말은 아니다. 범인은 탄수화물이 아니라 지방이라는 말이다.

가공하지 않은 자연상태에서의 과일을 통째로 먹는 사람은, 과일의 당분이 혈류 속으로 쉽게 들어가서 혈류 밖으로 몇 분 안에 빠져나가므로 혈당수치에 이상이 생기지 않는다.

과일은 우리 몸에 안 좋다고 하면서, 크림과 지방이 가득한 달콤한 디저트는 괜찮다고 생각하는 것은 정말 이상하다. 이것은 마치 견과류와 과일과 크림을 잔뜩 넣은 아이스크림을 주문하고 나서 '아참, 다이어트 중이니 체리는 빼주세요'라고 말하는 어이없는 코미디를 보는 것과 다르지 않다.

과일이 암치료를 방해한다고?

　　지난 30년 동안 인간은 암 연구에 수조 달러 이상을 투자해왔다. 오랫동안 지속되어온 이 '암과의 전쟁'에도 불구하고 인류는 아직까지 뾰족한 암 치료법을 발견하지 못했다. 암은 미생물, 세균, 또는 유전적 요인으로 인한 질병이 아니라 음식습관, 생활습관, 환경으로 인한 질병으로 속속 밝혀지고 있다. 암이 복합적인 문제의 결과임이 밝혀졌는데도 불구하고, 제약회사의 실험실에서 하얀 가운을 입은 연구원들은 100년이 넘게 '결정적인 한 방'을 부지런히 찾고 있는 것이 현실이다.

　　전 세계 거의 모든 암 연구기관(제약회사의 연구비를 지원받지 않는)은 과일의 섭취를 지지한다. 그러나 충분한 교육을 받지도 않은 소수의 사람들이 '과일은 암 환자들에게 해롭다'고 자신 있게 단언하는 것은 참으로 놀라운 일이다. 그보다 더 놀라운 일도 있다. 이러한 사람들의 말을 진실로 받아들여서 실제로 식단에서 과일을 없애는 사람들도 많다는 사실이다. 어떻게 된 일인지 모르지만 과일이 암환자에게 해롭다는 설이 환자들 사이에서 번져가고 있다는 말이다.

　　설상가상으로, 이렇게 잘못된 정보를 입수한 소위 '가루생식 다이어트 전문가'들조차 과일을 피하라는 어이없는 조언을 기계적으로 따른다. 그러나 이런 가루생식 식단을 따르게 되면 영양불균형으로 수척해지다가, 나중에 결국 폭식하게 되며 더 살이 찌는 결과를 낳는다. 그리고 가루생식을 돈을 내고 구입한 당신은 이렇게 말한다.

'생식은 효과가 없다니까요….' 죄 없는 진짜생식은 왜 가짜생식 동네에서 죄를 뒤집어쓴 것일까?

일부 연구에서는 과일의 섭취가 체중을 감소시키지만 건강에 나쁘다는 결론을 내렸다. 이러한 소규모 연구는 과일이 암을 유발할 수 있다는 주류의 개념에 힘을 보태기도 했다. 그들은 겨자씨만 한 지식과 그럴 것이라는 추측성 결론을 외치기 위해, 오늘도 TV에 나와 근엄한 표정으로 당신을 꾸짖고 있다는 말이다. 당신은 들소가 초원의 풀을 먹으면 들소암에 걸릴 가능성이 있다는 말을 믿을 수 있겠는가? 당신은 사자가 얼룩말을 먹으면 날씬해지긴 하지만 사자의 건강에 해롭다는 말을 믿을 수 있겠는가? 나는 이 책의 후반부에서는 과일 섭취와 체중감소에 대해 한 장을 할애해서 의견을 펼쳐 보이겠다.

과일이 암 치료를 방해한다는 말은 진실일까?

화학요법과 방사선치료의 성공여부는 '신체의 면역기능 저하'에 달려 있다. 이것은 무슨 말일까? 면역기능이 강하면 치료(화학요법과 방사선치료)가 안 통한다는 말이다. 의료 전문가들은, 면역력이 강한 사람들은 그 어떤 치료도 견뎌낼 수 있다는 사실을 알고 있다. 다른 말로 하면, 건강한 사람은 화학요법과 방사선치료가 안 통한다는 말이다. 서양의학은 이제 궁지에 몰렸다. 환자의 강한 면역기능은 의사들의 '치료'에 반발작용을 보일 것이 뻔하기 때문이다. 따라서 의사들은 그들의 목적을 위해 면역억제제를 선택했다. 그들은 환자의 활력을 저하시킴으로써 화학요법과 방사선치료를 성공시키려 한다는 말이다. 참으로 황당한 일이 아닐 수 없다.

과일의 면역강화기능을 알고 있는 나는, 과일을 가장 필요로 하는 사람들에게 의사들이 오히려 과일의 섭취를 금지했다는 사례를 수없이 들어왔다. 이것은 단지 하나의 예에 불과하다. 의료 전문가들은 환자의 전반적인 건강에는 관심이 없다. 그들은 오직 맹목적으로 어떤 질병의 증상을 없애려고 할 뿐이다. 그것이 의사와 병원의 존재 이유이기 때문에 그들은 이와 같은 근시안적인 해결책을 내놓게 된다는 말이다. 나 또한 그들이 안쓰러울 뿐이다.

양심적인 일부 과학자들은 면역억제제의 사용이 면역결핍증의 본질적인 원인이라고 성토해왔다. 그러나 불행하게도 오늘날 거대한 힘으로 시장을 장악하고 있는 제약업계는 이런 소식을 전해주는 여론을 완벽히 통제하고 있다. 이 책을 읽고 있는 당신 또한 이 거대한 상업자본주의의 희생양인지 모른 채 조바심으로 살고 있다는 말이다.

과일이 암 환자의 몸을 산성화한다는 말은 진실일까?

암은 몸의 산성화와 연관되어 있다. 그런데 많은 사람들이 과일의 당분, 특히 과일의 '산 성분'이 신체를 산성화한다고 잘못 믿고 있다. 그러나 당신이 소화작용에 대해 중학생 정도의 상식만 있다면 이것이 거짓이라는 사실을 쉽게 알 수 있다. 어려운 이야기를 쉽게 설명하기를 좋아하는 내가 나서는 수밖에 없다. 어떤 식품이 체내에서 알칼리반응 또는 산성반응을 일으키는지 여부를 결정하는 키포인트는 바로 그 식품의 '미네랄함량'이다. 당신이 어떤 음식을 먹은 다음 배 속에 들어가서 산성미네랄이 우세하게 되면 '산성화'된다는 말이다. 고기, 생선, 계란, 우유를 포함한 대부분의 육류와 거의 모든 견과류들은 배 속에서 산성화된다.

모든 과일(그것이 비록 산 성분이 많은 과일일지라도)은 대부분 알칼리성 미네랄을 듬뿍 함유하고 있다. 따라서 과일은 당신의 산성화된(과도한 육류 섭취로 인해서) 몸을 알칼리화시켜주는 1등 공신일 뿐이다. 물론 과일은 녹색채소만큼 높은 알칼리성은 아니다. 그러나 과일이 산성화 식품이라는 설은 전혀 근거가 없는 '가짜뉴스'일 뿐이다.

암 연구자들은, 세균배양용 페트리접시에 건강하지 못한 세포를 넣은 다음 그 세포에서 독성물질을 제거하면 건강한 세포로 다시 태어난다는 사실을 증명해냈다. 어떤 발암물질에 노출되더라도 독소를 제거한 건강한 세포에서 암을 유발하는 것은 불가능하다는 말이다. 어떤 물질에서 독성물질을 제거하면 암세포가 살 수 없는 환경이라는 말이다.

이 좋은 소식은 인간에게도 그대로 적용된다. '산 음식'은 우리 몸의 독소를 제거하고 건강한 세포를 배양하기 위한 이상적인 음식 환경이다. 그러면 당신은 이렇게 말할 것이다. "그러니까 어떤 음식을 먹더라도 과일과 채소를 듬뿍 먹으면 암에 안 걸린다는 말이군요." 그러나 그것은 정답이 아니다. 과일과 채소를 많이 섭취한다고 해서 조리된 단백질, 가열된 기름, 튀긴 음식과 같은 산성음식을 함

께 먹는다면 암에 걸리지 않을 수는 없다. 좋은 음식을 많이 먹는 것
도 중요하지만 나쁜 음식을 먹지 않는 것은 더 중요하다. 우물을 정
화시키는 것도 중요하지만, 정화시킨 우물에 '오물 한 덩이'만 던져
도 도로 아미타불이 되는 것은 당연한 이치 아니겠는가?

산성과 알칼리성의 균형

우리 몸이 건강해지려면 세포와 체액이 약알칼리성(pH 6후반
~pH 7후반)이 되어야 한다. 우리가 아무리 건강한 생활을 하고 건강
한 음식을 먹는다고 해도 우리의 세포는 정상적인 일상행동과 스트
레스로 인해 산성화되는 경향이 있다. 자연 속의 알칼리성 과일과 채
소는 이처럼 당신의 산성화된 몸을 중화시켜주는 역할을 한다. 이것
은 자연의 무한한 지혜라고 할 수 있다.

만일 우리가 먹는 음식 대부분이 알칼리성이라면 우리는 쉽게
균형상태를 유지하며 날씬하고 건강하게 살 수 있다. 명상, 요가, 가
벼운 운동은 산도를 어느 정도는 감소시키지만 실제로 우리 몸을 알
칼리화시키는 데 큰 영향력을 행사하지 않는다. '먹는 것이 전부'라
는 말이다. 그렇다면 어떤 종류의 활동과 습관이 우리 몸을 산성화하
는 것일까? 범인들은 다음과 같다.

- 조리된 음식, 가열된 지방, 동물성 음식, 곡물(조리된 것 또는 날

것), 다량의 견과류와 씨앗류 섭취.

- 조리 여부와 관계없이 부적절한 조합으로 음식을 섞어 먹는 것.
- 담배를 피우거나 약물이나 흥분제를 복용하는 것.
- 술, 탄산음료, 커피 또는 차를 마시는 것.
- 운동부족, 충분한 휴식의 부족, 수면부족.
- 지속적인 스트레스, 분노, 두려움 또는 기타 부정적인 감정.

어떤 사람들은 건강에 좋지 않은 음식습관이나 생활습관을 버리기 힘들어한다. 그들은 녹즙을 사서 먹거나 고도로 농축된 '건강식품 가루'를 먹기도 한다. 그들은 신체의 산성상태를 중화시키는 데 충분한 농축 알칼리 성분을 얻을 수 있다고 주장하는 판매원들에게 주머니를 털리고야 만다. 살아 있는 자연음식이 아닌 가공된 주스와 곡물 가루 역시 우리 몸에 불균형을 야기한다. 건강한 음식만이 건강을 가져다줄 수 있다. 지름길이란 없다.

과일이 암세포를 성장시킨다는 말은 진실일까?

다른 모든 세포와 마찬가지로 암세포도 포도당을 주된 에너지원으로 사용한다. 그러나 생명에 관련된 뇌, 심장, 간, 신장 세포를 비롯한 다른 모든 세포들을 굶기지 않고서 암세포를 굶기는 것은 불가능하다. 물론 이렇게 하면 치명적인 역효과를 낼 것이다.

암세포는 산소함량이 매우 낮은 환경에서 번식하기를 좋아한다.

엄격하게 말하면 암이라는 질병은 산소가 부족한 환경에서도 생명을 유지하기 위한 우리 몸 세포의 자구책이라고 표현하는 것이 정확하다. 그러니까 암세포조차도 세포가 죽지 않고 살아보려는 '세포의 발버둥'이라고 이해하면 좋다. 산소가 부족한 환경에서도 살아남기 위해 그들은 한데 뭉쳐 발버둥을 치는데, 그 미쳐버린 세포들의 집단이 바로 암이다.

고지방 식사를 하게 되면 혈액과 조직의 산소함량이 감소한다. 당연히 암세포가 좋아하는 환경, 즉 산소가 부족한 환경이 형성된다. 그러나 과일이나 채소와 같이 수분이 많이 함유된 '산 음식'으로 식이요법을 하면 혈액의 산소 운반능력이 향상된다. 당연히 암세포는 살아갈 집을 잃어버린다. 방 안을 항상 청소하면 벌레가 꼬이지 않는 것과 같은 이치다.

요점은 암세포를 굶겨 죽이는 것이 아니다. 암세포를 죽일 정도의 강한 독극물은 자칫 환자의 사망원인이 된다. 당신은 암수술을 받으러 들어갔다가 시체로 나오는 사례를 수도 없이 보아왔지 않은가 말이다. 수술실로 들어가는 '유명연예인'에게 카메라를 들이대자 '암에서 반드시 승리하고야 말 것'이라며 웃어 보이던 그가, 다음 날 저녁뉴스의 사망소식에 올라오는 것을 흔히 보지 않았는가 말이다. 나는 지금 암수술을 받지 말라고 당신에게 위협하는 것이 아니다. 암세포가 생성되거나 생존할 수 없도록 산소가 충분히 공급되는 환경을 만들라는 말이다. 벌레가 꼬이지 않도록 매일 방을 청소하라는 말이다. 방을 매일 청소할 필요가 없게 하려면 쓰레기를 버리지 않으면

되는 일 아닌가?

과일을 먹고 속이 쓰린 이유

　과일이 소화불량을 유발한다는 말은 통념일 뿐이다. 그것은 거짓정보에 불과하다. 우리가 건강하고 단순한 식사를 하면 보통 한 시간 이내에 음식물이 위를 빠져나간다. 과일은 불과 30분 안에 소화를 완료한다. 모든 과일은 불에 조리된 음식과 달리 소화효소가 살아있다. 식물이 자기 자손을 널리 퍼트려 달라고 천연소화제를 그 안에 넣었다는 말이다. 그러나 소화가 잘 안되는 음식은 위에 24시간 이상 머무를 수도 있다.

　저녁식사로 지방이 가득한 음식을 먹으면 보통 다음 날 아침에도 여전히 소화되지 않은 음식이 위 속에 남아 있다. 그러고 나서 아침에 과일을 먹으면 극도로 불안정하고 상극인 조합이 형성되어 결과적으로 위산과다가 발생하는 것이다. 그러나 대부분의 사람들은 아침에 먹은 과일을 탓한다. '아침에 사과 한 알이면 의사가 필요 없다'고 해서 그 말을 믿고 실천했더니 속만 아팠다고 투정한다.

　어떤 남자가 있다. 그가 직장에서 안 좋은 일이 있었는데, 퇴근길에는 과속 딱지를 떼었다. 집에 와서는 주차하다가 옆에 있던 자전거와 부딪혔다. 일진이 특별히 안 좋은 날이었다. 이때 강아지가 반갑다고 달려와서 남자의 바짓가랑이를 발톱으로 긁는다. 그러자 남자는 갑자기 강아지를 발로 차버린다. 마치 강아지가 그날 하루를 망친 주범인 것처럼 말이다. 강아지는 마지막에 화풀이 대상이 되었을 뿐 하루를 망친 원인이 아니다. 마찬가지로 과일은 소화불량의 원인이 아니라 당신이 전날 밤 '지방과 단백질이 가득한 불량음식'을 섭취했다는 사실을 알려줄 뿐이다.

충치의 원인은 과일이 아니다

치아가 없는 인간은 없다. 당신도 한두 가지는 문제를 가지고 있다. 치과의사에게 '과일을 너무 많이 먹어서 치아에 문제가 있는 사람의 비율이 얼마나 되는지' 질문해보시라. 이 비율은 0에 근접할 정도로 낮을 것이다. 사람들은 다음과 같은 다양한 이유로 치아에 문제를 가지고 있다.

- 청량음료의 인산, 차 속의 타닌산, 그리고 커피 속의 다양한 산과 같은 강한 산성에 노출되면 치아의 에나멜이 손상된다.
- 수돗물의 불소가 충치(그리고 기타 심각한 건강문제)를 유발하는 경우가 많다. 현재는 고인이 된 존 이아모우이안니스John Yiamouyiannis 박사는 불소수돗물의 위험성에 대해 완벽한 증거들로 증언하고 있다.[13]
- 혈중 산성농도가 과도하면 우리 몸은 산을 중화시키기 위해,

현재 저장되어 있는 알칼리성 미네랄(주로 칼슘)을 찾는다. 육류, 유제품과 같이 과도한 산성음식을 먹으면, 산성을 중화시키기 위해 몸에서 칼슘을 빼내기 시작하는데, 칼슘이 가장 많은 치아와 뼈를 침식시킨다.

오히려 과일은 실제로 치아건강에 도움이 되는 음식이다. 치과의사들은 사실 영양과 충치의 관계를 제대로 알지 못한다. 그러나 매일 치아건강에 대해 자세히 설명해야 하는 입장에 놓여 있는 것도 사실이다.

어떤 치과의사는 내 친구에게 충치의 원인은 지방을 너무 많이 섭취하기 때문이라고 말했다. 또 어떤 치과의사는 또 다른 친구에게 충치의 원인은 지방을 너무 적게 섭취하기 때문이라고 말했다. 어떤 치과의사들은 탄수화물 섭취를 늘리라고 하고 어떤 치과의사들은 탄수화물 섭취를 줄이라고 조언한다. 어떤 치과의사는 내게 탄수화물을 전혀 먹지 않는다면 치아에 문제가 생길 거라고 조언했다.

어떻게 된 일인가? 그렇다. 치과의사들은 치아건강에 대해 잘 알지 못한다. 알 필요조차 없다. 치과에 가서 치아의 영양에 대해 상담을 하는 것은 카센터에 가서 금융상담을 하는 것과 마찬가지다. 치과의사들도 음식을 먹고 엔지니어들도 돈을 벌지만, 둘 다 그 분야의 전문가는 아니다. 치과의사들은 썩은 치아를 치료하는 전문가들이다. 그러니까 치아가 썩었을 경우에만 필요한 사람이다. 본질적으로 그들은 작은 현장에서 일하는(구멍을 메우고, 다리를 건설하는 등) 건설

노동자들이다. 그들은 영양학이나 구강생화학 분야의 전문가가 아니라는 말이다. 모든 사람들의 치아가 건강하면 치과의사들은 존재이유를 잃는다. 직업이 사라진다는 말이다. 자기 직업이 사라지게 하는 일을 위해서 매진하는 치과의사가 없는 이유다.

치아위생 그 자체가 범인이다

그렇다면 충치의 원인은 정확히 무엇일까? 오늘날 치아와 잇몸 질환의 많은 부분이 사실은 우리가 충치를 예방해준다고 알고 있는 바로 그 '이 닦는 습관'에서 비롯된다는 증거들이 속속 등장하고 있다. 잇몸을 거칠게 닦으면 잇몸이 닳아서 없어질 수 있다. 잇몸은 부드럽기 때문에 거칠게 다루면 빨리 약해질 수 있다. 잇몸이 벗겨지면 치아 뿌리가 드러난다.

치아 뿌리에는 에나멜이 없기 때문에 음식이나 박테리아에 의해 만들어지는 산으로부터 보호되지 않는다. 치실로 치아 사이의 공간을 부드럽게 닦더라도 결국 잇몸을 자극하게 된다. 잇몸을 자극하여 치아와 잇몸 사이의 공간이 비정상적으로 커질 수 있다. 그러면 음식과 미생물이 이 공간에 끼게 되고 결국 치아를 망가뜨릴 수 있다.

심지어 치약도 치아에 해로울 수 있다. 이를 닦는 치약의 입자물질이 결국 치아의 에나멜을 마모시키기 때문이다. 또한 치약에 들어 있는 입자들이 치아와 잇몸 사이에 껴서 염증을 일으킬 수 있다. 양심적인 치과의사들은 치아를 손상시키지 않고 완전히 깨끗하게 하려면 부드러운 칫솔을 물에 적셔서 단순하게 사용할 것을 권고하기도 한다.

충치의 원인이 되는 식품들

건조식품, 견과류, 씨앗류, 정제설탕 등이 충치의 원인이라고 나는 주장한다.

1. 건조식품은 여러 가지 방법으로 치아에 가장 심각하게 부정적인 영향을 미친다. 말린 과일은 정제된 탄수화물에 속한다. 자연상태에서 수분을 제거했기 때문이다. 과일은 이 상태에서 매우 건조하고 끈적거린다. 치아의 갈라진 틈, 구멍, 그리고 구석에 갇힌 말린 과일은 결국 박테리아에 의해 분해되는 수밖에 없다.

그런데 박테리아는 불행하게도 매우 높은 산성을 띤 신진대사 폐기물을 생산하는데, 이 폐기물을 직접 우리 치아로 배출한다. 박테리아의 폐기물, 즉 배설물에 들어 있는 산성물질이 치아의 에나멜을 녹이는 역할을 한다. 이 산성물질은 드러난 치아의 뿌리에 심각한 손상을 준다. 결국 이 산성물질에 계속 노출되면 충치가 생긴다는 말이다.

2. 견과류와 씨앗류를 나무에서 직접 따서 날것으로 먹는 경우는 드물다. 거듭 말하지만 견과류와 씨앗은 아주 딱딱한 껍데기에 싸여 있는데 그 껍데기는 과육이라는 외피를 입고 있다. 과일은 영장류를 비롯한 동물들에게 자신의 맛있는 과육을 내주고 씨앗(자손)을 멀리 퍼트리는 전략을 구사한다. 영장류가 견과류를 먹는 것은 자연의 순환이라는 입장에서 보면 일종의 반역이다. 과일은 반역자에게 반드

시 그에 상당한 고통을 줄 것은 너무도 당연한 이치다. 다시는 자기의 자식을 먹지 말라고 떫거나 쓴 맛으로 고통을 주거나, 속이 부글부글 끓게 만든다. 견과류와 씨앗류를 날것의 상태로 맛있게 먹는 사람은 거의 없을 것이다. 인간은 열을 가해서 풍미를 좋게 변형한다. 견과류와 씨앗류는 껍데기를 벗긴 날것의 상태에서 실온에 둘 경우 유통기간이 극히 짧다. 식품업체들은 유통기간을 늘리기 위해 건조시켜서 판매점에서 곰팡이가 생기지 않게 한다. 그리고 당연히 많은 화학약품을 듬뿍 섞는다. 당신은 화학약품을 듬뿍 섞은 이 견과류와 씨앗이 당신의 치아 사이에 오랫동안 끼어 있도록 방치하겠는가?

인간의 뇌는, 침샘에서 분비되는 소화효소의 종류와 양을 조절함으로써 입안의 pH(산성도)를 조절한다. 당신이 건강하다면 입안의 pH는 보통 알칼리성이다. 견과류나 씨앗을 먹은 수백 명의 침을 검사한 결과, 입안이 약간 산성화된다는 사실을 나는 발견했다. 이 산은 견과류와 씨앗 입자에 있는 단백질을 화학적으로 분해하기도 하지만, 동시에 우리의 치아에 있는 뿌리들과 에나멜에도 나쁜 영향을 미친다. 결국 역시 충치가 발생한다는 말이다.

3. 설탕과 같은 정제탄수화물은 건조 과일과 비슷한 원리로 우리의 치아에 달라붙는다. 정제설탕을 소화하는 박테리아 역시 치아 에나멜을 부식시키는 산성 폐기물을 생산한다. 정제된 설탕이 사용된 거의 모든 음식(빵과 케이크와 과자 등)은 대부분 산성을 형성하는 음식, 즉 충치 유발원인들이다.

건강한 치아를 위한 과일과 채소

당신이 내게 '건강한 치아를 위해 무엇을 해야 하나요?'라고 묻는다면 그것은 잘못된 질문이다. 왜냐하면 건강한 치아를 위한 음식은 건강한 몸을 위한 음식과 똑같기 때문이다. 당연히 '건강한 시력을 갖기 위한 음식은 무엇인가요?'라는 질문 또한 잘못된 것이다. 건강한 치아와 건강한 눈을 위한 음식이 따로 있는 게 아니라, 바로 당신의 몸과 영혼을 건강하게 이끌어주는 음식이 그 답이라는 말이다. 당신의 몸이 건강해지면 당신의 치아도 건강할 것이고 시력도 회복된다. 당신은 몸 어느 한 부분에 좋은 음식과 방법을 찾는 '환원론적 패러다임'에서 벗어나야 한다.

건강한 생활에는 금지사항이 없다. 신선하고 잘 익은 생과일과 채소는 치아와 잇몸에 아주 좋은 음식이다. 이 책의 앞부분에서 언급했던 것처럼 인간의 치아구조는 해부학과 생리학 측면에서, 과일과 채소를 먹기에 적합하도록 설계되어 있다.

물론 누군가 이런 질문을 던질 수도 있다. "박사님, 그럼 하루 종일 레몬을 입에 넣고 빠는 것도 건강에 좋다는 말인가요?" 나는 당신에게 묻겠다. "당신은 하루 종일 몇 개의 레몬을 빨아 먹을 수 있나요?" 당신은 대답을 못 하고 머뭇거린다. 그렇다. 당신의 몸이 그 대답을 줄 것이다. 수백만 년 과일을 먹고 진화해온 당신의 몸은 '빨아 먹을 레몬의 숫자'를 걱정할 만큼 어리석지 않다는 말이다. 상식적으로 생각하시라. 그저 멈추라는 명령을 몸이 내릴 때까지 당신의 본능에 의지해서 과일과 채소를 즐기면 된다.

3장

산 음식은 어떻게 살을 빼고
질병을 치유하는가

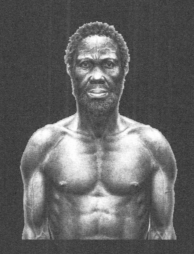

탄수화물 식품은 살이 찌기 때문에 피하라고 한다. 그러나 이런 것들은 탄수화물 식품이 아니다. 조리된 탄

수화물은 각종 지방과 화학약품을 실어 나르는 운반체에 불과하다는 말이다. 탄수화물은 각종 지방과 화학

약품을 실어 나르다가 범인으로 오인받았을 뿐이다.

가열되지 않은 음식이나 조리되지 않은 음식은 모든 동물의 세포건강을 위한 최적의 자연식이다. 인간과 야생 동물들 사이의 중요한 차이점 중 하나는 인간은 음식을 요리하고 동물들은 그렇지 않다는 것이다. 인간이 기르는 가축들은 수의사가 필요하지만 야생동물은 수의사가 필요 없다. 인간은 필요에 의해서 불과 요리를 선택했을 뿐이다. 호모 사피엔스는 10만 년 전(길게는 50만 년 전)으로 추정되는 시간에 아프리카에서 출현했고, 4~5만 년 전(길게는 7만 년 전) 추운 유럽대륙과 아시아로 그 영역을 넓히면서 선택의 여지없이 불을 사용했을 뿐이다. 침팬지에서 갈라져 나온 우리의 먼 조상 유인원의 탄생을 700만 년 전으로 가정할 때 이 또한 최근의 일인 것이다. 첫 장에서 살펴본 인간의 치아구조가 이를 증명해주고 있지 않은가 말이다.

수많은 과학적 연구들이 과일과 채소를 위주로 하는 자연식물식의 개념을 완전히 지지하고 있다. 그러나 불행하게도 의사들과 과학자들 대부분은 조리된 음식을 먹는 사람들이다. 그들은 조리된 음식의 관점에서 세상을 본다. 그들 역시 익숙한 관점을 포기하지 못한다. 편견을 깨는 새로운 접근방식(진화론적인 접근방식)을 쉽게 수용하지 못한다. 그들에게도 모든 음식을 살아 있는 것으로 먹는 것은 상상하기 힘든 일이다.

이 전문가들은 자신들이 익숙한 삶의 방식을 지지하기 위한 과학적인 증거를 생각해내는 데 많은 시간을 보낸다. 그들은 모두 편견이라는 틀에 갇혀서 생각하고 행동한다. 그들은 그런 틀에서 교육받았기 때문에 전혀 다른 관점에서 생각하는 것은 무척 두려운 일이다. 나는 아주 상식적인 관점에서 생각해보라고 주장한다. 근원적이고 진화론적인 사고를 하게 되면 관습적인 통념의 틀을 깰 수 있는 길이 열린다.

인간을 제외한 그 어떤 야생동물도 음식을 조리해서 먹지 않는다는 관점으로 생각해보면 길이 열린다. 요리는 상식도 아니고 본질도 아니다. 일반적으로 만성질환으로 고통을 받는 동물들은 당신이 요리한 음식을 먹고 살아가는 애완동물이거나 우리에 갇힌 동물원의 동물들이다. 수의사라는 직업이 번창하는 이유다. 당신은 자연을 관심을 가지고 관찰해볼 필요가 있다. 모든 동물은 자연 그대로의 음식을 확보하기 위한 모든 것을 완벽하게 가지고 태어난다. 손과 발과 치아구조와 위와 장의 구조가 그것을 증명한다. 그 어떤 인간도 등에 난로를 짊어지고 태어나거나 트랙터의 열쇠를 손에 쥐고 태어나지 않는다.

파스퇴르의 '병원균 이론'은 폐기되었다

19세기 전후 대부분의 기간에는 신선한 과일이 매우 인기 있는 음식이었다. 지금처럼 요리라는 행위가 인기가 있었던 것도 아니다. 사실, 살아 있는 음식을 먹어야 건강하다는 운동은 130년 전에도 현재만큼 활발했다. 그러나 이 모든 것들이 '병원균 이론'이 나오면서 뒤틀리기 시작했다.

과학자 루이 파스퇴르(1822~1895)Louis Pasteur가 1878년에 '질병의 원인은 병원균에 있다'는 이론을 발표한 후 상황이 달라졌다. 미생물에 대한 공포가 전 세계로 퍼져나갔다. 그리고 지금까지도 그 이론이 마치 정답인 것처럼 멈추지 않고 계속되고 있다. 이러한 공포로 인해 급기야 각종 의학단체는 소비자의 안전을 위해 모든 음식을 조리해서 먹어야 한다고 권고하게 되었다. 사과와 토마토와 같은 과일까지 불을 사용해서 조리하기 시작했다. 사회에서 우월적 지위를 가진 의사들의 압도적인 영향력 때문에 조리한 음식이 표준음식이 되었다.

나로서는 전혀 수긍할 수 없는 이 파스퇴르의 이론은 질병과 치료의 의학적 모델의 기본법칙으로 자리를 잡게 된다. 인간이 사는 사회는 모순으로 가득 찬 이 이론을 사실로 받아들이고야 말았다. 그러나 100년이 넘는 세월이 흘렀음에도 이 병원균 이론은 아직 사실로 증명되지 않았음을 우리는 알아야 한다. 오히려 '코흐의 가설'에 의해 '그 반대가 사실'임이 계속 증명되고 있다는 점을 알아야 한다.

코흐의 가설

유명한 19세기 박테리아학자 로버트 코흐Robert Koch는 다음 4가지 논리적 규칙을 정했다. 특정 미생물이 특정 질병의 원인이라는 것을 증명하려면 이 4개의 조건에 모두 부합해야 한다.[14] 코흐의 가설은 전혀 어렵지 않다. 당신도 곰곰이 생각해보시라. 중학생 정도의 지적 능력만 있으면 누구나 이해할 수 있다.

1- 특정 병원균이 특정 질병의 환자 모두에게 존재해야 한다. 건강한 사람에게 존재해서는 안 된다.
2- 이 특정 병원균을 환자로부터 분리하여 체외에서 배양할 수 있어야 한다.
3- 질병에 취약한 새로운 숙주에게 이 특정 병원균을 주입해서 해당 숙주에게서 동일한 질병이 발생해야 한다.
4- 실험적으로 감염시킨 숙주로부터 동일한 병원균을 다시 한 번 분리해낼 수 있어야 한다.

'모든 질병의 원인은 병원균 때문이다'라는 파스퇴르의 이론은 영원히 이론으로만 남을 가능성이 크다. 코흐의 가설들에 반대되는 증거는 당신도 찾을 수 있고 누구나 쉽게 찾을 수 있다. 아주 확실한 예를 2가지만 들어보겠다.

첫째, 건강한 사람들은 이런저런 질병을 발생시킨다고 알려진 병원균을 지니고 있지만 전혀 증상 없이 지낸다. 이것은 코흐의 가설 1에 반대된다.

둘째, 반대로 특정 질병을 가진 수많은 사람들이 소위 '병원체'를 가지지 않은 것으로 밝혀졌다. 이 역시 코흐의 가설 1에 반대된다.

파스퇴르의 인생과 빛나는 업적에 관한 이야기는 매혹적이다. 동료들과 수년간 토론한 끝에, 그는 결국 죽음에 임박하여 병원균이 질병의 원인이 아니라는 사실을 인정했다. 화려한 인생을 살았으나 임종 직전에 진실을 고백했다는 말이다. 그는 '독성이 있는 우리 몸의 내부 환경이 질병이 자라나는 환경'이라는 사실에 동의하고 죽음을 맞이했다. 우리 인간은 독성으로 인해 황폐한 상태에 있지 않는한, 병원균이 직접적인 질병의 원인이 될 수 없다는 뜻이다.

당신이 날씬하고 건강한 몸을 유지하고 질병 없는 삶을 살기 위해서는, 지방이 적은 음식을 최소한으로 가공해서 최대로 신선하게 먹기만 하면 된다. 모기는 고인 물의 원인이 아니다. 파리는 배설물의 원인이 아니다. 이와 똑같이 우리 몸의 병원균(박테리아, 바이러스, 기타 미생물)은 질병의 원인이 아니다. 그 병원균들이 우리 몸에 독소를 유발하는 것이 아니다. 모기나 파리처럼 먹이가 많은 독성환경에 병원균이 자리를 잡을 뿐이라는 말이다.

만일 우리가 고인 연못의 물을 빼거나 배설물을 청소하면, 모기와 파리는 다른 곳으로 이동한다. 마찬가지로, 인체 내부의 유독성 폐기물을 먹고 사는 바이러스와 박테리아도, 당신이 그 오염의 원인을 없애면 다른 곳으로 이동하여 문제를 일으키지 않는다. 당연히 우리의 몸은 더 이상 이러한 병원체의 숙주가 될 수 없다. 이는 어려운 의학용어를 동원해야만 설명될 이론이 아니다. 너무도 상식적인 이야기 아닌가?

파스퇴르의 이론을 정당화하거나 병원균 이론의 오류를 설명하는 것은 이 책에서 다루고자 하는 주제는 아니다. 이 두 가지 주제를 다루는 책은 이미 많이 나와 있다. 특히 로스 혼Ross Horne이 쓴 〈21세기의 건강과 생존〉Health & Survival in the 21st Century이라는 책을 추천한다.

조리는 왜 질병의 원인일까?

인간은 수만 년 동안 불을 가지고 음식을 만들어왔지만 문제가 없는 것처럼 보인다. 그렇다면 음식의 조리가 왜 문제인 것일까?

각종 실험을 통해서, 우리 인간들은 밀가루와 물과 같은 제한된 식단에서 일정 기간 살아남을 수 있지만, 이러한 식이요법으로는 건강해질 수 없음이 입증되었다. 음식을 논할 때 단순히 영양성분만을 얘기하는 것은 무의미하다. 그 음식이 몸에 들어와 질병을 치유하고 활력을 증가시키는지 확인해야 한다. '그저 그럭저럭 건강한 상태'와 '활기찬 몸 상태'는 확연히 다르기 때문이다.

조리된 음식은 최근의 일이다

역사적으로 열대지방에서 멀어진 인간이 과일과 채소를 구할 수 없게 되자, 이를 대체하기 위해 덩이줄기나 각종 복합탄수화물 음식을 시도하게 되었고, 마침내 동물의 살코기를 익혀 먹기 시작했다. 많은 인류학자들은 지구상에서 인류가 농사를 짓기 시작한 것이 불과 1만 년 전후라는 사실을 증명해냈다. 이것은 호모 사피엔스가 본격적으로 불을 사용하여 요리를 해온 시기와 동일하다고 한다. 물론 훨씬 이전 수십만 년 전에 우리 형제인 다른 유인원도 불을 사용했지만 '본격적으로' 불로 음식을 익혀 먹는 생활을 시작한 것은 겨우 1만 년 전후라는 말이다. 인간의 진화의 관점에서 보면 1만 년은 너무도 짧은 시간이다. 인간의 소화기관이 조리된 음식에 의해 유발되는 총체적인 에너지 저하에 적응하기에 충분하지 않은 기간이다. 진화생물학자들에 따르면 진화적인 변화가 일어나려면 일반적으로 5만 ~50만 년 또는 그 이상이 걸린다고 한다. 그러나 그때조차도 인간은 음식의 조리로 인해 발생하는 영양상의 손실이나 독소의 영향에 대해 완벽하게 적응할 수 없다.

특히 피가 뚝뚝 떨어지는 동물의 시체의 경우, 불로 조리하지 않으면 인간이 먹기 아주 힘든 음식이다. 불로 조리하는 행위는, 건강에 해로운 물질을 섭취하지 않도록 예방해주는 보호장치로서는 의미가 있다. 요리를 통해서 '해로운 것'을 '조금 덜 해로운 것'으로 변형시켰을 뿐이라는 사실을 알아야 한다. 당신은 동물의 시체를 칼로 도려내서 그 자리에서 먹을 수 없도록 유전자가 설계되었기 때문이다. 그러나 확실한 것은 그렇게 조리한 음식을 계속해서 먹게 되면 당신이 살이 찌고 질병에 걸린다는 사실이다.

조리한 음식은 거의 고지방 음식이다

조리된 음식의 가장 큰 문제는 고지방이다. 특히 육류와 공장음식(가공정제식품)에는 건강에 좋은 음식보다 훨씬 더 많은 지방이 들어 있다.

그러나 이러한 지방은 항상 숨어 있어서 잘 보이지 않는다. 지방은 조리과정에서 녹말음식에 흡수된다. 당신은 튀긴 감자를 고지방 음식이 아닌 탄수화물 음식으로 생각한다. 탄수화물은 살이 찌니까 안 된다고 말한다. 그러나 감자튀김은 칼로리의 절반을 지방이 차지하고 있다는 사실을 명심해야 한다. 혹시 애플파이를 탄수화물이라고 생각하지 않는가? 애플파이는 설탕과 사과 그리고 곡물 크러스트로 만들어진 고탄수화물 식품이다. 그러나 이 맛있는 간식의 칼로리의 50%가 지방에서 나온다는 사실을 다시 생각해본 적이 있는가? 구운 감자조차도 버터나 사워크림을 첨가하면 곧바로 고지방 식품이 된다. 탄수화물 식품은 살이 찌기 때문에 피하라고 한다. 그러나 이런 것들은 탄수화물 식품이 아니다. 조리된 탄수화물은 각종 지방과 화학약품을 실어 나르는 운반체에 불과하다는 말이다. 탄수화물은 각종 지방과 화학약품을 실어 나르다가 범인으로 오인받았을 뿐이다. 경찰(의사)은 탄수화물을 범인으로 지목했지만 진짜 범인들(지방과 화학약품)은 검찰수뇌부(육류업체 및 식품회사)의 비호를 받으며 오

늘도 여유만만이다. 나는 현미밥이나 익힌 고구마나 감자 등 복합탄
수화물 식품을 과일과 채소의 차선책으로 추천할 수는 있지만, 요리
사의 손을 거쳐 간 지방이 가득한 요리와 공장식품인 정제탄수화물
식품은 추천할 생각이 전혀 없다.

지방은 식물성 기름뿐만 아니라, 동물성식품의 조직(닭가슴살)에
도 교묘히 숨겨져 있다. 육류의 지방함량은 부위별로 다르지만 대부
분 지방함량이 엄청나게 높다.

불을 가하면 독소가 발생한다

당신이 음식을 불로 익혀 조리해서 먹으면, 몸에서 제거해야 할
독성물질을 오히려 발생시킨다. 조리된 음식을 반복적으로 섭취하면
췌장에 타격을 가한다. 산소가 부족하고 독성물질이 과도하게 쌓이
면 간, 심장, 갑상선, 부신 및 대부분의 장기가 손상된다.

음식을 조리해서 먹으면 혈액에서부터 퇴행성 변화를 일으키는
것으로 나타났다. 그러나 당신이 살아 있는 과일과 채소를 중심으로
식사를 하게 되면, 그 퇴행성 변화가 급격하게 반전된다는 실험결과
가 창고에 가득 쌓여 있음을 알아야 한다.

각종 연구에 따르면, 조리된 음식이 혈액에 유입될 때 우리 면역
체계가 반응하는 방식이, 박테리아나 바이러스나 곰팡이와 같은 외
부 병원균에 대한 반응과 동일한 것으로 나타났다. 우리 몸은 살기
위해 이러한 음식에 공격반응을 일으키는데, 이를 위해 백혈구(적군
을 토벌하는 군대)를 동원한다. AIDS와 같은 면역결핍과 관계된 질병

은 우리가 살아 있는 음식, 즉 과일과 채소를 먹을 때는 거의 일어나지 않는다.

서양인들의 두 가지 주요 사망원인은 암과 심장병이다. 그런데 이 질병들과 조리된 음식 사이에는 아주 직접적인 인과관계가 있다. 당신이 눈치채지 못하는 사이에 이 기록들은 계속 축적되어왔고 최근에는 오히려 더 늘어나고 있는 것이 사실이다. 비만 역시 조리된 음식과 매우 직접적인 관계가 있다. 가열된 음식은 영양학적으로 열등하다. 그렇기 때문에 사람들이 조리된 음식을 과식하게 되고 폭식하게 되는 것이다. 과일과 채소를 한 바구니 쌓아놓고 먹어보시라. 당신은 절대 과식할 수도, 폭식할 수도 없다. 당신의 몸이 원하는 만큼만 먹게 된다. 초식동물인 들소나 육식동물인 사자도 절대 폭식하는 법이 없다. 그들의 몸이 충분하다고 신호를 내리는 만큼만 먹도록 설계되었기 때문이다. 그러나 당신이 조리된 음식을 먹게 되면 숟가락을 놓은 지 얼마 되지 않아서 다시 배고픔을 느끼게 된다. 배는 임산부처럼 불렀으나 세포는 여전히 영양적으로 굶주린 상태이기 때문이다.

당신은 건강에 대해 염려하면서도, 끊임없이 먹어주기를 희망하는 식품업체의 희생양이 되어왔다. 당신은 비만과 당뇨와 그로 인해서 발생하는 엄청난 치료비에 대해 걱정하면서도 점점 더 많은 고기와 공장음식을 소비하고 있다. 그러나 모든 것에는 한계가 있다. 이 문제는 점차 더 큰 사회적 이슈가 될 것이고 곧 임계치에 도달할 것으로 보인다. 절벽 아래로 떨어지느냐 행진을 멈추느냐의 문제에 직면했다는 말이다.

조리하면 영양분은 파괴된다

음식을 조리할 때 파괴되는 것들만으로 책을 한 권 쓸 수 있을 만큼 자료가 방대하다. 벽에서 떨어져 깨져버린 동화 속 주인공 험프티 덤프티Humpty Dumpty처럼 음식을 일단 불로 익히면 영양학적으로 절대로 이전과 같아질 수 없다. 당신이 먹는 음식은 우리의 손이나 입천장이 견딜 수 있는 정도만큼의 열만 견딜 수 있다. 몇 가지 예를 살펴보겠다.

조리하면 단백질이 변성된다

우리가 단백질이 많은 음식을 통해서 영양분을 섭취하고 싶어 하는 것은 당연한 일이다. 그러나 불에 익히면 단백질이 변성(열, 산, 알칼리, 자외선 등에 의해 분자구조를 변화시켜 원래의 생물학적 특성을 파괴하거나 감소시키는 것)된다는 사실을 아는 사람은 거의 없다. 사실상 우리가 쓸모없는 유독성 단백질을 먹게 된다는 말이다. 특히 불로 조리하는 행위는 음식의 단백질을 변성시킴으로써 음식이 아미노산으로 분해되는 것을 방해한다. 우리가 섭취하는 모든 단백질은 일단 단일 개별 아미노산으로 분해되어야만 우리 몸에서 사용할 수 있다. 단백질 그 자체로는 어떤 목적으로든 우리 몸에서 이용할 수 없다는 말이다.

　머리카락은 주로 단백질이다. 머리카락 한 가닥을 공 모양으로 말은 다음 다시 잡아당기면 원래 모양으로 되돌아간다. 그러나 머리카락 한 가닥을 공 모양으로 만든 다음 촛불 위에 잠시 동안만 두어도 화학작용이 일어난다. 머리카락을 잡고 있는 손가락에 달라붙는다. 원래 형태로 절대 되돌릴 수 없다. 마찬가지로 달걀을 프라이팬에 깨뜨리면 되돌릴 수 없는 화학적 변화가 일어난다. 일단 단백질 분자가 서로 융합되어 응고되면 우리 몸의 소화효소로도 쉽게 분해할 수 없다. 소화효소들이 최대로 할 수 있는 일은 부분적인 분해를 통해 폴리펩티드Polypeptide로 만드는 것이다.

　인간의 몸은 부분적으로 분해된 단백질 덩어리인 폴리펩티드를, 신장을 통해서 제거해야 할 외부 침입자로 인식한다. 또한 당연히 신장의 세포벽은 이러한 물질들을 쉽게 운반할 수 없게 된다. 결국 이러한 물질이 몸에 축적됨으로써 신장결석의 원인이 되고 결국 신부전을 초래한다. 소화되지 않은 단백질은 알레르기, 관절염, 장누수증후군, 그리고 각종 자가면역질환을 유발한다.

조리하면 탄수화물이 변형된다

　우리는 탄수화물을 덱스트린화Dextrinized해서 포도당으로의 분해를 촉진시켜야 한다. 그러나 불행히도 복합탄수화물을 가열하면 캐러멜화Caramelized되어서 분자들이 끈적끈적한 당밀로 융합된다(덱스트린과 녹말은 식물성 접착제의 원료로 사용된다). 결국 우리 몸은 조리된 녹말식품이 가진 에너지 잠재력을 70%밖에 실현시키지 못한다. 내가 현미밥이나 구운 감자나 고구마를 차선책으로밖에 추천하지 못하는 이유다.

녹말식품이 열에 노출되면 당분자가 녹는 현상이 발생하는데 이것은 우리 몸에서 매우 높은 혈당반응을 유발한다. 우리가 조리된 탄수화물 식품, 특히 식이섬유를 정제한 곡물(밀가루나 쌀가루와 같은)을 먹으면 예상대로 혈당수치가 치솟는다. 탄수화물을 추가로 가열하면 토스트가 타는 것처럼 그을리거나 검게 된다. 이 까맣게 탄 탄수화물은 발암물질로 알려져 있다.

조리된 복합탄수화물을 먹은 후 고기(지방)와 청량음료(정제설탕)를 먹으면 발효로 이어진다. 가스, 알코올, 아세트산 등이 그 발효의 부산물이다. 알코올은 접촉하는 모든 세포를 죽이는 원형질의 독Protoplasmic Poison이다. 순수한 형태의 아세트산 역시 독으로 알려져 있다. 이것을 물로 희석하면 식초가 된다. 특히 마트 진열대의 가공식초는 희석과 관계없이 여전히 유독하다.

가장 우려되는 것은 요리의 화학작용에 의해 고탄수화물 음식에서 아크릴라마이드Acrylamide가 생성된다는 것인데, 2002년 한 스웨덴 연구자에 의해 이 치명적인 화학성분이 음식물에서 높은 농도로 함유되어 있음이 발견되었다. 특히 빵, 칩, 크래커, 감자튀김, 그리고 기타 건조된 녹말식품에서 아크릴라마이드의 함량이 높은 것으로 밝혀졌다.

조리된 지방은 발암물질이다

모든 종류의 비만과 각종 질병은 '지방을 가열'하는 것에서 출발한다는 점을 강조한다. 가열된 지방은 세포의 호흡을 방해하여 암과 심장병을 발생시킨다. 또한 지방을 가열하면 지방이 가진 산화방지라는 특성의 가치가 떨어진다.

일단 지방이 조리되면 빨리 부패되고 발암물질이 된다. 나는 지금 육류의 지방에 대해서만 말하는 것이 아니다. 식물성지방, 특히 갓 볶은 견과류도 몸에 해롭다는 사실을 말하는 것이다. 거기에다 공기 중에 오래 노출될수록 더 해로워진다는 사실을 기억해야 한다. 지방이 많은 생크래커와 같은 음식도 상온에 오래 둘수록 몸에 해롭다.

고온의 조리법(튀기기, 굽기, 볶기, 숯불구이 등)은 지방을 아크로린, 탄화수소, 니트로사민, 그리고 인간에게 알려진 가장 치명적인 발암물질 중 하나인 벤조피렌Benzopyrene 등의 발암물질로 만든다. 튀김 온도는 섭씨 200도에서 500도 사이이다. 불포화 식물성지방과 각종 기름을 이러한 온도로 가열하면(특히 패스트푸드 매장에서처럼 고도로 불포화된 기름을 반복적으로 가열하면) 자연적으로 발생하는 'cis' 결합이 '트랜스' 결합으로 전환되고 곧바로 트랜스지방이 생성된다. 트랜스지방은 현대인들의 건강을 위협하는 가장 위험한 물질로 악명이 높다.

식품업체들은 유통기한을 연장하고 식품의 질감을 향상시키기 위해 불포화지방을 가열하고 수소에 노출시킴으로써 '수소화'한다. 섭취된 포화지방은 우리에게 아무런 쓸모가 없으며, 동맥과 모세혈관을 심각하게 막아서 신체의 모든 부분으로의 산소공급을 차단한다.

만일 가열된 지방을 먹어야만 한다면, 반드시 식품의 라벨을 읽고 포화지방이 전체 지방의 20% 이상을 차지하는 식품은 피할 것을 권장한다. 특별히 경화유(부분적으로든 기타 방식으로든)가 포함된 식품은 반드시 피하시라.

조리하면 수분을 빼앗긴다

우리 인간이 섭취하는 것 중에서 가장 부피가 큰 것은 산소이고 그다음으로 수분이다. 불을 가해서 조리하면 그 음식의 수분을 빼앗아서 급격하게 변화시킨다. 건조하는 것 또한 음식의 영양분을 산화시키며 당연히 영양분의 가치가 저하된다. 조리되거나 건조된 음식을 먹고 난 후 마시는 물이나 주스나 음료수로는 원래 음식의 수분을 보충할 수 없다. 수분을 많이 함유한 과일이나 채소의 수분과 그 가치 면에서 현격한 차이를 보인다. 과일과 채소는 자연의 완벽한 정수기다. 그리고 그 안에 함유된 물은 지구에서 가장 깨끗한 물이다. 식수를 정화하거나 '구조화'하려는 모든 노력은 생과일과 채소에 들어있는 물을 복제하려는 시도일 뿐이다. 이 말을 가슴에 새기기를 부탁드린다. 과일과 채소는 자연의 완벽한 정수기다.

당신에게 묻겠다. 밭에서 가져왔지만 수분만 제거한 음식은 자연식품일까요? 밭이나 과수원에서 가져온 음식에는 우리 인간의 몸과 조화를 이루는 필수적인 수분이 들어 있다. 수분함량이 높은 자연상태의 것만이 자연식품이다. 공장의 건조기에서 말린 건조식품이나 가루로 만든 분말보충제와 같은 것들은, 비록 상표에 '자연식품'이라고 쓰여 있을지라도 절대 자연식품이 아니며 영양가도 그리 높지 않다는 사실을 명심하기 바란다.

미네랄과 비타민도 파괴된다

우리는 단백질, 지방, 탄수화물에만 집착한 나머지 더 중요할 수 있는 미세영양소(비타민, 미네랄, 효소 등)에 대해 관심을 기울이지 못하는 경향이 있다. 음식에 들어 있는 효소(소화효소)는 섭씨 50도 정도에서 완전히 사라지고 비타민과 미네랄 또한 파괴되어 쓸모를 잃는다. 익힌 음식을 먹은 후 부족한 미세영양소를 흡수하기 위해 벌컥벌컥 물을 마시는 이유가 여기에 있다. 야생동물들은 특별히 목마른 상황(가뭄과 같은)이 아니면 음식을 먹다 말고 물을 마시지 않는다는 것을 생각하면 이해가 쉽다. 우리가 열을 가해서 자연상태의 음식을 변형시키면 대부분의 기타 미세영양소들은 가열과정에 의해 손상되거나 활력을 잃는다. 그야말로 칼로리만 남은 '시체음식'을 먹게 된다는 말이다.

토마토의 리코펜 신화

음식에 열을 가하는 것은 영양상의 이점이 없으며 당연히 인간의 몸에 결코 이롭지 않다. 그러나 간혹, 살아 있는 음식에 열을 가함 으로써 특정 영양소가 더 쉽게 방출되고 세포에 더 많은 효과를 주는 경우도 있긴 하다. 토마토의 리코펜Lycopene과 채소의 철분과 베타카 로틴Beta-carotene이 이러한 경우에 속한다.

그러나 이처럼 한두 가지 영양소만을 강조하는 환원론적인 관 점은, 식별되거나 아직 식별되지 않은 수십만 개의 영양소가 열로 인 해 파괴된다는 사실을 무시한다. 조리로 인해 몸에 유익을 주는 영 양소도 있지만 시체가 되어 사라지는 영양소가 더 많다는 말이다. 살 아 있는 음식에는 우리에게 알려진 영양소뿐만 아니라 아직 밝혀지 지 않은 수만, 수십만의 영양소가 있다는 사실을 어리석은 인간은 깨 닫지 못하고 있다는 말이다. 또한 몸에 유익한 영양소조차 열에 의해 변질되면 인체에 유용한지 확신할 수 없다.

더 중요한 것은, 녹색식품에 최적의 건강을 위한 필수영양소의 완벽한 균형이 들어 있다는 사실을 믿게 하지 않고, 특정영양소가 많 을수록 좋다고 믿게 만드는 어처구니없는 오류를 우리에게 심어준 다는 사실이다.

산 음식은 어떻게 몸을 변화시키나?

인간은 왜 살이 찌고 질병에 걸리는가? 그렇다. 바로 우리 몸에 쌓인 독소 때문이다. 그 독소가 혈관을 파고들거나 뇌에 침입하면 치명적이다. 그래서 우리 몸은 지방과 수분을 불러들여 그 독소를 가두어놓는다. 살이 찌고 질병에 걸리는 것도 죽음을 면하기 위한 자정작용이라는 통찰이 가장 먼저 필요하다. 독소가 빠져나가면 독소를 에워싸고 있던 지방과 수분이 저절로 빠져나간다. 우리가 살아 있는 음식으로 식단을 바꾸기만 하면 우리 몸에 쌓인 독소는 저절로 빠져나가고, 당연히 비만과 질병이 해결될 수 있다.

- **영양분을 100% 살린다**: 요리에 관심 없는 사람들조차도 채소를 조리한 물을 버리면 각종 영양소도 함께 버려진다는 사실 정도는 알고 있다. 그러나 슬프게도 음식을 조리함으로써 희생되는 영양소는 비타민만이 아니다. 우리가 편안한 마음으로 식사를 할 수 있는 음식의 온도는 약 섭씨 40도 정도다. 바로 그 온도 이상으로 음식을 가열하면 대부분의 영양소가 변형되거나 파괴된다는 사실은 이미 정설로 굳어진 지가 오래다. 입에 좋은 음식(열을 가해 부드러워진)일수록 몸에 나쁘다는 인식의 전환이 있어야 한다는 말이다.
- **몸을 정화시킨다**: 가공되지 않은 산 음식을 섭취하게 되면 소화에 거의 에너지가 사용되지 않으므로(과일과 채소에 소화효소가 있으므로), 여분의 에너지가 몸속의 독소를 제거하고 정화시키는 작업에 사용된다. 조리된 음식의 섭취를 중단하면 제거하기 어려운 유독성 물질이 우리 몸을 힘들게 하는 일을 중단시킨다. 당신의 간과 신장에게 힘든 해독작업의 양을 줄여

주면 몸을 정화하는 데 보다 집중할 수 있는 것은 당연한 일 아니겠는가?

- **소화가 빠르다**: 과일과 채소를 살아 있는 상태로 먹고서 변비가 사라지지 않는 사람을 나는 거의 보지 못하였다. 폐기물의 운반시간이 24시간 이하로 단축된다. 장에 폐기물이 남아 있지 않는, 그야말로 완전소화가 이루어진다는 말이다. 당연히 장에서 독소가 재활용되면서 발생하는 독혈증, 바로 그 만병의 원인이 제거된다. 미국을 포함한 서구식 표준식단을 따르는 대부분의 사람들은 폐기물 운반시간이 72시간 이상이다. 당신이 섭취한 음식은 그 오랜 시간 동안 몸속에서 발효되고 부패된다. 악취가 나는 가스와 배설물의 원인은, 결장에서 소화되지 않은 단백질을 분해하는 혐기성 박테리아에 의해 유발되는 부패 때문이다. 이 부패된 단백질이 폴립, 대장염, 암을 비롯한 다양한 형태의 대장질환을 발생시킨다.
- **피부가 맑아지고 기억이 또렷해진다**: 과일과 채소를 주식으로 하는 사람들은 모두 같은 증언을 한다. 살이 빠졌으며, 비염이 사라졌고, 편하게 숨을 쉬게 되었고, 적게 자도 일찍 일어나게 되었고, 피부가 맑아졌으며, 에너지가 넘치고, 깜빡깜빡하던 기억력이 현저하게 개선되었다고 한결같은 증언을 한다.
- **세포에 산소를 공급한다**: 깨끗해진 혈액과 활기 넘치는 적혈구는 신체의 모든 세포마다 신선한 산소를 공급한다. 그럼으로써 정신을 맑게 하고 우리 몸의 미세한 부분까지 구석구석 정

화시킨다. 강물에 쓰레기를 치웠으니 강물이 힘차게 흐른다는 뜻이다.

- **비만은 저절로 해결된다**: 당신이 살아 있는 음식으로 식단을 꾸민다면(모든 형태의 소금과 조미료를 제거한 상태로) 독소를 품고 있던 과도한 지방과 수분도 빠져나간다. 할 일이 없어졌기 때문이다. 그러나 과일과 채소는 무게에 비해 칼로리가 적은 음식이므로 배가 부를 정도로 충분한 양을 먹어야 한다. 당신이 근력운동을 병행할 생각이라면 더더욱 충분히 먹어야 한다.

- **삶에 활력이 넘친다**: 당신이 살아 있는 음식으로 식단을 꾸민다면, 고지방 저탄수화물 식단을 추종하는 사람들에 비해 질병에서 완전히 벗어날 수 있다고 확신한다. 또한 불에 익힌 음식으로 채식을 하던 사람도 '진짜채식'이 무엇인지 깨닫게 된다. 감기, 독감과 같은 질병뿐만 아니라 여드름이 사라지고 만성 당뇨병, 칸디다 증상으로부터 완전히 벗어난다. 보다 중요한 것은 비만과 질병에서 해방되는 것은 물론이고 정신적으로 맑은 상태를 경험하게 된다. 적게 자도 아침의 정신이 맑아지고, 에너지가 넘치므로 운동하고 싶은 마음이 샘솟는다. 삶의 질을 향상시키므로 당연히 장수의 길에 제일 먼저 들어서는 셈이다.

그렇다면 어떻게 음식을 바꿀 것인가?

　　당신은 이렇게 질문할 것이다. 아니 평생의 음식습관을 어떻게 하루아침에 바꾸란 말인가요? 나는 수십 년 동안 이런 질문을 받아왔다. 고정하시라. 나는 당신에게 지금 당장 바꾸지 않으면 죽는다고 위협하는 시중의 장사꾼이 아니다. 당신이 이제껏 비만과 질병으로 고통받으면서도 꿋꿋이 살아 있다는 것은 인간이 얼마나 강한 동물인가를 증명하는 셈이다. 당신은 서서히 시작할 수 있다. 당신의 죽어 있는 식단에서 살아 있는 음식의 비율을 점차 높여가기만 하면 된다. 어떤 사람들은 점심과 저녁은 그대로 두고 아침을 과일로 바꾸는 것이 가장 쉽다고 한다. 나 또한 이 방식이 음식을 바꾸는 첫걸음이라고 생각한다. 일단 이것이 익숙해지면 점심도 과일식으로 바꾼다. 머지않아 저녁식단이 도전이 될 것이다. 어떤 사람들은 매 식사에서 과일식으로 시작해서 조리된 음식으로 끝내는 방법을 선호하기도 한다. 차차 식사의 초반에 먹는 과일의 양을 늘려서 마침내 완전히 과일식으로 바꾸는 것이다. 그러나 질병과 비만으로 나를 찾아왔던 환자들의 경험에 의하면, 아침은 차 한 잔으로 간단히 한 다음 점심을 과일로만 먹고, 저녁에는 천천히 과일과 채소의 비중을 높이는 것이 가장 쉬운 방법이었다고 하나같이 증언하고 있다.

　　당신은 과일과 채소의 몰랐던 맛에 감격을 하게 될 것이다. 그다음 약 2주 정도만 지나면 그로 인해 변화되는 자신의 외모와 정신적인 쾌적함에 다시 한 번 감격을 맛보게 될 것이다. 이런 식으로 그 효과를 느끼기 시작하면 의욕이 급증할 것이고 과일과 채소의 비율을 점점 더 쉽게 높일 수 있을 것이다.

어느 순간이 되면 자신이 왜 아직도 조리된 음식을 먹고 있는지 의문이 들지도 모른다. 물론 우리는 조리된 음식을 좋아한다. 그런데 과연 조리된 음식도 우리를 좋아해줄까?

거듭 말하지만, 식물의 입장에서는 조리가 자신의 씨앗을 널리 퍼트리는 데 치명적이라는 사실을 알고 있다. 자식(씨앗)이 모두 사망하기 때문이다. 자식을 죽이는 인간에게 영양이 풍부한 과즙을 내어줄 리가 만무하지 않은가 말이다. 살아 있는 식물을 불로 익혀 씨앗을 죽이는 인간이 다시는 자신을 먹지 못하도록 건강을 망치게 할 것이 당연하지 않은가 말이다.

당신이 열을 가해 과일과 채소의 생명을 파괴한다면, 그들도 결국 인간의 건강을 파괴하는 자신의 실체를 드러낼 것이다. 당신이 비록 열을 가하고 각종 화학물질을 섞어 조리한 음식에 많은 애착을 가지고 있다고 할지라도, 당신이 한 걸음씩 목표를 향해 천천히 걸어간다면 죽은 음식과 산 음식의 차이를 깨닫게 될 것이고, '내가 참 바보처럼 살았다'는 인식의 전환기를 맞이할 것이다. 나를 포함한 수천수만의 동지(?)들이 이를 증명한다.

명현반응을 반가워해야 하는 이유

많은 사람들이 과일과 채소를 식단의 주 메뉴로 먹기 시작할 때

명현반응(해독증상)을 경험한다. 명현반응은 해독의 일시적 증상이라는 사실을 가슴에 새겨두기 바란다. 술과 담배와 마약을 끊을 때도 우리는 똑같은 명현반응을 경험한다. 그러나 안심하시라. 음식을 바꾸는 것은 마약류의 명현반응에 비해서 그리 살벌하지 않으니까 말이다. 더러워진 집 안을 청소할 때 켜켜이 쌓여 있는 먼지가 풀풀 날리고 쾨쾨한 냄새가 올라오는 정도로 이해하면 좋다. 이 명현반응은 신체가 자연적으로 깨끗해지고 정화되면서 나타나는 증상으로 수년 동안 조직과 장기 깊숙한 곳에 묻혀 있던 독소를 혈류로 방출하는 과정이다. 그러나 우리 몸은 현명하므로, 우리 몸은 항상 내 편이므로, 항상 최소한의 노력과 최소한의 해를 끼치는 방식으로 독소를 제거한다.

명현반응은 대체로 '가볍고 불편한 정도'에서부터 '완전히 심한 정도'까지 다양하게 나타난다. 그러나 지금 느끼는 그 어떤 불편함도 미래에 일어날 위험보다 덜 심각하고 더 짧게 지속될 것이기 때문에, 당신은 그것을 반가워해야 한다고 나는 주장한다.

이러한 증상들로는 종종 피로감, 콧물, 두통, 소화장애, 체중감소, 피부트러블, 혈압저하 등이 있다. 이보다 드물지만 때로는 설사, 구토와 같은 명현반응도 생길 수 있다. 이러한 모든 증상들은 우리의 몸이 건강하게 변하고 있다는 증거다. 생각해보시라. 설사 후의 몸은 얼마나 개운하며, 여러 번의 기침 후 가슴은 얼마나 쾌적한가 말이다.

초기의 경우, 소화관이 손상된 사람들에게 장내가스 문제가 발생할 수도 있다. 우리의 장은 운반된 음식을 담을 수 있는 작은 주머니다. 당신은 각종 육류와 정제식품을 먹었고 그것들은 이 장 속에서 발효되거나 부패되어 가스를 일으켰을 것이다. 시간이 지나면서 장이 정화되면 이 가스는 서서히 감소할 것이다.

이 세상에 거저 얻어지는 것은 아무것도 없다. 어느 정도의 불편함을 극복하지 않고는 질병과 비만의 치유를 이룰 수 없다는 사실을 당신도 경험해보지 않았는가 말이다. 따라서 처음으로 음식을 바꿀 때 발생하는 불편함과 피곤함을 즐겁게 맞이하시라. 살아 있는 음식이 우리를 피곤하게 만드는 것이 아니다. 각종 육류와 화학약품에 범벅이 된 공장음식 등 각종 자극적인 음식의 영향에서 멀어지고 있다는 사실에 감사하시라.

이중효과의 법칙

이중효과의 법칙The Law of Dual Effect에 따르면 어떤 음식을 먹었을 때 우리 몸에는 일반적으로 두 가지 반응이 일어난다.

- 1차 반응은 자극적인 음식을 먹은 직후의 짧은 시간에 나타난다(급성).
- 2차 반응은 자극적인 음식을 먹고 얼마 지난 후 긴 시간에 나타난다(만성).

예를 들어, 우리가 커피를 마실 때 1차 효과로 하나의 자극, 즉

각성작용이 나타난다. 2차 효과는 1차 효과가 사라지고 한참 후에 나타나는데 커피를 마시기 전보다 훨씬 더 피곤해지는 현상이다. 우리 어리석은 인간은 이러한 2차 효과나 만성적인 영향은 무시하면서 1차 효과나 급성적인 영향에 탐닉하는 경향이 있다.

사람은 모두 다르다. 당연히 해독의 지속시간과 정도 또한 다르다. 명현반응의 해독증상이 가벼울 수도 있고 조금 심할 수도 있다. 개인의 건강, 생명력, 환경, 그리고 생활방식에 따라 며칠에서 몇 달까지 다양할 수 있다.

우리는 또한, 독성물질을 몸으로 끌어들였다가 해독하는 현상이 지속적으로 반복되는 상황에 처해 있다는 사실을 기억해야 한다. 하루 종일 우리의 몸은 환경적인 독소를 흡수하기도 하고 그 독소를 제거하기 위해 노력한다. 심지어 가장 청결한 살아 있는 음식을 섭취하더라도 우리 몸은 세포 신진대사의 결과로 유독성 폐기물(세포찌꺼기 등)을 생성한다. 그러나 독소가 생성된다고 해서 걱정할 필요는 없다. 왜냐하면 우리는 이 독소를 제거하는 역할을 하는 신장과 간을 가지고 있기 때문이다. 그렇게 설계되고 진화되었기 때문이다. 또한 간과 신장에 과부하가 걸릴 것을 대비해서 2차 연합군이 준비되어 있다. 피부, 폐, 장, 점막 등이 그것이다. 이들은 1차 연합군이 무너질 것에 대비해서 막강한 힘을 가지고 당신의 몸을 보호할 것이다. 우리 몸이 얼마나 위대한 것인지 당신도 깨닫기 바란다.

두 가지의 길, 어느 길로 여행하겠는가?

살아 있는 음식으로 식단을 꾸미는 일이 상당히 도전적인 일이라는 것은 분명하다. 그러나 그 장점은 단점을 훨씬 뛰어넘는다. 스스로에게 정직해지자. 활기차고 건강한 삶을 원한다면 죽은 음식을 버리고 산 음식을 섭취하시라. 이것은 비만과 질병 없이 사는 길이다. 당신이 평생을 최적의 건강한 상태로 살고 싶다면 내가 제시하는 길을 따르시라. 나는 종교지도자도 아니고 당신의 주머니에서 돈을 강탈하지도 않는다. 당신이 옳은 길을 가길 진심으로 바랄 뿐이다. 당신이 이제까지 걸어온 길이 잘못되었다는 것을 깨달았다면 이제 그 행보를 멈출 때가 되었다.

서두를 필요는 없다. 다리에 도착하면 그냥 건너면 된다. 그리고 다시 바꿀 수 없는 선택도 아니다. 1년 동안 과일과 채소를 주된 식단으로 실천한 후라도 이전의 일반식으로 돌아가고 싶다면 언제든지 돌아가도 된다. '왔다갔다'를 반복할 수도 있다.

그러나 다리를 건너 참된 길을 찾았고 확신에 차서 걷게 된다면 다시는 예전의 '진흙탕 길'로 돌아가지 않을 것도 나는 확신한다.

프라이 박사의 '무엇을 먹을 것인가'

우리는 공장음식과 화학합성식품과 비료와 농약이 만연한 시대에 살고 있다. 당신이 만일 비만과 질병 없이 쾌적하게 장수하고 싶어 한다면 '무엇을 먹을 것인가' 하는 명제에 대해 많은 고민을 해왔으리라 믿는다. 식단과 건강의 관계는 원인과 결과의 관계와 같다. 점점 더 많은 사람들이 그 어느 때보다도 질 좋은 음식에 관심을 보이고 있다. 유기농 식품의 시장이 급성장하고 있고 점점 더 많은 사람들이 건강과 장수를 위한 자연생활방식의 필요성을 깨닫고 있다.

오래전 하비 다이아몬드Harvey Diamond 박사는 〈다이어트 불변의 법칙〉과 〈나는 질병 없이 살기로 했다〉라는 베스트셀러를 펴내며 자연위생학Natural Hygiene을 세계에 널리 알린 바 있다. 그 자연위생학의 대가이자 위대한 건강교육자인 프라이T. C. Fry박사의 '참음식을 고르는 4가지 기준'을 소개한다. 여기에는 시대를 초월한 지혜가 담겨 있다. 지금 당신 앞에 어떤 음식이 있다고 가정해보시라. 그리고 아래 4가지 판단기준에 맞는 음식인가 따져보시라.

참음식을 고르는 4가지 기준

첫째 | 이것은 자연상태에서 맛있는 음식인가?

정상적인 미각을 가진 사람들이 만족하지 못하는 음식은 가짜음식으로 생각해야 한다. 음식은 미각을 만족시켜야 한다. 신선하고 잘 익은(조리되지 않은 상태로) 유기농 자연식품이 맛까지 좋다면 안성맞춤이다. 자연식품(특히 과일)은 최적의 상태(빛깔, 향, 맛이 최고조로 완성된 상태)에서 자신을 침팬지나 인간과 같은 영장류에게 먹여야만 그들의 자손(씨앗)을 멀리 퍼트릴 수 있다. 살아 있는 음식의 품질은 맛에 비례한다. 맛있는 음식이 고품질이라는 말이다.

조리되지 않고, 가공되지 않고, 어떤 형식으로도 변형되지 않은 자연상태, 바로 그 상태로 섭취할 수 없는 음식을 인간의 식단에 포함해서는 안 된다. 인간은 수백만 년 동안 자연에서 직접 구한 식품에 적응해왔다. 인체의 생리학은 조리되거나 가공되거나 또는 기타 방법으로 영양이 파괴된 음식의 섭취에 적응한 적이 없다. 인류의 역사 수백만 년 중에서 농사를 짓고 불에 익힌 음식을 본격적으로 먹기 시작한 기간은 고작 1만 년 정도에 불과하다. 진화론적으로도 우리 인간이라는 영장류는 불에 익힌 음식에 적응할 시간이 너무도 부족하다는 말이다.

그러므로 당신이 비만을 해결하고 질병에서 해방되기를 원하는 간절한 사람들 중의 한 명이라면, 입맛에 맞게 식품을 요리하고 가공하는 것을 피하시라. 불을 사용해서 요리를 하게 되면 효소(酵素, Enzym - 음식을 분해하는 원소)는 완전히 파괴된다. 당신이 만일 건강한 사람이라면 음식을 소화하고, 그 음식을 몸속에 동화시키는 데 필요한 효소 1천여 개를 스스로 합성할 수 있다. 그럼에도 불구하고 가장 완벽한 소화를 위해서는, 살아 있는 그 음식 자체가 가진 효소의 도움이 절실히 필요하다. 당연히 그 음식에 있는 효소를 완전히 그 상태로 유지하는 것이 아주 중요하다.

불에 상처받은 요리는 효소뿐만 아니라 그 음식의 거의 모든 성분들을 교란시키고 파괴한다. 식품에 함유된 미네랄을 분해하고 산화시켜 사용할 수 없게 만든다. 또한 음식의 단백질 함량을 제거하여 쓸모없는 영양분으로 만든다. 요리의 정도에 따라, 음식의 가치를 최상급에서 쓸모없는 잿더미까지 하락시킨다.

음식을 조리하면 할수록 미네랄의 원형은 파괴되고, 당분과 녹말성분은 변형된다. 단백질은 응고되고 지방은 아크롤레인Acrolein을 함유한 독성지방으로 바뀌며 비타민은 활력을 현저하게 잃는다. 그렇게 변형된 성분들은 우리 몸에 유독한 찌꺼기가 된다.

불을 가해 조리된 음식이 몸에 좋지 않다는 사실은 나는 쉽게 증명할 수 있다. 백혈구는 혈액을 관리하는 청소부 역할을 한다. 우리 몸에는 그 청소부가 무려 300만 개나 있다. 독성물질이 혈류로 유입되면 혈액을 정화시키기 위해 백혈구 수치가 급증한다. 조리된 음식으로 식사를 하면 백혈구 수치가 일반적으로 1,500만~1,800만까지 증가한다. 때로는 그보다 더 늘어날 수도 있다. 백혈구 숫자는 왜 늘어나는가? 왜 갑자기 청소부 숫자가 늘어나는가 말이다. 그렇다. 쓰레기가 너무 많아서 청소부의 숫자를 늘릴 수밖에 없기 때문이다. 그러나 생과일과 채소로 구성된 식사를 하면 백혈구 숫자는 크게 증가하지 않는다. 깨끗한 음식이 들어왔는데 청소부가 무슨 필요가 있겠는가? 그 청소부들은 원래 하던 일, 그러니까 원래 청소하던 곳을 청소하고 몸을 깨끗이 하던 원래의 일을 묵묵히 수행할 뿐이다.

당신은 아주 쉽게 경험해볼 수 있다. 며칠 동안 요리된 일반음식을 먹고, 며칠 동안 과일과 채소로만 식사를 해보시라. 오래 걸릴 필

요도 없다. 그저 2~3일이면 충분하다. 어떤 것이 속을 편하게 하고
에너지를 증가시키는지 직접 경험해보시라. 그러므로 자연의 법칙
은 다음과 같다. 만일 우리가 어떤 음식을 산 것으로 먹을 수 없다면,
자연상태에서 맛이 없는 것이므로 우리에게 맞는 음식이 아니다. 씨
앗을 익히지 않은 채로 먹어보시라. 그 어떤 견과류도 날것의 상태로
먹을 수 없다는 사실은, 인간에게 그것이 최적의 음식이 아니라는 사
실을 증명한다.

둘째 | 이것은 독소를 발생시키는 음식인가?

인간의 식단에 적절한 음식이라면 유해하거나 이물질이 들어 있
어서는 안 된다. 우리 몸속에 독소를 공급해서는 안 된다는 말이다.
양이 적든 많든, 순하든 독하든 상관없다. 중요한 활동을 방해하거나
세포 및 조직을 파괴하는 것은 우리 몸에 유독하다.

셋째 | 이것은 소화흡수가 쉬운 음식인가?

소화 및 동화에 최소한의 필수에너지가 내재된 음식, 바로 그것
이 인간에게 가장 이상적인 음식이다. 인간에게 가치가 있으려면 음
식이 효율적으로 소화되어야 한다. 당연히 인간 역시 손상되지 않은
소화체계를 가져야 한다.

우리 호모 사피엔스는 자연상태에서 적응해온 음식물을 매우 효
율적으로 소화시키고 동화시킬 수 있는 능력을 발달시켜왔다. 인간
은 수백만 년 동안 진화를 거듭하면서 특정 음식물을 매우 쉽게 소

화시킬 수 있게 적응했다. 몸의 작동과 소화에 걸리는 시간을 최소로 소비하면서 특정 음식을 자기 것으로 만들어 동화시키는 시스템을 갖게 되었다.

거의 30분~1시간이면 소화가 가능한 물질로 구성되어 있는 과일과 채소는 사실상 소화가 전혀 필요하지 않다. 그저 흡수만 하면 된다. 이들은 흡수 직후 매우 쉽고 빠르게 동화된다. 소화에너지가 필요 없으므로 그 여분의 에너지는 몸속의 독소를 배출할 힘을 얻게 된다. 진수성찬 후에 당신은 100미터를 달릴 수 있는가, 아니면 사과 5알을 먹고 100미터를 달릴 수 있는가? 당신의 두뇌에 들어 있는 지식과 편견을 모두 덜어내고, 어린이와 같은 마음으로 판단해보시라.

넷째 | 이것은 우리 몸에 영양분을 주는 음식인가?

당신은 무엇이든 골고루 먹으라는 교육을 받으며 자라왔다. 이 것저것 섞어서 골고루 먹으면 살도 찌지 않으며 건강하게 살 수 있다고 배웠다. 그래서 당신은 건강해졌는가? 그렇게 골고루 먹었는데도 병원이 환자들로 넘치고 피트니스클럽이 번성하는 이유는 무엇인가? 골고루 먹어야 건강하다는 것은 진실이 아니다. 골고루 섞어서 먹는다는 것은, 휘발유(가솔린)를 넣는 차량에 경유도 넣고 물도 섞고 액화가스도 넣는 것과 같다.

당신은 필요한 모든 영양소를 얻기 위해 다양한 음식을 먹을 필요가 없다. 그것은 오히려 몸에 부담만 가중시킬 뿐이다. 그 음식에 포함된 것을 쉽게 소화시키고 동화시킬 수 있을 만큼 간단히 먹어야 한다. 만일 소화할 수 없고 흡수할 수 없다면 영양소가 무슨 의미가 있다는 말인가? 250mm의 발사이즈에 280mm의 구두가 무슨 소용이 있으며, 아무리 명품이라도 280mm의 발사이즈에 250mm의 구두가 무슨 의미가 있다는 말인가? 소화하는 데 너무 많은 시간이 걸리거나 몸에 부담이 있는 음식이라면, 그 음식으로 인해 당신 몸속의 영양분마저 빼앗길 것이고 당신의 건강은 더욱 악화될 것이다.

한 끼의 식단에 4~5가지 이상의 음식이 들어가지 않도록 해야 한다. 이러한 음식은 깨끗하게 씻는 것 외에는 준비가 거의 필요 없다. 그러나 서로 어울리는 조합으로 먹어야 한다. 음식들이 서로 화합할 수 있고 쉽게 소화된다면 한 끼에 2~4가지 종류의 음식을 먹어도 상관없다.

소화를 간단히 하는 제철음식 몇 가지만 선택하고 그런 방식을 꾸준히 유지시키기만 하면 된다. 예를 들어, 하루에 한 끼는 양상추와 셀러리를 먹고 바나나를 곁들인다. 다른 한 끼는 감귤류와 견과류를 '살짝만' 넣은 샐러드를 먹는다. 겨울철에는 이 식단을 그대로 유지한다. 여름의 경우 한 끼 식사로 멜론을 꾸준히 먹는다. 두 번째 식사에는 망고, 복숭아, 그리고 토마토가 들어간 녹색 샐러드를 먹는다.

녹색 잎은 미세영양소를 다양하게 많이 가지고 있다는 특징이 있다. 이것이 건강을 위해 식단에 녹색 잎을 포함해야 하는 중요한 이유다. 물론 우리 몸은 미래를 대비해서 적절한 준비를 해놓는다. 무슨 말이냐 하면, 당신이 가끔씩 녹색 잎을 섭취하지 않는다고 해서 당장 큰일이 발생하지는 않는다는 뜻이다. 녹색 잎을 몇 달 동안 섭취하지 않는 이상 심각한 상황을 초래하지는 않을 것이다. 그러나 당신이 평소에 다양한 과일과 채소를 몸이 원하는 대로 먹기만 한다면 어떤 영양소도 부족하지 않을 것이다.

나는 이 책에서 음식 각각의 영양성분 함량을 일일이 표시하는 일을 자제하고 있다. 이러한 지식은 우리에게 필수적인 것이 아니다. 어느 야생동물도 필수영양소를 생각해가면서 음식을 먹지 않는다. 그러나 우리 인간의 음식습관은 너무도 왜곡되어왔고 상업자본주의에 희생되어왔다. 따라서 우리는 편견을 벗어내고 본능과 상식에 기초해서 생각해야 한다. 나는 당신의 그런 사고의 전환에 도움을 주기 위해 이 책을 쓰고 있다.

80 | 10 | 10 Diet

4장

칼로리 백분율의
이해

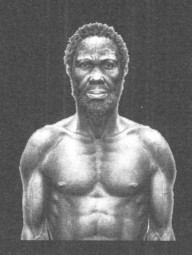

해부학적, 생리학적으로 비슷한 동물들은 비슷한 음식을 먹고 자란다. 소는 풀을 먹고, 표범은 고기를 먹고, 벌새는 꿀을 먹는다. 수백수천만 년 동안 진화해온 동물들의 음식습관을 부정하지 마시라. 동물의 세계에서 인간만이 이 법칙에서 유일한 예외라고 생각하는 것은 지나친 자만심이다. 예외란 거의 없다.

우리는 탄수화물, 단백질, 지방, 이 3가지로부터 칼로리를 공급받는다. 나는 이 3가지를 칼로리 영양소 Caloronutrient라고 부른다. 칼로리를 만들어내는 영양소라는 뜻이다. 이것은 나의 아내 로잘린드Rozalind 교수와 내가 함께 만든 단어다. 따라서 나는 한 사람의 식단에서 탄수화물, 단백질, 지방이 차지하는 비율을 '칼로리 백분율'이라고 부른다. 이 책의 곳곳에 이 단어가 사용될 것이다. 일관성을 위해 항상 탄수화물/단백질/지방의 순서로 표기하도록 하겠다. 즉, 80/10/10은 탄수화물 80%, 단백질 10%, 지방 10%를 의미한다.

우리는 적절한 양의 지방과 기타 모든 영양소로부터 도움을 받을 수 있다. 이 책에서는 좋은 것(이 경우에는 지방)도 지나치면 유해하며, 대부분의 경우 부족할 때보다 훨씬 더 해롭다고 언급할 것이다. 나는 이것을 영양에 대한 골디락스Goldilocks (영국의 전래동화 〈곰 세 마리〉The Three Bears에 등장하는 소녀 이름에서 유래한 용어로, 가장 적절한 상태를 이르는 말: 역자 주) 접근법이라고 부른다. 최상의 결과를 얻으려면 어떤 영양소든 너무 많거나 너무 적게 섭취하면 안 된다. 적절한 양이 가장 바람직하다.

80/10/10 - 최적의 조합이다

칼로리 백분율의 관점에서는 80/10/10이 최적의 조합이라는 점을 강조한다. 최소 80%의 칼로리를 탄수화물, 특히 단맛이 나는 과일을 통째로 먹어서 섭취해야 하며, 최소 10%는 단백질, 10%는 지방에서 얻어야 한다.

80/10/10 식단에서 하루에 2,000칼로리(Kcal이지만 이 책에서는 편의상 칼로리로 통칭한다: 편집자 주)를 섭취하는 사람은 탄수화물에서 1,600, 단백질에서 200, 지방에서 200칼로리를 얻게 될 것이다. 당연히 이러한 영양소의 공급원은 동일하지 않다. 나는 이 책의 많은 부분을 칼로리 영양소가 어떤 형태를 취해야 최상의 결과를 얻을 수 있는지 설명하는 데 할애했다.

지난 30년간 아마추어 선수와 프로선수를 코칭하고, 비만과 질병으로 고통받아온 사람들을 상담한 결과, 나는 80/10/10 식단이 장기적인 건강 및 식습관의 성공을 위한 최선의 선택이라는 결론에 도달했다. 인간에게 최적인 이 비율로 음식을 섭취한다면 힘들이지 않게 비만을 해결하고 건강을 개선하고 강한 체력을 얻을 수 있을 것이다.

때때로 나는 강의에서 이 비율을 더 간단하게 811이라고 언급하기도 한다. 마치 '건강하게 날씬해지고 싶다면 811(팔일일)로 전화주세요!'처럼 말이다.

80/10/10 - 장수식단이다

과일과 채소처럼 '칼로리 밀도'Caloric Density가 낮은 음식을 먹는 것이 장수를 위한 유력한 방법임을 증명해내는 사례는 차고도 넘친다. 인간의 수명을 연구하는 전문가들은 오래전부터, 비만을 해결하고 수명을 연장하는 가장 확실한 방법은 소식(小食)이라고 주장해왔다. 비만인 사람들은 평균적으로 수명이 짧다. 건강에 가장 좋은 방법 중 하나는, 한 입당 칼로리가 상대적으로 낮은 음식인 과일과 채소 위주로 먹으면서 몸을 활동적으로 움직이는 것이다.

장수마을 사람들은 고탄수화물, 저지방 음식을 먹는다

세계적인 베스트셀러 〈음식혁명〉의 저자 존 로빈스John Robbins는 그의 저서 〈삶과 사랑과 장수〉Living, Loving and Lasting에서 압카시아Abkhasia(러시아), 빌카밤바Vilcabamba(에콰도르), 훈자Hunza(파키스탄) 지역의 장수마을 생활양식과 음식습관에 대해 소개했다. 다음 표는 이 책에서 발췌한 것이다.

압카시아, 빌카밤바, 훈자 주민들은 전통적으로 고탄수화물과 저지방 음식을 섭취해왔다. 먹을 수 있는 음식이 제한적이었기 때문이다. 특정한 과학이론에 따르려고 했던 것도 아니다. 내가 주장하는 칼로리 백분율에 대한 지식도 없었고 그저 그곳에서 난 음식을 먹는

	압카시아	빌카밤바	훈자
탄수화물 칼로리 백분율	69%	74%	73%
지방 칼로리 백분율	18%	15%	17%
단백질 칼로리 백분율	13%	11%	10%
전반적인 1일 칼로리(Kcal)	1,800	1,700	1,800
식물성식품의 비율	90%	99%	99%
동물성식품의 비율	10%	1%	1%
소금 섭취	저	저	저
설탕 섭취	0	0	0
가공식품 섭취	0	0	0
비만율	0	0	0

자연스런 식습관이었을 뿐이다.

인간은 80/10/10으로 설계되고 진화했다

많은 사람들이 80/10/10 식습관을 모든 사람들에게 똑같이 적용할 수 있는지 묻는다. "사람마다 신체적 특징이 다르므로 필요한 영양소도 다르지 않나요?" 나는 수십 년 동안 이러한 질문을 받아왔다. 동양의학에서는 사람을 4상 체질, 8상 체질, 최근에는 28체질까지 나눈다는 사실을 나 또한 잘 알고 있다. 끊임없이 분리와 분열을 통해서 자본의 양을 늘리는 것이 상업자본주의의 속성임을 감안하면, 체질을 분리시키고 질병의 종류를 늘리는 것이 하나도 이상할 것은 없다. 질병의 종류가 4만 가지로 늘어난 점을 감안하면, 100가지 체질은 오히려 순박하고 정직한 분류일 수 있다.

그러나 이 모든 과장된 이론에도 불구하고 나는 이 80/10/10 비율이, 사람마다 다른 체질을 하나로 묶는 공통분모라고 주장한다. 고성능 경주용 자동차처럼 인체는 매우 구체적인 연료 혼합물을 통해서 최상의 결과를 얻도록 설계되어 있다. 한번 생각해보자. 같은 포유류(가령 같은 사슴, 같은 염소, 같은 사자)인데도 다른 지역에 산다고 해서, 털색깔이 조금 다르다고 해서, 덩치가 조금 작다고 해서, 완전히 다른 종류의 음식을 먹는 포유류를 본 적이 있는가? 판다곰처럼 지리상의 특징 때문에 어쩔 수 없이 대나무 잎을 먹는 극단적인 경우를 제외하고는, 북극곰이 남극곰보다 더 많은 지방을 먹는 경향이 있을까? 일본원숭이는 인도원숭이와 달리 바나나의 당분이 너무 높다는 이유로 바나나를 기피하기도 하는가? 당연히 그렇지 않다.

자연은 지구상의 모든 생물에게 이상적인 음식을 제공하고 있으며, 유사한 종류의 동물들은 유사한 식습관을 가지고 있다. 예를 들어 말은(말과 비슷하게 생긴 얼룩말, 당나귀, 노새 등도 포함해서) 본질적으로 각자의 생물학적 특성에 맞는 동일한 카테고리의 음식을 섭취한다. 동물의 세계에서 인간만이 이 법칙(유사성의 법칙)에서 유일한 예외라고 생각하는 것은 지나친 자만이다. 예외란 거의 없다. 해부학적, 생리학적으로 비슷한 동물들은 비슷한 음식을 먹고 자란다. 소는 풀을 먹고, 표범은 고기를 먹고, 벌새는 꿀을 먹는다. 수백수천만 년 동안 진화해온 동물들의 음식습관을 부정하지 마시라. 수천수만의 실험을 통해 완벽하게 증명된 이 간단한 법칙을 복잡하게 만들 필요는 없다.

간단한 논리를 복잡하게 나누어서 가짓수를 많게 하려는 사람은 그 논리와 결과물(가령 영양제)을 통해서 자본을 축적하려는 상업자본가일 가능성이 많다. 나 또한 이 책에서 많은 숫자를 동원해서 논리를 펴고 있지만, 그것은 복잡하고 세부적인 지식이 별로 중요하지 않다는 논리를 펴기 위한 도구로 사용된 것이므로 용서하기 바란다.

해부학적으로나 생리학적으로 인간과 유사한 모든 영장류(고릴라, 오랑우탄, 침팬지, 보노보 등과 같은)들은 과일과 채소 위주의 저지방 식단이 가장 이상적이다. 그들의 '칼로리 백분율'은 80/10/10에 매우 가깝다. 체중 때문에 나뭇가지로 올라가 과일을 따는 것이 불가능한 고릴라를 제외하고, 모든 영장류는 과일 속의 탄수화물로부터 80% 이상의 칼로리를 얻는다. 침팬지, 보노보, 오랑우탄의 평균 '칼로리 백분율'의 조합은 약 88/7/5이다. 탄수화물 섭취가 70%인 고릴라의 수치를 더하면 평균이 살짝 감소되므로, 모든 유인원들의 평균값을 내면 정확히 80/10/10의 수치를 얻을 수 있다.

인간의 경우를 생각해보자. 동일지역, 동종인종의 경우 '나는 과일이 맞지 않는다'거나 '나는 태생적으로 채소를 싫어한다'라는 말은 습관의 결과이자 세뇌된 편견일 뿐이라는 말이다.

인간이 먹는 음식은 계절, 지역, 개인적인 선호도 등에 따라 다른 것이지 생리학적인 요소와는 상관이 없다. 물론 각자에게 필요한 총 칼로리 수치는 성별, 체구, 나이, 활동량, 건강상태 등 많은 요인에 따라 달라진다. 그러나 우리에게 필요한 지방 대비 탄수화물의 비율은 비교적 동일하다. 이것은 식이요법, 선호하는 음식, 또는 총소비량과 관계없이 진실에 가깝다. 우리 인간은 태초부터 부여받은 설계도면과 수백만 년 진화해온 기본적인 소화생리를 바꾸지 않았다. 그 어떤 것도 이 소화생리를 재배치할 수 없다고 나는 주장한다.

왜 칼로리 백분율이 중요한가?

이 책에서는 탄수화물, 단백질, 지방의 섭취에 대해 이야기할 때 '총칼로리의 백분율'을 주요 모델로 삼는다. 이 방식이 전혀 단점이 없는 것은 아니다. 그러나 사람들이 섭취하는 영양소에 대해 정보를 얻고 토론하고 비교하는 데 가장 유용한 방법임을 나는 확신한다.

과학적으로 허용되는 식품 및 영양소의 측정단위는 질량(무게)이다. 그러나 이러한 관점에서 식이요법의 지침을 제공하는 것은 불필요할 뿐만 아니라 엄청나게 복잡해진다. 팔팔한 체력과 날씬한 몸매를 만들기 위해서는 많은 영양소가 필요한데, 이를 기반으로 섭취해야 하는 음식의 양이 결정된다. 또한 많은 요인들이 관여하는데 성별, 나이, 키, 근육량, 신체활동량, 소화효율, 선호하는 음식, 그리고 신진대사율 등이 있다. 칼로리 백분율을 사용하면, 개인적인 차이에도 불구하고 탄수화물, 단백질, 지방의 적절한 섭취에 대해 토론하기 쉽다. 예를 들어, 하루에 1,600칼로리를 먹는 활동량이 적은 여성과 하루에 4,000칼로리를 먹는 활동적인 남성 모두 80/10/10 식단이 이상적이다. 유일한 차이는 전자의 여성이 후자의 남성보다 훨씬 적은 칼로리를 섭취한다는 것뿐이다.

당신은 본인이 섭취하는 음식의 칼로리가 얼마인지 정확히 알지 못할 것이다. 나 또한 칼로리라는 개념이 한계를 가지고 있다는 사실을 인정한다. 많은 과학자들은 우리가 섭취하는 칼로리가 모두 에너지원으로 사용되는 것이 아님을 적절하게 지적했다. 소화 생화학자들의 경우 탄수화물, 단백질, 지방의 칼로리를 동일하게 생각해서는 안 된다고 주장한다. 나도 일리 있는 의견이라고 생각한다. 또한 과학과 기술을 부정적으로 생각하는 사람들은, 칼로리의 개념을 완전히 없애야 한다고 주장하기도 한다. 인간이 음식을 연소하는 시스템은, 칼로리를 측정하기 위해 음식을 연소하는 '봄베 열량계'Bomb Calorimeter와는 완전히 다르다는 주장이다.

나는 식단분석을 칼로리 측면에서 생각하는 것에 부정적인 편에 속한다. 그러나 코넬 대학교의 세계적 석학인 콜린 캠벨Colin Campbell 박사 등 최고 영양학자들의 연구를 비롯한 각종 영양학 연구에서는 이 모델이 인간에 적합하다고 평가했다. 세계보건기구를 비롯한 전 세계 각종 단체에서도 권장식단을 설명하기 위해 칼로리의 비율과 절대적인 양(g) 모두를 사용한다. 각종 단점에도 불구하고 칼로리 개

넘은, 현대의학 및 영양학에서 일반적으로 수용되고 있는 유일한 모델이다. 운동생리학을 공부한 적이 있는 나는 이러한 칼로리 개념이, 운동선수들의 기록을 최고도로 향상시킬 수 있는 연료공급의 개념으로 사용할 때 매우 효과적이라는 사실을 발견한 바 있다. 그러나 나 또한 최선이 아닌 차선책으로 칼로리 개념을 선택했음을 말해둔다.

칼로리 백분율 모델의 장점과 단점

나는 음식의 '칼로리 백분율'이, 일반적으로 사용되는 '칼로리 밀도'와 비교했을 때 많은 문제점을 안고 있다는 사실을 알고 있다. 나는 아래에, 이러한 혼동의 예를 들어보았다. 또한 그 아래에, 칼로리 백분율 방식으로 영양소를 계산하게 된 이유를 보여주는 예도 들어보았다.

칼로리 백분율은 물론 오해의 소지가 있다

칼로리 개념이 생소한 사람들에게 혼란스러울 수 있는 수치 몇 개를 살펴보겠다.

- 시금치는 30%의 단백질을 함유하고 있다(총칼로리의 30%를 단백질이 제공).

- 마카다미아 견과류는 4%의 단백질을 함유하고 있다.

이것만 놓고 보면 1파운드(450g)의 시금치가 1파운드의 견과류보다 더 많은 단백질을 제공한다고 믿을 가능성도 있다. 그러나 단순한 비율이 아닌, 총칼로리에 대한 지식이 있어야 이 데이터를 이해할 수 있다. 1파운드의 시금치에는 104칼로리가 들어 있고(그중 31g은 단백질) 1파운드의 마카다미아에는 3,250 이상의 칼로리가 들어 있다(그중 125g은 단백질). 총칼로리 면에서 견과류는 시금치보다 4배 더 많은 단백질을 함유하고 있다.

그러나 칼로리 모델이 반드시 필요한 이유

어떤 사람이 하루에 7파운드(3.17kg)의 음식을 먹는데, 그중 3.5%만이 고지방 음식이라고 가정해보자. 그럼 이것이 저지방 식단일까? 결코 그렇지 않다. 7파운드의 음식과 4온스(113g)의 지방음식으로 구성된 '건강한 하루 식단'의 간단한 예를 살펴보자. 이것은 당신이 아

• 4파운드 과일(1,814g)	약 900칼로리(지방 60)
• 1파운드 양상추(454g)	약 75칼로리(지방 11)
• 1파운드 기타 채소(794g)	240칼로리(지방 12)
• 1온스 올리브오일(28g, 2 티스푼 정도)	250칼로리(지방 250)
• 3온스 아몬드(85g, 약 45개)	490칼로리(지방 360)
	합계: 1,955칼로리(지방 693칼로리)

주 건강에 좋을 것이라고 여기는 샐러드의 경우에 해당한다.

위 예에서 견과류와 기름은 무게가 1/4파운드(113g)밖에 안 되지만 총열량인 1,955칼로리 중 740칼로리를 차지한다. 견과류라고 해서 지방 100%는 물론 아니다. 또한 모든 식물은 약간의 지방을 함유하고 있다. 당신이 건강음식이라고 생각하는 이 샐러드의 총 지방 칼로리는 693칼로리로 하루 섭취 칼로리의 35%를 차지한다. 이것은 일반적인 미국식단(기름진 식단)과 유사한 지방비율이다. 어떤 종류의 지방이든 이러한 양은 어떤 기준으로 보나 낮은 것이 아니며 당연히 건강에 치명적이다. 기름진 음식이라는 말이다.

당신은 하루 종일 3접시의 샐러드를 먹었다. 과일과 채소를 듬뿍 먹었다. 그러나 거기에 올리브유도 듬뿍 치고 견과류도 듬뿍 얹어서 먹었다면, 그것은 건강한 채소식단이 아니라 진득진득한 지방범벅 샐러드일 뿐이라는 말이다. 칼로리 백분율로 계산해야 정답이 나온다고 내가 주장하는 이유다.

칼로리 백분율이 중요한 이유

칼로리 백분율이 아무렇게나 거론되면 종종 오해를 불러일으킬 수 있다. 1파인트(568ml)의 액체는 96티스푼 정도다. 1티스푼의 기름을 1파인트의 물에 넣어보자. 칼로리를 기준으로 하면 100% 지방이다. 물의 칼로리가 0이기 때문이다. 그러나 무게 기준으로는 지방 1%가 된다.

따라서 탄수화물/단백질/지방의 권장사항을 이 책에서 설명한 내용과 비교할 때, 당신은 다른 전문가들이 사용하는 측정 단위를 제대로 이해하는 것이 중요하다. 많은 전문가들은 종종 각기 다른 음식에 각기 다른 단위를 사용하거나, 시간이 지남에 따라 단위를 변경하거나, 액체와 고체에 서로 다른 단위를 사용한다. 그들이 TV에 나와서 영양성분표를 설명할 때 언뜻 보면 그럴듯해 보이는 수치들을 사용한다. 그러나 제대로 계산해보면 이 수치들은 앞뒤가 맞지 않는다.

중량의 비율로 계산하는 방법이나 부피의 비율로 계산하는 방법은, 칼로리 백분율로 계산하는 방법과 비교했을 때 전혀 다른 결과를 산출한다. 이것은 80/10/10 식단과 관련하여 다른 프로그램을 평가할 때 매우 중요한 요소다.

쉽게 예를 들어보겠다. 어떤 유명한 영양학자가 식단의 10~25%를 지방으로 구성할 것을 권장했다고 치자. 그러나 그의 레시피를 적용한 식단을 꼼꼼히 살펴보면 지방이 총칼로리 함량의 30~60%를 차지한다. 이것이 어떻게 가능한 걸까? 이러한 모순은 이 영양학자의 권장사항이 칼로리 백분율이 아닌 음식의 양(컵과 스푼)을 기준으로 했기 때문이다. 일을 더 복잡하게 만드는 것은, 이 음식을 지방이 적고 건강에 좋은 '채식주의 식단'의 관점에서 추천하기도 한다는 것이다. 이 영양학자가 추천한 대로 먹는다면, 당신은 무려 75%의 칼로리(견과류와 씨앗류 등을 통해)를 지방으로부터 섭취하게 된다. 이것은 그야말로 '엄청난 고지방 식단'인 셈이다.

이 영양학자가 추천한 저지방식단 A(탄수화물 50%, 단백질

● 부피 대 칼로리로 측정했을 경우

	양상추	아몬드
샐러드부피의% **(총 6.25컵)**	96% (6.25컵 중 6컵)	4% (6.25컵 중 0.25컵)
샐러드 칼로리의 % **(총 262칼로리)**	22% (262칼로리 중 57칼로리, 7칼로리는 지방)	78% (262칼로리 중 205칼로리, 151칼로리는 지방)

30~35%, 기름 10~15%)는 지방 30%의 식단일 뿐이다. 그가 추천하는 고지방 식단 B(단백질 50%, 탄수화물 30~35%, 기름 20~25%)는 무려 지방 60%의 식단인 셈이다. 그의 식단을 지지하는 사람들은 자신의 식단이 얼마나 지방범벅인지 전혀 인식하지 못한 채 지방을 과도하게 섭취하게 되는 것이다.

위의 표는 칼로리가 아닌 부피로 영양소 성분을 분석하는 잘못된 결과의 예이다. 양상추 6컵과 아몬드 한 컵, 두 가지 재료로 만든 샐러드를 생각해보라. 이 표에서 볼 수 있듯이 아몬드는 부피의 4%만을 차지하지만, 놀랍게도 칼로리의 최대 80%를 차지한다.

나는 80/10/10에 얼마나 가까운가?

'저지방 생채식 식단'인 80/10/10은 자연이 베푸는 혜택(신선하고, 가공되지 않고, 드레싱이 되지 않은 자연식물식 음식만 섭취)을 단독으로 누릴 수 있는 일생일대의 기회를 제공한다. 나는 30년 이상 많은 친구들과 함께 80/10/10 프로그램에 따라 음식을 섭취했다. 그리고 우리 모두에게서 놀라운 결과들이 나왔다. 피부가 맑아졌으며 살은 저절로 수십kg씩 빠졌고 각종 질병으로부터 해방되었다. 그 사례만 해도 나는 트럭 한 대가 넘는 서류로 증명할 수 있다. 이러한 식이요법과 영양에 대한 접근법은 세월이 지나가면서 인간에게 가장 건강한 식습관이라는 사실이 입증되었다. 당신이 이 책을 다 읽을 때쯤이면 이 프로그램에서 실천해야 할 필수사항들을 조목조목 이해하게 될 것이다.

그렇다면 당신의 '칼로리 백분율'은 80/10/10과 비교해서 얼마나 차이가 나는가? 물론 우리는 모두가 다른 음식습관을 가지고 있다. 그러나 어느 정도의 일반화는 가능하다. 각종 연구자료에 따르면 미국인들은 탄수화물에서 40~50%, 단백질에서 약 16%, 그리고 지방에서 35~45%의 칼로리를 소비한다고 한다.[15] 나 또한 30여 년 동안 내 고객들의 식습관을 분석해온 결과, 미국인의 전형적인 식단은 42%의 탄수화물, 16%의 단백질, 42%의 지방, 즉 42/16/42가 미국인들의 전형적인 비율이라는 사실을 발견했다.

이 책에서 설명했듯이 대부분의 미국인들은 채식주의자와 비건

Vegan조차도 우리 몸에 필요한 것보다 훨씬 적은 탄수화물을 섭취하고 심각하게 위험한 수준의 지방을 섭취하는 42/16/42 식단을 따르는 경향이 있다. 이 간단한 예를 통해, 당신이 어떤 식습관을 가지고 있는지 금방 이해할 수 있을 것이다. 바로 채식주의자들조차 놀라운 양의 지방을 소비하고 있다는 사실이다. 심지어 패스트푸드를 좋아하는 사람들보다 두 배나 많이 섭취하는 사람도 있다! 물론 정제되고 조리된 지방은 살아 있는 지방(견과류 그 자체)보다 더 많은 문제를 유발한다. 그러나 두 가지 모두 너무 많이 섭취하면 우리의 건강에 심각한 위협이 된다.

살아 있는 음식을 먹는 초기에 이러한 정보를 알게 된 당신은 행운아다. 이 책을 통해 많은 채식주의자들과 생식주의자들을 낙담시키고 방향을 잃게 만드는 위험을 미리 피할 수 있을 것이다. 여러분과 여러분의 친구들이 이 '가장 건강한 식단'을 아는 것만으로도, 본인이 예상만큼 건강해지지 못하는 이유를 알게 되고 각성할 수도 있다.

우리는 함께할 것이다

이 책을 읽고 있는 당신을 포함해서 대부분의 사람들은, 식습관을 바꾸는 것을 인생에서 어떤 것보다 더 힘들게 느낀다. 심각한 비만과 각종 질병을 가진 많은 환자들이 나를 찾아와서 필사적으로 부탁했다. "선생님 말씀이라면 무엇이든, 어떤 프로그램이든 다 따르겠습니다. 하지만 먹고 싶은 것은 그냥 먹게 해주세요."

물론 즉시 식단을 바꿀 정도로 의욕적인 사람은 드물다. 나 또한, 식단을 변화시키는 것이 당신에게 너무도 벅차다는 사실을 인정한다. 따라서 이것을 염두에 두고 모든 사람이 편안한 속도로 식단을 바꿀 수 있도록 80/10/10 식단을 고안했다. 이 식단은 특정 음식보다는 칼로리 백분율(탄수화물/단백질/지방의 백분율)에 초점을 맞춤으로써 당신의 속도에 맞게 조절할 수 있다. 우리가 섭취하는 음식의 양을 서로 비교하여 조정함으로써 목표물을 향해 움직이면 된다. 과일을 통째로 먹으면서 건강에 좋은 탄수화물을 차차 증가시키고 지방을 줄이는 것은 엄청난 효과가 있다. 전혀 변하지 않는 편보다 훨씬 낫다는 말이다. 식단일기와 수치분석이 도움이 될 수는 있지만 일부러 저울을 구입하거나 매일 식단을 기록할 필요는 없다. 나는 뒤에서, 검사장비와 같은 것 필요 없이 우리 삶에 곧바로 적용할 수 있는 분명한 방법을 제시할 것이다.

칼로리 백분율을 염두에 두고 우리가 먹는 음식에 대해 의식하는 것이, 올바른 방향으로 가는 첫 번째 단계다. 결코 낙담하지 마시라. 어떤 사람들은 자신이 얼마나 많은 지방을 섭취해왔으며, 목표에서 얼마나 벗어났는지 알게 되면 비탄에 빠진다고 한다. 나는 이런 분들에게 용기를 북돋우며 하나둘씩 천천히 전진하라고 격려하곤 했다.

이 책을 다 읽고 나면 성공으로 가는 길이 점점 더 쉬워질 것이라고 감히 말할 수 있다. 자신의 건강과 몸을 새로운 수준으로 끌어올릴 준비가 되었다면 80/10/10 식단을 따르시라. 생각보다 빠른 시간에 효과를 볼 수 있을 것이다.

80/10/10 개념을 완벽히 이해하고 있다고 해도 매끼마다, 아니 매일매일 이 비율로 식사를 할 수는 없다. 아마도, 어떤 날에는 지방을 조금 더 많이 섭취하고 어떤 날에는 덜 섭취할 것이다. 목표는 1년 이상 80/10/10 식단을 꾸준히 유지하는 것이다. 일단 목표를 달성하면 다시 되돌아가지 않을 것이다. 날씬해진 몸매뿐만 아니라 쾌적한 몸 상태를 당신이 유지하고 싶어 하기 때문이다. 내가 장담한다.

80 | 10 | 10 Diet

5장

탄수화물:
80%

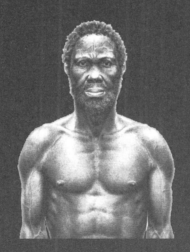

정제된 단순탄수화물은 몸속의 미네랄을 빼앗아간다는 사실을 알아야 한다. 그래서 치아 속의 미네랄이 빠져나와 이가 썩고, 뼈 속의 미네랄이 빠져나와 골다공증에 걸린다는 말이다. 당뇨환자들의 상당수가 치아와 뼈 상태가 부실하다는 것이 이를 증명하지 않는가 말이다.

많은 영양학자들과 건강관련 전문가들은 칼로리의 60~80%를 탄수화물로부터 섭취해야 한다는 데 동의한다. 나는 이 책에서는 식단에서 지방과 단백질이 제공하는 총칼로리 백분율을 한 자릿수(각각 10% 이하)로 유지해야 한다고 설명했다. 나는 당신에게 80% 또는 그 이상의 탄수화물을 적극 추천한다. 사실, 우리가 80% 미만의 칼로리를 탄수화물로 소비한다면, 결국 단백질, 지방, 또는 두 가지 모두를 너무 많이 소비하게 되며, 이 중에서 특히 지방을 더 많이 소비할 가능성이 높다.

탄수화물이 부족하게 되면 건강상의 각종 문제가 발생한다. 그중 가장 중요한 것은 섭식장애, 극심한 허기짐, 무기력감, 체력저하, 그리고 지방의 과다섭취와 관련된 모든 증상이 발생한다. 또한 일일 칼로리 중 단백질이 제공하는 열량이 10% 이상이 되면 체력저하, 산성 독혈증, 골다공증의 전조, 신장병, 관절염, 면역기능 장애, 암을 유발할 수 있다. 또한 하루 칼로리의 10% 이상을 지방으로부터 공급받으면 당뇨, 심혈관질환, 뇌졸중, 암 그리고 기타 많은 질병으로 이어진다. 너무 적은 탄수화물, 너무 많은 지방, 너무 많은 단백질 등은 심각한 건강문제를 유발할 수 있다. 거듭 강조하지만 여기에서 말하는 탄수화물이란, 가공되고 열처리된 국수와 라면과 빵 등의 가짜 탄수화물이 아니라, 살아 있는 자연에서 가져온 진짜 탄수화물(과일과 채소)을 말하는 것이다.

당분: 호모 사피엔스를 위한 연료

우리 몸을 구성하는 100조 개의 세포들이 어떤 음식(탄수화물, 단백질 또는 지방이 포함된)을 연료로 이용할 수 있으려면 먼저 단순당으로 전환되어야 한다. 바로 그 단순당으로 가장 쉽게 바꿀 수 있는 영양소가 탄수화물이다. 포도당은 우리 몸의 모든 조직과 세포에서 가장 선호하는 주요한 연료 공급원이기 때문이다. 사실, 우리의 세포 중 일부(예를 들어, 뇌, 적혈구, 그리고 몇몇 신경조직)는 거의 전적으로 포도당이라는 연료 공급원에 의존한다. 호모 사피엔스의 혀 맨 앞에 단맛을 감지하는 기관(미뢰)이 있다는 것은 바로 그런 이유 때문이다. 바로 그 이유에서, 대부분의 식품업자들은 가짜 단맛을 무기로 우리의 몸을 파탄에 이르게 하고 있다.

연료와 에너지는 동의어인가?

'음식은 에너지의 원천'이라는 명제는 과연 맞는 말일까? 맞기도 하지만 정답이라고 할 수는 없다. 영양학에서 '연료'와 '에너지'라는 단어가 동의어로 사용된다는 사실 때문에 생기는 오해다. 음식이 에너지의 원천이라는 말이 100% 맞는다면 '음식을 먹은 후 느껴지는 무력감과 졸림현상'은 어떻게 설명해야 할까? '음식은 신경에너지의 도움을 받아야 잠재력을 발휘할 수 있다'는 사실을 설명하기 위해 나는 이 말을 하고 있다.

의학계에서 '에너지'라는 용어는 '수면 중 뇌에서 생성하는 저전압 전류'로 정의되곤 한다. 이 저전압 전류는 신경계(생명에 필수적인 신경에너지)를 통해 우리 몸을 통과한다. 우리가 깨어 있을 때는, 뇌가 생성할 수 있는 것보다 더 빨리 신경에너지를 사용한다. 결국에는 에너지가 고갈되고야 만다. 그러나 적절한 시간 동안 잠을 자고 나면 완전히 재충전되고 다시 신경에너지가 가득 찬 상태로 잠에서 깨어난다. '에너지로 가득 찬 삶'에는 음식뿐만 아니라 휴식(잠)이라는 에너지가 충족되어야만 하는 이유다.

반면에 음식은 '연료'라고 부른다. 우리는 영양과 즐거움이라는 측면에서 연료를 흡수한다. 우리는 소화과정을 통해 연료(식품)를 연소시켜 자체 에너지 잠재력을 발산하고 이를 스스로 활용한다. 이 복잡한 과정 중에 우리는 음식의 잠재력을 발휘하기 위해 신경에너지를 사용함으로써 순수한 에너지를 얻는다.

자동차를 예로 들어보면 이해하기 쉽다. 가솔린(식품)이 차의 배터리에서 공급하는 에너지(신경에너지)와 완전히 다르다는 사실은 당신도 이해할 것이다. 둘 중 하나가 없으면 자동차는 움직이지 않지만, 함께 결합할 때 속력을 내고 전진할 수 있다. 연료를 넣고 배터리를 통해 시동을 걸어야 차가 움직인다는 말이다.

인간은 과잉 단백질이나 과잉 탄수화물을 저장할 능력이 거의 없다. 그러나 나중에 연료로 사용하기 위해 이 두 가지를 지방으로 바꿔서 보관할 수도 있다. 우리가 적절한 탄수화물을 섭취하지 않으면 우리 몸은 당신생(糖新生) 즉, 글루코네오제네시스Gluconeogenesis라고 불리는 복잡한 화학적 과정을 통해 저장해둔 지방을 포도당으로 분해한다. 새로운 당분의 탄생인 셈이다. 우리가 기아에 허덕일 경우에 몸속에 저장된 지방을 분해해서 생명을 연장할 수도 있다는 말이다. 이처럼 지방이 우리의 생명을 구할 수도 있지만 문제도 있다. 이 당신생의 과정을 통해 케톤Ketone이라고 알려진 부산물을 생산하기 때문이다.

혈류를 순환하는 케톤은 알코올과 유사하게 뇌에 영향을 미치기 때문에 우리의 의사결정능력에 악영향을 준다. 사실 우리 몸에 케톤이 너무 많으면 '술을 마신' 상태와 비슷해진다. 이러한 상태에서 차를 운전할 때, 운동을 할 때, 또는 신체나 정신의 정밀함을 요구하는 어떤 일을 할 때, 우리의 삶과 건강과 관련된 중요한 결정을 내려서는 안 된다. 적절히 탄수화물을 섭취하지 않아서 케톤이 지나치게 생성되면 교통사고를 포함한 각종 사고의 위험에 직면할 수도 있다는 말이다.

탄수화물의 종류

탄수화물을 분류하는 것은 생각보다 단순하지 않다. 일반인들은 탄수화물이 복합탄수화물과 단순탄수화물, 두 가지로 분류된다고 생각한다. 그러나 분류하는 방법에 따라 수많은 탄수화물의 종류가 있을 수 있다. 나는 다음과 같이 탄수화물을 3가지로 정리해보았다. 물론 이것은 정답이 아니고 편의상 분류했다는 점을 다시 한 번 강조한다.

- **단순당류(하나의 당 분자로 구성된 단당류와 2개의 단당류로 구성된 이당류)**: 이 중 가장 중요한 것은 포도당, 과당, 갈락토오스, 덱스트로스(이상 단당류), 그리고 락토오스, 말토오스, 수크로오스(이상 이당류)이다. 이러한 것들은 과일, 채소, 우유, 꿀을 비롯한 대부분의 음식에 들어 있다.
- **올리고당(3개에서 9개의 당 분자로 구성된 단사슬 형태)**: 올리고당에는 라피노오스, 스타키오스, 베르마스코스, 프룩토 올리고당, 말토덱스트린이 포함되어 있다. 콩과 관련된 더부룩함의 원인으로 잘 알려져 있으며, 일부 과당류는 완전히 소화하기 어려운 반면, 다른 것들은 부분적으로 소화하기 쉽다.
- **다당류(10개 이상 수천 개의 당 분자를 포함하는 복합탄수화물)**: 여기에는 곡물, 쌀, 콩류에 들어 있는 녹말(아밀로스 및 아밀로펙틴)과 곡물, 과일, 채소에 들어 있는 식이섬유(셀룰로오스, 펙틴, 베타 글루칸 및 프룩탄)로 알려진 비전분 다당류가 포함된다.

단당류는 장을 통해 혈류로 직접 흡수될 수 있는 유일한 탄수화물이다. 이당류 또한 우리의 소화시스템을 통해서 단당류로 쉽게 분해될 수 있다.

단순탄수화물은 정제당(과일, 곡물, 덩이줄기, 사탕수수에서 추출한) 과 천연당(신선한 식물성 음식, 주로 단 과일에 들어 있는 당), 두 가지 형태가 있다. 정제당과 천연당은 혀끝에서 단맛이 난다. 그러나 대부분의 사람들은 단순탄수화물과 정제당을 동일시하고 있다. 잘못된 정보, 그리고 영양학에 대한 일반적인 무관심 때문이다. 추출된 당분과 과일의 당분이 본질적으로 완전히 다르다는 사실을 모르고 있다. 사람들은 모든 단순탄수화물을 한데 모아 하나의 범주에 넣는다. 근시안적인 전문가들은 이러한 그릇된 인식을 지지하면서 '과일을 조심하라'는 말을 전염병처럼 퍼트리고 있다.

지금도 TV를 틀면 '과일을 많이 먹으면 살찝니다. 당분은 당뇨병의 원인이기 때문이지요'라고 의사가 말하면, 방송국 피디에 의해 잘 훈련된(돈을 받고) 방청객들은 '아하' 하고 일제히 반응한다. 그 전문가의 부족한 논리와 '아하'로 표시되는 연출된 감동을 당신은 지금 진실이라고 믿고 있는 것이다. 그것은 마치 중세시대에 돈을 내면 '천국행 티켓'을 준다는 말을 듣고 전 재산을 헌납해서 면죄부를 받는 것과 다를 바가 없다고 나는 주장한다.

곡물이나 기타 녹말성 식품에 들어 있는 복합탄수화물은 설탕 사슬로 만들어졌음에도 불구하고 단맛이 별로 나지 않는다. 복합탄수화물은 단순탄수화물보다 소화하기가 더 어렵다. 설탕으로 전환하는 데 상당한 양의 에너지가 필요하고 요리해서 먹으면 유독성 부산물이 발생한다. 소화하는 데 상당한 에너지가 필요하므로 곡류와 같은 복합탄수화물을 먹을 때는 반드시 여러 번 씹어 먹어서 장의 부담을 덜어주어야 한다.

이번 5장의 후반부에서 복합탄수화물, 자연식품의 단순탄수화물, 정제된 단순탄수화물 등에 대해 자세히 알아보도록 하겠다.

저탄고지에 대하여

'인간은 무엇을 먹는 동물인가?'에 대해 수많은 논란이 있을 수 있다. 그리고 요즈음 2개의 커다란 집단이 생겨났고 논쟁이 활발하다는 사실을 나도 알고 있다. '저탄수화물 고지방식'과 '고탄수화물 녹말식'에 대해 알아보기로 하자.

저탄수화물 고지방식(저탄고지)

최근 몇 년간 미국을 비롯한 전 세계에 고지방(저탄수화물로 위장한) 식단의 열풍이 불고 있다. 이에 휩쓸려서 식료품점, 식당, 패스트푸드 체인점, 항공사, 심지어 도넛 상점들도 '저탄수화물' 옵션을 자랑스럽게 마케팅하기 시작했다. 이런 추세가 계속된다면 다음에 국가통계가 발표될 때쯤에는 지방 섭취 비율이 동반상승할 것은 너무도 당연하다.

그 이유가 뭘까? 간단한 문제다. 만일 우리의 일일 칼로리의 '과이'가 탄수화물, 단백질, 지방, 세 가지로만 구성되어 있고 이 중 하나가 감소한다면 나머지 두개가 모두 증가해야 한다.

사람들은 일반적으로 '저탄수화물' 식사에서 탄수화물 감소가 단백질의 증가로 상쇄된다고 믿는다. 그러나 이것은 사실이 아니다. 앞서 단백질 부분에서 설명한 것처럼, 일일 칼로리의 1/4을 단백질에서 섭취하는 사람은 극히 드물다. 대다수의 미국인들은 매일 약 16%의 단백질을 섭취하고 있으며, 극소수의 사람들만이 20% 이상의 칼로리를 단백질에서 섭취한다.

우리의 일일 칼로리 중 최소한 80%는 '탄수화물과 지방의 조합'을 통해 섭취해야 한다. 기본적으로, 탄수화물이 감소되면 우리가 같은 양의 칼로리를 계속 소비한다고 가정할 때, 지방의 증가는 당연히 동반된다. 불행하게도 지방 1g에는 탄수화물 1g보다 두 배 이상의 칼로리가 들어 있다. 따라서 만일 우리가 '저탄수화물' 프로그램에서 같은 양의 음식을 먹는다면, 지방으로부터 공급받는 칼로리뿐만 아니라 하루 총칼로리도 증가할 것이다.

그렇다면 사람들은 저탄수화물 식단으로 어떻게 체중을 줄이는 것일까? 간단히 말해서 이러한 식습관을 가진 사람들은 항상 총칼로리를 덜 섭취하고 있다. 이 내용은 마이클 그레거Michael Greger 박사의 책 〈앳킨스 팩트〉Atkins Facts에 포괄적으로 잘 정리되어 있다.

2001년에 의학저널인 〈비만연구〉Obesity Research는 〈유행하는 식단의 과학적 고찰〉Popular Diets: A Scientific Review이라는 연구서를 발표했다. 그들은 저탄수화물 식단에 대한 모든 연구를 검토했다. 그들은 이렇게 결론지었다. '모든 경우에 저탄수화물 고지방 식단을 하는 사람들은 칼로리를 덜 섭취하기 때문에 살이 빠진다'고 말이다.

저탄수화물 식습관으로 다이어트를 고려하고 있는 사람들은 반드시 이 47페이지 분량의 문서를 처음부터 끝까지 읽어야 한다.[16]

치명적인 저탄수화물 열풍

당신이 탄수화물을 충분히 섭취하기만 하면 몸속에 켜켜이 쌓인 지방도 완전히 분해할 수 있다. 그러나 당신의 몸에서 연소할 탄수화물이 고갈되면 유일하게 남은 방법은 무엇일까. 그렇다. 앞에서 언급한 것처럼 소위 '케톤'과 같은 유독 부산물을 생산하는 경로를 이용하여 지방을 비효율적으로 태우는 것이다.

신장은 케톤과 같은 독소를 제거하는 데 도움을 주기 위해 칼륨과 칼슘과 같은 미네랄을 사용한다. 앳킨스 다이어트Atkins Diet를 하는 사람들의 소변에는 이 미네랄이 들어 있다. 그리고 과도한 지방을 태우기 위해서는 미네랄을 사용해야 하므로, 이 미네랄이라는 전해질의 수치가 혈액 내에서 아주 낮아지는데, 이는 치명적인 심장 부정맥을 초래할 수 있다.

현재 하버드의 영양책임자는 모든 의사들이 앳킨스 다이어트의 부작용을 경고하는 유인물을 배포해야 한다고 조언한다. 케톤증(주요 에너지원을 지방에서 꺼내 쓰도록 전환하는 물질대사 상태)의 증상에는 만성피로, 갑작스런 체력저하, 현기증, 두통, 혼란, 복통, 자극과민성, 메스꺼움과 구토, 불면증, 그리고 입냄새 등이 포함된다.

미암연구소는 케톤증과 관련된 부작용을 살펴본 후 다음과 같이 밝혔다. "이러한 것들은 단기적인 증상입니다. 장기적인 증상은 더 끔찍합니다."

그레거 박사의 연구결과에서는 이 치명적인 식단(앳킨스 다이어트)에 의해 발생하는 수십 가지 질병과 문제를 상세히 기술하고 있다.

- 영양실조(비타민 및 미네랄 부족)
- 암, 뇌졸중, 통풍, 골다공증, 당뇨병
- 신장, 뼈, 간, 콜레스테롤의 잠재적인 이상 징후
- 심장질환, 부정맥, 수축기능의 손상
- 신체활동장애
- 노화에 따른 혈압상승
- 일어날 때 급격한 혈압의 하락(기립성 저혈압)
- 급사

켄터키 의대 교수인 제임스 W. 앤더슨James W. Anderson 박사는 앳킨스 다이어트에 대해 다음과 같이 말했다. "이것은 비만, 심장병, 그리고 몇몇 형태의 암을 유발하는 최악의 식단이다. 앳킨스 식단은 건강을 망치는 지름길이다."

저탄수화물 식단이라는 신화를 믿는 사람들은 곡물과 과일을 포함한 모든 형태의 탄수화물을 멀리하고 그 대신 치명적으로 높은 비율의 지방과 단백질에서 연료를 공급받으려고 한다. 호모 사피엔스가 탄수화물이 전혀 없는 식품(고기와 같은)을 불로 익혀서 먹어온 것은 사실이다. 그러나 이는 우리 인간이 추운 지방이나 기아와 같은 극한 조건에서, 지방을 당분으로 바꿀 수 있는 생존 메커니즘을 가지고 있다는 것을 역설적으로 증명할 뿐이다.

우리 몸이 지방(또는 더 나쁜 단백질)에 의존하여 세포에 연료를 공급하려고 하면 할수록 건강에 엄청난 대가를 치러야 한다. 지방과 단백질을 통한 연료공급은 탄수화물에 비해 화학적으로 매우 비효율적이기 때문이다. 우리 몸은 그 과정에서 상당한 양의 필수에너지를 소비하고 유독성 폐기물을 생산한다.

'적당한 체중'은 최적의 건강상태에서 힘들이지 않고 자연스럽게 얻을 수 있는 결과다. 그러나 '최적의 건강'은 오직 체중감량을 위해 계획된 식습관을 따른다고 얻어지는 것이 아니다. 음식으로 날씬해질 수는 있지만 반드시 건강해진다고 장담할 수 없다는 말이다. 저탄수화물 식단의 추종자들은 체중감량 목표는 달성할 수는 있지만(엄청난 비만에서 과체중 정도로 이동) 장기적으로는 건강을 해친다. 엄청난 양의 동물성지방과 단백질을 섭취하라는 충고 때문에 앞으로 수없이 많은 질병들이 새로 생겨날 것이라고 나는 감히 장담할 수 있다. 고기를 마음껏 먹으면서 살을 뺄 수 있다고 주장하던 바로 그 앳

킨스 박사는 72세에 심장질환으로 사망했는데, 그의 몸무게가 120kg
에 육박했었다는 사실을 아는 사람은 별로 없다.

곡물 위주의 녹말식은 차선책이다

그러나 한편에서는, 딘 오니시Dean Ornish, 존 맥두걸John McDougall,
마이클 클라퍼Michael Klaper, 마이클 그레거Michael Greger와 같은 저명
한 의사들과 세계적으로 유명한 장수센터의 전문가들은 복합탄수화
물 위주의 '녹말식'을 권장하고 있다. 물론 이들 전문가들은 정제된
가짜곡물(전문가들에 의해 탄수화물이라 불리는)이 아니라 진짜 탄수화
물인 통곡물을 먹어야 한다고 주장한다.

이 책의 도입부에서 언급한 바와 같이, 모든 음식은 통째로 먹으
면 부분적으로 먹을 때보다 영양가가 더 높기 때문에, 이러한 조언은
상당히 올바른 방향이기도 하다. 그러나 음식물을 불로 조리하면 영
양소가 파괴되기 때문에 조리된 곡물을 진정한 자연식품이라고 할
수 없다. 사실 조리과정 자체에서 실제로 음식물의 수분이 제거된다
(물속에서 요리하면 실제로 수분이 보충되는 특정 건조식품은 제외). 수분
이 제거된 음식은 현실적으로 자연식품으로 볼 수 없다.

이 저명한 전문가들은 인간이 선천적으로 탄수화물에서 단순당
을 섭취할 수 있다는 데 동의하면서, 복합탄수화물 이외에 실질적이
고 충분한 자연식품 공급원은 없다고 생각한다. 그들은 물론 생과일

과 채소의 영양적 우수성을 인정한다. 그러나 그들은 주로 다음 세 가지 이유로 과일에 포함된 당분을 인간의 주식으로 고려하는 것이 '현실성이 없다'고 생각한다.

- **첫째, 대부분의 일반인들은 과일과 채소의 섭취에 대해 얘기할 때 채소 위주로 섭취한다고 생각하는 경향이 있다.**

   그러나 영양학자들은 채소 위주의 식단으로는 인간의 건강을 뒷받침할 수 있는 충분한 칼로리를 공급할 수 없다는 데 동의한다. 나 역시 채소만 섭취하는 식단으로는 그 어떤 사람도 건강을 유지할 수 없다는 데 동의한다. 꾸준한 비율로 체중이 감소하다가 결국에는 지탱할 수 없게 되어 심각하게 건강이 악화될 것이다.

- **둘째, 대부분의 일반인들은 인간에게 필요한 칼로리를 과일로만 충족시키는 것을 생각조차 못 한다.**

   많은 과일을 섭취하는 것이 어렵지도 않고 상당히 즐거운 일인데도, 사람들은 단지 이러한 식습관이 자신들이 생각하는 틀에서 완전히 벗어나 있기 때문에 이러한 가능성을 전면적으로 무시하는 것이다. 사실 과일이 주식인 사람이 얼마나 되겠는가? 나 역시 현대세상에서 그런 사람은 찾기 힘들다는 것을 안다. 그러나 내 주변에서 과일을 많이 먹는 사람들은 하나같이 이 식습관의 장점을 찬양하는 책을 쓰고 신문과 방송 인터뷰를 했다. 이들이 과일 위주의 식습관으로 얻을 수

있는 건강상의 장점들에 대해 이렇게 흥분하며 찬양하는 데
는 반드시 이유가 있다.

- **셋째, 대부분의 일반인들은 혈당수치에 대한 잘못된 인식과 불필요
한 걱정 때문에 과일을 칼로리의 주요 원천으로 생각하지 않는다.**

　　과일이 건강식품이라는 사실은 인정하면서도, 전문가들
은 과일 위주의 식단이 최고의 건강을 위한 유일한 가능성이
라는 명확한 사실을 발표하는 데 머뭇거리고 있다.

물론 나는 채식이나 자연식물식이라는 관점에서 이들의 놀라운
연구와 공적을 높이 평가하고 때론 존경심을 갖는다. 넓은 범주에서
보면 그들도 나의 동지라는 점을 인정한다. 이들이 주장하는 채식주
의 식단이 신체의 활력을 높이고 현격한 체중감량의 효과가 있다는
사실도 부인하지 않는다. 고기 대신 조리한 곡물을 섭취하는 사람들
은 심혈관질환이 현저하게 감소했으며 전반적인 건강의 향상을 보
인다는 사실도 부인하지 않는다.

그러나 녹말과 곡물 위주로 식사하는 사람들은 여전히 최적의
영양과 건강이라는 목표를 놓치고 있다. 이러한 복합탄수화물 식품
은 비타민C, 수용성 섬유, 미네랄과 같은 영양소가 부족하다는 말이
다. 이처럼 익힌 곡물을 먹는 것은, 달콤한 과일을 먹을 때의 편리함
과 단순함과 청결함, 그리고 자연적인 포만감과 비교할 수 없다.

곡물, 무엇이 문제인가?

1988년에 로스 혼Ross Horne은 〈프리티킨-당신은 더 잘할 수 있다〉Improving on Pritikin-You Can Do Better라는 제목의 책을 발간했다.[17] 이 책의 내용은 흥미롭다. 1970년대에 로스 혼은 네이선 프리티킨Nathan Pritikin의 '충성스러운 제자'이자, 그가 주창한 곡물 위주 식단의 '가장 적극적인 지지자'였다. 그러나 프리티킨 식단의 몇 가지 심각한 유해성(관절염과 암)을 직접 경험하고 다른 사람들의 경험도 접하게 된 후에 이 책을 쓰게 되었다. 그는 150페이지 이상에 걸쳐 곡물 위주의 식단에 수반되는 건강상의 위험요소와, 프리티킨의 주장에서 정확히 어떤 점이 문제가 되는지 상세히 기술하고 있다. 심장병을 예방할 수 있는 프리티킨의 저지방 식단을 최대한 존중하면서 다음과 같이 지적하고 있다.

"프리티킨의 저지방 식이요법이 심장병 예방측면에서는 기적과도 같지만, 심장이 건강하다고 해서 반드시 건강한 사람은 아니다. 곡물 위주의 식단은 단백질이 과도(12% 이상)하므로 관절염이나 암과 같은 다양한 문제를 유발한다."

로스 혼의 저서에는 곡물의 소비에 반대하는 설득력 있고 매혹적인 주장으로 가득 차 있다. 그는 자신의 저서 10장 '곡물은 새가 먹는 음식이다'Grains Are for the Birds를 통해 인간의 곡물 섭취에 대해 반대 입장을 분명히 표했다.[18]

나 또한 '육식을 배제하고 녹말음식과 과일의 섭취'를 주장하는 프리티킨의 의견에 일정부분 동의한다. 식단에서 동물성식품을 배제하라고 소리 높여 외친 그의 열정에 존경을 표한다. 그는 '지나친 당 함유량 때문에 과일을 제한해야 한다'고 주장하며 자신의 동맥경화증을 녹말음식으로 치료함으로써 증명해 보였다. 그 이후 그의 이론을 따르는 수천 명의 동맥경화증 환자를 치료한 것도 사실이다. 이것이 바로 복합탄수화물이 유행하기 시작한 이유다.

그러나 심장병과 그와 관련된 문제가 없어졌다고 해서 건강과 장수가 보장되는 것은 아니다. 혈액순환이 원활해지는 것 외에 다른 것들도 고려해야 한다. 혈액을 깨끗이 하는 것은 건강을 최적화하는 첫 번째 단계일 뿐이고, 두 번째 단계는 혈액의 화학작용을 바로잡아야 한다. 프리티킨은 지방독혈증에서 지방을 없애는 데 성공했지만 아직 독혈증을 완전히 해결하지 못했다. 그가 과일 속에 들어 있는 천연 당분을 다른 당분과 동일시한 것은 치명적인 실수였다.

조리된 곡물은 우리 몸을 산성 독혈증이라고 알려진 상태로 만들기 때문에, 녹말식품의 식단을 고수하는 사람들은 장기적으로 결국 암, 관절염, 만성피로, 갑상선 기능저하, 그리고 많은 건강문제의 희생자가 될 가능성을 무시할 수 없다. 곡물과 조리된 채소의 식단도 비타민을 제공하지만, 면역체계 기능을 유지하는 데 가장 중요하고 열에 의해 가장 잘 파괴되는 비타민C는, 식단에 신선한 과일을 충분히 포함시키지 않는 한 심각하게 결핍될 것이기 때문이다. 나는 신선한 천연과일이, 우리 호모 사피엔스가 건강해지는 데 필요한 연료 중에서 가장 중요하다고 주장한다.

잠시 숨을 돌리고 복합탄수화물, 정제된 단순탄수화물, 그리고 과일에 들어 있는 천연 단순탄수화물, 세 종류의 탄수화물을 더 자세히 살펴보기로 하자.

복합탄수화물: 곡물과 뿌리식물

복합탄수화물은 쌀, 옥수수, 그리고 뿌리식물(감자, 고구마, 얌, 당근, 비트, 순무, 파스닙 등) 등의 곡물, 그리고 콩류(콩, 완두콩, 렌틸콩 등)에 들어 있다. 우리는 이 복합탄수화물 공급원으로부터 빵, 케이크, 파스타, 시리얼, 팬케이크 등을 만든다.

복합탄수화물 식품은 영양적으로, 비타민과 미네랄과 각종 식물성 영양소의 최적의 공급원인 과일과 채소에 비해 열등하다. 예를 들어, 곡물은 나트륨, 칼슘, 황, 칼륨뿐만 아니라 비타민A, B, C, E 등의 함유량이 낮다. 곡물에 함유된 피트산은 아연 흡수를 크게 줄이는 항(抗)영양소다. 콩과식물은 비타민A와 C의 함유량도 낮다. 곡물과 콩류는 너무 많은 단백질을 함유하고 있어(각각 평균 10%와 20%대) 대량으로 섭취하면 문제가 생긴다.

옥수수, 완두콩, 그리고 당근과 비트와 같은 몇몇 뿌리채소들을 제외하고, 우리는 복합탄수화물 음식을 가공하지 않은 자연상태 그대로는 먹을 수 없다. 실제로 그 복합탄수화물을 씹고 삼킬 수 있다고 해도 우리 몸에서 소화하기는 매우 어렵다. 생으로 먹거나, 담가 먹거나, 조리해서 먹거나, 가공해서 먹거나, 정제해서 먹거나 관계없이 소화하기 힘들다. 우리 인간에게는 콩에 들어 있는 올리고당을 분해하는 소화효소가 없다. 각종 곡물과 녹말성 뿌리채소의 다당류를 분해하는 소화효소도 없다. 이것은 인간이 이러한 성분을 소비해서는 안 된다는 신호다. 우리가 어떤 음식을 소화시킬 수 있고 소화시킬 수 없는지 생화학적으로 분석하면 정확히 알 수 있다. 자연은 인간을, 살아 있는 상태의 곡물을 먹을 수 없도록 설계했다는 말이다.

산 음식을 추구하는 많은 요리사들은, 물에 적신 렌틸콩이나 야생 쌀이나 귀리와 같은 곡물을 먹을 수 있는 레시피를 고안해냈다. 삼키기 쉽지만 소화하기 어려운 재료로 만든 요리는, 우리가 한때 조리한 음식을 통해 즐겼던 수많은 맛과 질감의 '원래 맛'을 일깨워주는 것도 사실이다. 그러나 모든 경우에 곡물, 녹말성 덩이줄기, 콩류는 그것을 섭취하는 사람들에게 영양과 소화를 비롯한 각종 문제를 일으킨다. 우리 몸은 항상 약알칼리성을 원하는데도 불구하고, 조리하지 않은 곡물은 물에 담갔다가 먹어도 몸에서 산성을 형성한다.

복합탄수화물과 질병

수많은 연구결과에 의해 복합탄수화물 위주의 식단이 부정적인 건강상태와 관계있음이 밝혀졌다. 글루텐이 함유된 곡물(주로 밀, 호밀, 보리 및 귀리)은 최소 15개의 오피오이드Opioid 염기순서를 포함하고 있다. 이것은 중독성이 강한 모르핀과 유사한 물질로, 심각한 신

경질환, 변비, 메스꺼움, 구토와 같은 각종 증상을 유발한다.[19]

글루텐 과민증(소아 지방변증)은 천식, 관절염, 만성피로, 크론병, 제2형 당뇨병, 우울증, 습진, 자극과민성 대장증후군, 편두통, 림프종, 위장암 등 광범위한 다른 질병을 유발한다. 글루텐 과민증은 자폐증, 정신분열증, 그리고 몇몇 자가면역장애와 관련이 있을 수도 있다.

복합탄수화물과 첨가제

과일 없이 식단의 전부를 복합탄수화물로만 섭취하는 대부분의 사람들은 결국 심각한 건강문제에 부딪힌다. 그 이유는 대부분의 복합탄수화물 음식은 양념 없이 그대로 먹으면 맛이 없기 때문이다. 공장에서 음식을 찍어내는 식품업체들이 제일 먼저 움직였다. 밍밍하고 자극적이지 않은 복합탄수화물 위주의 식단에 소비자들이 만족하지 못한다는 사실을 맨 먼저 눈치챘다는 말이다. 그들은 첨가제를 개발해서 우리의 미각을 만족시켰다.

뇌를 파괴하고, 신경독성이 있고, 매우 중독성이 강한 향미증진제(흥분독소제라 불리는)가 특히 냉동식품과 다이어트식품 등 거의 모든 가공식품에 첨가되기 시작한 것이다.[20]

첨가제는 맛을 내지만 음식에 독을 넣는다

러셀 L. 블레이락Russell L. Blaylock 박사는 그의 저서, 〈흥분독소: 맛을 내는 독〉Excitotoxins: The Taste That Kills에서 거의 모든 가공식품에 사용되고 있는 흥분독소가 비만과 질병의 주요 원인이라고 밝혔다.

가장 흔하고 위험한 흥분독소로는 아스파탐Nutrasweet과 MSG, 그리고 자수분해 식물성 단백질, 자기분해 효모, 효모 추출물, 인조 단백질, 콩 단백질 추출물, 카세인 나트륨, 그리고 향신료와 같은 추출물들이 있다.

흥분독소는 뇌의 특수 수용체와 반응하여 특정 유형의 뇌세포를 파괴하는 물질이다. 이 중독성이 강한 신경독성 물질은 노화를 촉진하고 신경계를 자극하여 신경퇴행성 질환, 신경질환, 내분비장애, 심장마비, 뇌졸중, 종양, 시력상실, 편두통, 발작, 기타 수많은 질병을 유발한다. 또한 섬유근육통, MS, 루푸스, ADD, 당뇨병, 알츠하이머, 만성피로, 우울증과 같은 질병의 증상들을 발생시키고 또한 그 질병을 악화시킨다.

흥분독소는 달고 짠 간식에 많이 사용되는데, 이러한 물질의 사용을 제한하는 법률은 없다. 패스트푸드 체인점들은 식품 화학자들을 동원하여 피자, 타코, 프라이드치킨 등에 가능한 한 많은 첨가제를 넣는다. 바로 이것이 우리의 기분을 들뜨게 하기도 하고 계속해서 먹게 만든다. 염분이 많은 콩 제품들 또한(MSG가 들어 있는지 여부와 관계없이), 강력한 흥분독소인 글루탐산염이 들어 있다. 간장, 액상 아미노, 미소와 타마리에 대량 첨가되므로 특별히 주의해야 한다.

모건 스펄록Morgan Spurlock은 개인 다큐멘터리 〈슈퍼사이즈미〉Supersize Me에서 30일 연속 맥도날드 음식만 먹고 생활한 자신의 경험을 생생하게 묘사했다. 그는 구체적으로 흥분독소라는 용어를 쓰지는 않았지만 한 달 동안 겪었던 중독과 금단증상을 명확히 묘사했다. 마침내 정크푸드에 흥분독소가 무자비하게 첨가되고 있다는 사실을 사람들이 알게 되었고, '단 한 번만 먹는 사람은 없다'Nobody Can Eat Just One는 감자칩 광고문구의 뜻이 무엇인지 알게 된 것이다.

식이섬유는 불용성과 수용성 두 가지가 있다

우리가 흔히 먹는 육류와 정제탄수화물에는 식이섬유가 거의 없다. 특별히 동물성식품에는 식이섬유가 100% 없다.

건강을 중시하는 많은 사람들은 건강에 좋다고 생각하는 식이섬유를 보충하기 위해 통곡물 형태의 복합탄수화물을 먹으려고 노력한다. 식이섬유는 우리가 정제된 곡물(백미)을 만들기 위해 통곡물(현미)에서 제거하는 것이다. 식이섬유는 우리의 소화 및 전반적인 건강에 절대적으로 필요한 것이므로 그들의 생각이 틀린 것은 아니다.

그들은 곡물에 들어 있는 식이섬유가 우리 몸에 좋다고 생각한다. 그러나 이것은 엄격한 의미에서 사실이 아니다. 섬유질을 광범위하게 구분하면 수용성과 불용성 두 가지로 분류된다. 수용성 식이섬유는 주로 과일과 채소에서 어느 정도 발견되는 필수영양소(우리 몸안에서 만들 수 없어서 반드시 음식에서 섭취해야 하는 것)다. 이것은 물을 흡수하고 대변을 굵고 부드러워지게 한다. 끈적끈적한 젤과 같은 흡수제 역할을 하여 모든 물질이 내장을 통과하게 만든다. 불용성 식이섬유는 주로 곡물에 들어 있다.

펙틴Pectin과 구아Guar는 가장 흔한 수용성 식이섬유다. 물을 흡수할 수 있는 능력 때문에 음식을 걸쭉하게 만들 때 사용된다. 또한 내장에서의 당분 흡수를 늦춰 과일의 당분이 혈류로 너무 빨리 흡수되는 것을 막는 내장 보호기능을 한다. 아이러니하게도 의료기관에서 당뇨병 치료에 펙틴과 구아를 사용하고 있다. 그러면서도 의사들은 당뇨환자들에게 과일을 먹지 말라고 권고한다. 이것은 어찌된 일인가? 상품화된 식이섬유를 당뇨병 치료에 사용하면 돈이 되지만 천연상태의 식이섬유는 돈이 안 되기 때문이 아닌가.

의사들이 식이섬유의 기능을 진정으로 이해하기 전에 식이섬유는 '장의 수세미'라고 불렸다. 그러나 곡물(날것이든, 싹이 난 것이든, 조리된 것이든)에 들어 있는 불용성 식이섬유는 우리의 섬세한 소화관에는 지나치게 거칠다. 불용성 식이섬유는 물을 흡수하지 않기 때문에 가장자리와 끝이 날카롭다. 이러한 식이섬유는 마치 날카로운 유리처럼 우리 장의 연한 벽을 말 그대로 긁고 도려낸다. 우리 몸은 이러한 마찰에 대한 대응책으로 장벽을 보호하는 점막을 두껍게 만든다. 두꺼워진 점막은 마찰에 대한 저항력을 키우는 대신 영양분을 흡수하는 능력을 저하시킨다.

통곡물의 겉껍질은 대장운동을 촉진하는 것으로 잘 알려져 있다. 우리 몸은 자극물질을 감지하면, 결장(대장의 끝부분) 안에 있던 불순물과 함께 가능한 한 빨리 이것들을 내보내려고 노력한다. 이러한 목적(변비해소와 같은)을 위해 통곡물의 식이섬유를 섭취하는 사람은, 머지않아 같은 효과를 얻으려면 이를 더 많이 섭취해야 한다는 사실을 알게 된다. 우리 몸이 자극으로부터 스스로를 보호하기 위해 점막의 두께를 증가시킬수록 통곡물을 더 많이 섭취해야 한다. 마치 약물남용처럼 끝없는 순환인 것이다.

소화력 감소, 누출성 장증후군, 자극과민성 대장증후군, 대장경련, 장폐색, 게실염, 궤양성 대장염, 크론병 및 기타 소화기질환 등은 식이섬유의 부족이 원인이기도 하지만 거친 식이섬유의 섭취로 인해서도 발생한다는 점을 알아야 한다. 그러나 살아 있는 과일과 채소에 들어 있는 부드러운 수용성 식이섬유는 소화와 대장운동을 위한 최적의 식이섬유라는 점을 재차 강조한다.

정제탄수화물: 정크푸드

탄수화물의 두 번째 종류는 정제된 단순탄수화물이다. 쿠키, 케이크, 사탕, 그리고 각종 과자류에 들어 있는 탄수화물이다. 정제된 설탕은 모든 종류의 음료, 시리얼, 복합탄수화물 식품, 그리고 감미료 또는 가당이라는 단어가 사용된 곳에 다량으로 투하된다. 성분 목록에 옥수수시럽, 과당, 갈락토오스, 수크로오스, 덱스트로스, 덱스트린, 말토오스, 락토오스 또는 오스ose로 끝나는 모든 단어는 정제당이 첨가된 것들이다.

과일을 많이 먹지 않는 사람들은 거의 매 끼니마다 단것을 먹는다. 오렌지주스, 달콤한 시리얼, 젤리, 잼, 스위트 롤, 그리고 커피에 들어 있는 설탕으로 우리는 하루를 연다. 점심과 저녁식사 후에도 어떤 종류든 달콤한 디저트를 먹어야 식사가 완성된다. 우리는 과일에 들어 있는 '건강하고 살아 있는 달콤한 즙' 대신에, 커피와 케이크와 우유와 쿠키 등에게 하루를 내주고 말았다.

정제된 단순당(설탕과 같은)은 칼로리만 있고 영양이 없는 '가짜 칼로리'의 전형적인 예다. 모든 형태의 정제된 음식에서는 원래 영양소의 상당 부분이 제거된다. 어떤 방법으로 정제했더라도 일단 음식을 정제하면 영양가치가 낮아지고 영양의 불균형이 생긴다. 건강을 조금이라도 개선하고자 하는 사람이라면 정제된 음식을 무조건 멀리해야 한다.

일단 정제를 하면 그 정제의 정도에 따라 '영양가가 부분적으로 비어 있는 가짜 칼로리'와 '영양가가 완전히 비어 있는 가짜 칼로리'로 식품을 구분할 수 있다. 어떤 재료에 이처럼 가짜 칼로리를 첨가하면서 완성된 식품을 정크푸드Junk Food라고 부른다.

사람들은 대부분 '탄수화물' 혹은 '설탕'이라고 말하면 부정적으로 생각하도록 훈련받고 있다. 모든 통곡물과 같은 복합탄수화물이든, 설탕과 같은 단순당이든, 과일과 같은 완전식품이든 머릿속에 하나의 그룹으로 집어넣는다. 그리고 TV에서 전문가들에게 들은 대로 '과일도 당이 많아서 몸에 해로운 거 아닌가요?'라고 반문한다.

육류와 유제품 업계에서도 모든 당을 가짜 칼로리로 낙인찍고 비난한다. 이들이 마케팅을 얼마나 잘했으면 현재까지 대부분의 사람들이 정제된 단순당(빈 칼로리 정크푸드)과 과일(완전식품) 속 당분과의 차이를 이해하지 못하고 '당은 다 같은 당'이라고 생각하고 있다.

정제된 단순탄수화물의 가짜 칼로리는 음식으로서 가치가 없고 자극제 작용을 하면서 우리 몸속의 미네랄을 빼앗아간다는 사실을 알아야 한다. 그래서 치아 속의 미네랄이 빠져나와 이가 썩고, 뼈 속의 미네랄이 빠져나와 골다공증에 걸린다는 말이다. 당뇨환자들의 상당수가 치아와 뼈 상태가 부실하다는 것이 이를 증명하지 않는가 말이다. 공장을 통해 만들어지는 정제탄수화물은 그 자극과 영양결핍으로 인해 노화마저 가속시킨다는 점도 깨달아야 한다. 빨리 늙는다는 말이다.

천연 탄수화물: 과일은 왜 완전식품인가?

신선한 천연과일은 정제탄수화물과 복합탄수화물에 이어서 탄수화물의 세 번째 공급원이지만 가장 잘 알려져 있지 않은 탄수화물 공급원이다. 과일은 다른 어떤 종류의 음식보다 우리 몸에 적합하고 영양이 풍부한 음식이다. 나는 사실상 모든 탄수화물(칼로리의 80% 이상)을 신선한 과일을 통해서 공급받을 것을 권장한다. 이러한 당분은 인간에게 최적의 연료 공급원이다. 천연과일에 들어 있는 부드러운 '수용성 식이섬유'는 당분을 우리 몸에 천천히, 점차적으로 흡수시키므로 고혈당과는 관계가 없다는 사실을 분명히 밝혀둔다.

과일은 탄수화물을 섭취하기 위한 최적의 선택이다. 건강한 당분을 공급할 수 있는 유일한 음식이기 때문이다. 관습적인 교육을 받은 많은 영양학자들과 대부분의 의사들은 여전히 과일을 복합탄수화물이라고 잘못 언급하고 있다. 그 이유는 일부 식이섬유(껍질 등)가 복합탄수화물로 이루어져 있기 때문이다. 이렇게 소화가 잘 안되는 식이섬유는 본질적으로 복합탄수화물이지만, 잘 익은 과일에 들어 있는 모든 탄수화물은 단당류 및 이당류들이다. 이러한 오해는 스포츠 생리학자들에 의해 오랫동안 지적되어 왔는데, 스포츠 생리학자들은 과일 속 당분의 구조가 단순하기 때문에 모든 육체적인 활동 이전과 활동 이후에 매우 잘 작용한다는 사실을 믿고 있고, 이는 매우 정확한 판단이다. 과일은 맛과 영양가를 높이기 위해 요리할 필요가 없으며, 우리 몸에서 빠르고 쉽게 소화된다. 불과 30분 정도면 소화될 수 있다. 이는 과일 속에 효소(소화효소)가 살아 있기 때문이다. 이 효소는 섭씨 50도 정도만 되어도 모두 소멸된다. 살아 있는 음식과 죽어 있는 음식은 이처럼 큰 차이를 보인다.

건강해지고 날씬해지려면 과일로 식사하시라

과일은 거의 모든 건강 전문가들로부터 건강식품으로 평가받는다. 미국 올림픽 팀의 영양 책임자들은 과일을 마법의 음식으로 불렀다. 정부, 민간기업, 국립심장재단, 미국암협회 등 모든 주요 단체들은 우리가 과일의 소비를 늘려야 한다는 데 동의한다.

과일은 인간에게 가장 독성이 적은 음식이다. 우리 몸에서 신속하고 깨끗하게 소화된다. 또한 찌꺼기를 거의 남기지 않고 몸에서 쉽게 배출되는 물만 남겨놓는다. 당신은 날씬해지고 건강해지기 위해서 복잡해질 필요가 없다. 과일 위주의 식단과 저지방 생채식 식단은, 저지방과 녹말 위주의 채식식단에 비해서도, 건강과 에너지와 다이어트 등 모든 면에서 우월하다는 점을 분명히 밝혀둔다.

과일은 충분히 주식이 될 수 있다

식사의 한 끼를 과일로만 먹는 것은 정크푸드에 중독되어 있는 현대인에게는 낯선 개념이다. 그러나 이제부터 주목해야 한다. 과일은 영장류의 주식이 되기 위해 태어났다. 과일은 인간과 같은 영장류에게 과육을 먹이고 자신의 후손을 퍼트리기 위해 계속 진화해왔다. 따라서 과일에는 인간에게 필요한 모든 영양이 들어 있다.

우리 인간은 과일을 특별한 음식, 식사가 끝나고 먹는 후식, 마땅히 먹을 것이 없을 때 먹는 간식 등으로 생각한다. 그러나 이제부터 진짜음식으로 생각하고 한 끼 자체를 과일로만 먹는 습관을 들이는 코페르니쿠스적 전환이 필요하다.

과일이 인간의 주식이 되려면 기꺼이 관습과 통념을 제거하고, 새로운 길을 탐험하고 새로운 질문을 던져야 한다. 인간은 배울 것이 많다. 이제 시작해야 한다. 당신은 과일에 대해서 아래와 같은 질문을 던질 수 있다. 나는 그 질문에 대해서 이 책을 통해 많은 대답을 준비해두었다.

- 어떤 과일이 신선한 과일인가?
- 한 끼 식사를 하려면 블루베리(오렌지, 망고 또는 바나나 등)가 얼마나 필요한가?
- 과일을 충분히 먹은 것인지 어떻게 알 수 있는가?
- 과일을 너무 많이 먹을 수도 있는가?
- 한 입에 탄수화물을 가장 많이 공급하는 과일은 무엇인가?
- 어떤 과일이 가장 적은 탄수화물을 공급하는가?
- 각 계절마다 가장 좋은 과일은 무엇인가?
- 각각의 과일은 어디에서 왔는가?

일단 적당한 양의 제철과일과 채소를 먹는 것을 습관화시켜보자. 불로 익히지 않은 탄수화물의 형태로 칼로리의 80%를 섭취하기만 하면 된다.

호모 사피엔스는 열대과일을 먹도록 설계되어 있다

호모 사피엔스는 포유류의 한 종(種)으로서 따뜻한 기후를 가진 아프리카에서 출현했다. 700만 년 전 아프리카에서 고릴라와 침팬지와 유인원으로 분류되어 나온 다음, 10만 년 전(길게는 50만 년 전) 유인원에서 호모 사피엔스로 분류되어 출현했다. 마침내 적도 위/아래 1,600km 범위에 걸쳐 있는 따뜻한 열대지역으로 생활권을 넓혔다. 이곳은 열대과일이 풍부한 환경이다.

많은 사람들은 인간이 어디에 살든 현지에서 재배된 음식을 먹어야 한다고 주장한다. 어쨌든 이러한 음식이 '논리적으로' 인간에게 최고라고 배웠기 때문이다. 미국과 유럽 사람들은 자신이 북쪽 기후에 살고 있기 때문에, 북쪽에서 생산된 음식을 먹는 것이 가장 적절하다고 주장한다.

관습과 통념을 제거하고 곰곰이 생각해보자. 만일 여러분이 금붕어나 고양이나 개를 키우고 있다면 다른 지역으로 이사할 때마다 그들의 식습관을 본질적으로 바꾸어주는가? 동물원에서 사육당하는 동물들은 그들이 사는 동물원의 위도에 따라 완전히 다른 종류의 음식을 먹을까? 따뜻한 남프랑스 동물원의 원숭이와 추운 북아메리카 동물원의 원숭이는 서로 다른 음식을 먹을까? 이런 관점에서 보면, 우리가 각 동물종(種)의 특정한 소화생리학에 근거하여 해당 종의 고유한 음식습관을 존중해야 한다는 사실이 명백해진다.

게다가 대부분의 인간은 일 년 중 몇 달 동안만 식량을 생산하는 기후에 살고 있다. 그렇다면 나머지 기간에는 무엇을 먹어야 하는가? 인간은 해부학적으로 그리고 생리학적으로 열대지방의 음식에 분명히 적응할 수 있다. 인간은 거의 열대동물이라고 할 수 있기 때문이다. 예를 들어, 중앙아메리카에서는 대부분의 새, 상당수의 양서류와 파충류처럼 거의 모든 포유류(수달과 재규어를 제외하고)가 과일을 먹는 것으로 알려져 있다.

호모 사피엔스가 열대지방에서 벗어났다고 해서, 호모 사피엔스 본연의 자연식을 바꿔야 한다는 결론을 내릴 논리적이거나 과학적인 이유는 없다. 우리가 지구상 어디를 가든지 관계없이(심지어 지구를 떠나 다른 세계로 모험을 떠나도) 열대과일은 인간이 완벽하게 적응할 수 있는 유일한 자연음식으로 남을 것이라고 나는 주장한다.

열대지방은 호모 사피엔스의 고향이다

10만 년 전 아프리카에서 출현한 호모 사피엔스는 4만 년 전 아프리카를 벗어나 유라시아 대륙으로 이동하기 시작했다. 1868년 프랑스 크로마뇽 동굴에서 발견된 크로마뇽인Cro-Magnon Man은 대표적인 선사인류로 간주되는데, 방사성 탄소연대측정법(放射性炭素年代測定法)으로 분석한 결과 4만 년 전의 현생인류 조상인 호모 사피엔스로 밝혀졌기 때문이다. 도구의 등장과 사냥 및 농업의 발달로 인해 인구가 폭발하면서, 우리 인간은 이전에 살 수 없었던 환경으로 계속해서 이동의 범위를 넓혀왔다. 다른 선택의 여지가 없었기 때문에, 인간은 사실상 열대환경을 함께 가지고 왔다. 열대환경을 가져왔다는 말은 무슨 말일까?

우리 인간은 옷과 침구를 사용하고 열을 영리하게 활용하면서 작은 열대환경을 만들어 살고 있다는 말이다. 사실상 매순간 작은 열대지역에서 거주하는 것과 마찬가지라는 말이다. 심지어 에스키모인들도 두꺼운 옷을 입고 집을 난방해서 거의 모든 시간을 '사실상의 열대지방'에서 보낼 수 있게 되었다.

우리는 어린 시절부터 반복적인 경험을 통해 안전한 열대지방을 떠나는 것이 극도로 불편하고 위험하며 때론 목숨에 치명적일 수 있다는 사실을 배웠고 그런 지혜를 받아들였다. 또한 당신과 나를 포함한 우리 모든 인류는, 따뜻한 열대환경을 떠나서는 안 된다는 사실에 의심을 품지 않고 남은 인생을 살아갈 것이다.

과일에 대한 사랑은 예외가 없다

당연히 대부분의 사람들은 과일을 좋아한다. 어린이들도 본능적으로 좋아한다. 단것을 찾는 인간의 본능은 단순탄수화물이 포함된 과일을 찾게 만드는 자연의 신호다. 단순탄수화물은 우리 몸의 모든 세포에 연료를 공급하기 때문이다. 주위 사람들에게 한 번도 먹어본 적 없는 맛있는 열대과일을 소개해주면 모두 만족해한다. 그것이 어떤 과일인지 거의 상관없다. 사람들은 거의 항상 어떤 과일이든 즉시 친해진다. 거의 예외 없이 다음과 같이 말한다.

"와, 제가 먹어본 것 중에 최고네요!"

"맛있는 과일을 알게 해주셔서 감사합니다."

"이것만 먹고 살 수 있을 것 같아요!"

"우리 동네 어디서 구입할 수 있을까요?"

"혹시 우편으로 주문할 수 있는 방법을 아시나요?"

"비싼가요? 많이 사두고 싶은데."

"이런 비슷한 과일이 또 있을까요?"

인류는 지금까지 지구 어디서든지 항상, 다른 음식에 비해 열대과일에 대한 생리적 선호도를 보여왔다. 지리적으로 재배치된 동물원의 동물들이 원래의 물리적 환경을 필요로 하는 것처럼, 따뜻한 지역에 사는 사람들은 원래 타고난 환경의 음식을 필요로 하는 법이다. 우리가 어디에 살든지 열대과일은 호모 사피엔스의 본능이다.

사실 추운 지방에 사는 사람들은 다른 지역에 비해 과일을 더 많이 섭취할 필요가 있다. 열대지방에서는 흔한 건강에 좋은 생활조건(따뜻한 기온, 맑은 공기, 시골생활, 일 년 내내 내리쬐는 햇빛, 자연의 소리와 맑은 물 등)이 없는 곳에서 살아야 하기 때문이다. 만일 여러분이 열대과일이 부족한 추운 지역에 산다면, 비타민과 천연당분이 듬뿍 들어 있는 과일을 더 섭취하도록 노력해야 할 것이다.

인간은 과일을 먹도록 설계되어 있다는 점을 잊지 말자. 이미 수천수만 세대에 걸쳐 인간의 건강을 지켜준 습관을 다시 한 번 훈련시키는 것을 잊지 말기 바란다. 과일은 호모 사피엔스의 본능이라는 점을 재차 강조한다.

6장

단백질:
최대 10%

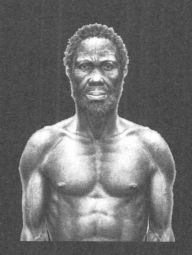

건축 중일 때는 거의 트럭 몇 대 분량의 벽돌이 필요하다. 그러나 집을 다 지었는데 트럭이 계속해서 벽돌을 배달한다면 어떤 상황이 벌어지겠는가. 인간의 식단에서 단백질도 마찬가지다. 너무 많이 섭취하면 응급상황이 발생하며 우리 몸은 지속적으로 '독성이 가득한 상태'를 유지하게 된다.

3대 영양소인 탄수화물, 단백질, 지방 중에서 단백질은 가장 많이 논의되면서 가장 많이 오해를 받는 영양소다. 이 중요한 영양소에 대한 오해를 풀기 위해 이 장에서 자세히 설명하겠다. 그 대신 이 책의 나머지 부분에서는 다시 설명하지 않겠다.

단백질의 필요성은 시장의 힘에 의해 크게 과장되었고 단백질의 기능은 오도되었다. 이 장에서는 우리에게 단백질이 필요한 이유와 저지방 80/10/10 식단에서는 어디서 단백질을 얻을 수 있는지를 설명하도록 하겠다. 먼저 단백질에 대한 오해부터 풀고 그다음에 80/10/10 식단, 탄수화물, 지방에 대한 핵심을 알아보도록 하자.

인간에게 단백질은 얼마나 필요할까?

나는 '단백질은 어디서 얻나요?'라는 질문에 종종 나만의 질문으로 대답한다. "우리에게 얼마만큼의 단백질이 필요할 거라고 생각하나요?", "현재 당신은 단백질을 얼마나 섭취하고 있다고 생각하나요?", "단백질은 정확히 우리 몸에서 어떤 기능을 하나요?", "단백질

결핍증을 가진 사람을 만나본 적이 있나요?"… 이런 것들이다.

나는 지금까지, 동물성 음식을 멀리하기 시작했거나 멀리할 것을 고려하고 있는 사람들은 많이 만나보았지만, 이러한 질문들에 적절하게 답변하는 사람은 본 적이 없다. 보통 그들은 에너지를 내기 위해 또는 병에 걸리지 않기 위해 우리에게 많은 양의 단백질이 필요하다고 말한다. 그러나 이는 전혀 사실이 아니다. 단백질의 일차적인 기능은 성장(성인들에게는 무시할 수 있는 기능)이며, 상처를 회복시키고 낡은 세포를 대체하는 기능이다.

10% 이하의 단백질이 정답이다

때때로 나는 공공기관이 추천하는 칼로리 섭취의 비율이, 식품회사를 비롯한 시장세력의 비위를 맞추기 위해 의도적으로 만들어진 것이 아닌지 의심스러울 때가 있다. 아니, 100년 이상 실험을 해봤는데 인간에게 가장 영양가가 높은 음식이 무엇인지 아직도 모른다는 것이 말이 되는가. 여전히 미국정부는 단백질 섭취가 칼로리의 10~35%를 차지해야 한다고 공식적으로 권장하고 있다. 그러나 정제된 단백질 분말과 계란 흰자로 구성된 엄격한 식단을 따르지 않는 한, 총열량의 20% 이상을 단백질에서 섭취하는 것은 현실적으로 매우 어렵다. 현재 5% 미만의 미국인들만 단백질로부터 21% 이상의 칼로리를 섭취하고 있으며, 일반적으로 11~21% 정도다.

육류단체와 유제품업계의 열띤 마케팅에도 불구하고 인간의 식단에 필요한 단백질의 양은 매우 적다. 세계보건기구[21] WHO, 미국립의약연구소[22] U.S. National Academies' Institute of Medicine, 미국립연구위원회[23] NRC를 비롯한 많은 공식기관들은 총열량의 10%만 단백질로 섭취하면 충분하다고 주장한다. 이것은 내 주장과 거의 일치한다. 나는 지금 나 혼자만의 주장을 외치고 있지 않다는 말을 하는 중이다.

젖먹이를 키우기 위한 인간의 모유는 단백질의 칼로리 백분율이 약 6% 정도다.[24] 이것만으로도 바로 성인에게는 이보다 더 많은 단백질이 필요하지 않다는 증거로서 충분하지 않은가 말이다. 급성장하는 유아는 칼로리당 단백질을 가장 많이 필요로 하는 시기이기 때문이다.

단백질(정확하게는 아미노산)은 살아 있는 세포의 구성 성분이다. 인간은 일단 성장이 끝나면 몸을 구성하고 있는 원재료가 거의 필요 없어진다. 벽돌집을 예로 들어보자. 건축 중일 때는 거의 트럭 몇 대 분량의 벽돌이 필요하다. 그러나 집을 다 지었는데 트럭이 계속해서 벽돌을 배달한다면 어떤 상황이 벌어지겠는가. 인간의 식단에서 단백질도 마찬가지다. 너무 많이 섭취하면 응급상황이 발생하며 우리 몸은 지속적으로 '독성이 가득한 상태'를 유지하게 된다.

단백질 권장량을 체중 1kg당 계산법으로 적용해보자. 2003년 미국정부기관에서 추천하는 단백질 허용량은 체중 1kg당 0.8g이다. 이는 육체노동을 하지 않고 주로 앉아서 지내며 하루에 각각 1,600칼로리와 2,200칼로리를 먹는 일반적인 여자와 남자를 위한 것으로, 이 계산에 따르면 여성은 하루 44g, 남성은 55g의 단백질을 섭취해야 한다는 권장수치가 나온다. 이 계산은 이 장 뒷부분의 '단백질 섭취량 계산법'에 자세히 나와 있다.

10%의 단백질만으로 너무나 충분하다

미국 및 국제연구소들은 권장량을 거의 두 배로 높여 안전하고 여유로운 수치를 설정했다. 예를 들어 1989년 미권장식단허용량RDA의 경우, 단백질에 대한 권장식사허용량을 체중 1kg당 하루 0.8g이면 충분하다고 발표했는데, 이는 미국인 중 97.5%의 요구에 충족시키도록 설계되었다. 이것은 다음과 같이 계산되었다.[25]

- 질소평형연구를 실시하여 땀, 소변, 대변 및 각질, 머리카락, 손톱을 통한 하루 '불가피적 손실'을 대체하는 데 필요한 단백질의 평균 양을 결정한다.
- 이 평균값에 표준편차 2개(25%)를 추가한다.
- 소화 흡수율과 단백질의 영양적 가치를 위한 편차를 추가한다.

코넬대학의 유명한 영양 생화학 명예교수인 콜린 캠벨 박사는 자신의 저서인 〈무엇을 먹을 것인가〉The China Study에서 '인간은 일상적으로 손실되는 단백질을 대체하기 위해 총칼로리의 5~6%만 단백질에서 공급 받으면 충분한데도 불구하고, 지난 50년간 대부분의 사람들이 최소 5~6%의 필수함량을 얻기 위해서 약 9~10%의 단백질이 권장되어왔다'고 밝혔다.[26]

각종 연구소들의 권고안은 사람들이 조리된 단백질을 먹는 것으로 가정해서 설정한 것이다. 불을 가해서 조리를 하면 단백질과 각종 영양소들이 상당 부분 파괴된다. 따라서 우리가 살아 있는 음식인 신선한 식물을 먹는다면 훨씬 적은 양의 단백질을 섭취하면서도 충분한 영양을 보장받을 수 있다. 그러므로 10%의 단백질(최대)은 너무 충분하고도 넘치는 양이라고 할 수 있다.

10% 안쪽의 단백질은 거의 큰 문제가 되지 않는다. 그러나 10%가 넘는 과잉 단백질 섭취는 건강을 악화시킬 수 있다. 이에 대해서는 이번 장의 뒷부분에서 설명하겠다. 과잉 단백질은 매우 중요한 문제다. 탄수화물, 단백질, 지방 중에서 한 가지를 지나치게 섭취하면 나머지의 부족현상이 나타날 수밖에 없다.

내가 강연장에서 단백질은 한 자릿수(10% 이하)로 섭취해야 한다고 말하면 사람들은 모두 놀란다. 우리 대부분은 자신도 모르게 육류업계의 마케팅에 조종당하고 있다는 사실을 알아야 한다. 거대한 자금으로 신문과 방송과 인터넷을 조종하는 육류업계와 식품업계는 아직도 당신의 귓가에 '단백질은 충분히 섭취해야 합니다'라고 속삭이고 있다. 그것이 진실이 아니라 마케팅이라는 사실을 깨닫는 사람은 거의 없다. 그것을 깨닫지 못하는 당신은 오늘도 세일하는 고기를 사기 위해 길게 줄을 서고 있으며, 단백질과 지방의 과잉으로 뚱뚱해진 당신은 헬스클럽과 병원을 드나들며 통장잔고를 걱정하는 '끌려가는 삶'을 살게 되었다.

운동선수와 보디빌더도 단백질 10%만으로 충분하다

보디빌더들은 오랫동안 과도한 단백질을 섭취해왔고 단백질이 근육을 키워준다는 잘못된 믿음으로 탄수화물 섭취를 줄여왔다. 물론 그들은 빵과 과자와 밀가루음식과 같은 가짜 탄수화물을 진짜 탄수화물(과일과 채소와 같은)과 동일시하는 전문가들의 말을 믿고 그 둘을 동일시한 것도 사실이다. 그러나 진실은 이것이다. 근육을 키워주는 것은 오직 근력운동이라는 사실 말이다. 탄수화물이 부족하면 우리 몸은 단백질을 탄수화물로 변환시킨 다음(에너지가 엄청나게 소모되는 과정을 겪으면서) 이것을 연료로 사용하기 때문에 단백질 요구량이 높아지는 악순환마저 겪게 된다.

추가 단백질은 필요가 없다

미의학연구소[OM]의 식품영양위원회[FNB]가 실시한 단백질 요구량에 대한 광범위한 연구결과, 신체활동을 위해서 특별히 단백질을 추가할 필요가 없음이 밝혀졌다. 보디빌더들은 아래 이 연구결과에 주목해야 할 것이다.

> "근육의 발달에 필요한 적은 양을 제외하고는, 근육활동을 위해 추가로 단백질이 필요하다는 증거는 거의 없다. 힘든 노동과 운동처럼 땀을 많이 흘리게 하는 격렬한 활동은 피부의 질소손실을 유발한다. 그러나 따뜻한 환경에 적응함으로써 과도한 손실(피부를 통한 땀 손실 등)을 줄일 수 있으며, 땀으로 배출된 독소로 인해 신장의 부담을 부분적으로 보상할 수 있다. 노동이나 운동을 위해 단백질을 추가로 보충하는 것은 무의미하다."[27]

80/10/10 식단을 따르는 현명한 보디빌더들은, 진짜 탄수화물로부터 충분한 칼로리를 공급받으면 단백질 요구량이 급격히 떨어질 뿐만 아니라 에너지가 증가하고 근육이 성장한다는 사실을 모두 깨닫게 되었다.

캐나다에서 수년간 보디빌더로 활동해온 리사 오본Lisa Oborne은 80/10/10 식단으로 전환한 후에, 주변의 트레이너 중 그 누구도 경험한 적이 없는 속도로 급성장하면서 커리어 사상 최고의 성적을 냈다고 증언한 바 있다.

모든 식물에는 단백질이 충분히 함유되어 있다

우리가 일일 칼로리 필요량을 충족시키기에 충분한 음식을 먹는 다면, 단백질에서 약 5%의 칼로리를 섭취하는 것은 전혀 어려운 일이 아니다. 단백질 염려증을 내려놓으라는 말이다. 모든 식물성식품에는 단백질이 포함되어 있다. 흰쌀만 먹는다고 해도(권장하지는 않지만) 하루에 8%의 단백질을 섭취하게 될 것이다.

단백질은 단순한 구성요소(아미노산)를 사슬(폴리펩티드 사슬)에 함께 결합시켜 만든 복잡한 분자이다. 20여 가지 아미노산이 단백질을 합성하는 데 사용되며, 그중 8개 또는 9개는 필수로 지정된다(출처에 따라 다름). 우리가 영양성분을 얘기할 때 필수비타민이나 필수아미노산 등 '필수'라는 용어가 자주 사용된다. 이때 '필수'라는 용어는 우리 몸에서 합성할 수 없기 때문에 해당 영양소를 직접 먹거나 다른 방법으로 반드시 섭취해야 한다는 것을 의미한다.

단백질 신화는 폐기되었다

1970년대에 미국인들은, 모든 필수아미노산은 우리 몸에 항상 필요하므로 식사 때마다 충분히 단백질을 섭취해야 한다고 교육받았다. 그러나 이후 실시한 연구에서 이것이 불필요하다는 결론이 도출되었다. 〈불완전한 단백질 이론〉Incomplete Protein Theory의 저자인 프란시스 무어 라페Frances Moore Lappé는 20년 후에 자신의 이론이 완전히 틀렸다고 반성하면서 주장을 철회했다. 우리 인간은 각종 필수아미노산이 필요하지만 한꺼번에 먹을 필요도 없고 매일 먹을 필요도 없다고 그녀는 결론지었다.

단백질은 어디에서 나오나

어리석은 우리 인간은 단백질을 음식으로 먹어야 단백질이 생긴 다고 믿고 있다. 그러나 그것은 진실이 아니다. 음식에 있는 단백질 이 단백질을 생성하는 유일한 원천이 아니라는 말이다. 우리 몸은 매 일 100g에서 300g의 단백질을 효율적으로 재활용한다. 새로운 단백 질을 만들어낼 수 있는 아미노산 풀Amino Acid Pool, 이해하기 쉽게 말 하자면 '아미노산 공장'이 있다는 말이다. 우리는 우리가 섭취하는 단백질 음식뿐만 아니라, 몸속에 있는 단백질을 분해함으로써 아미 노산을 이 공장에 첨가한다.

우리는 과일과 채소로 구성된 식단만으로도 필요한 단백질 양을 쉽게 충족시킬 수 있다. 당신은 단백질을 재생하는 공장에 신경 쓸 필요가 없다. 식사 때마다 단백질을 위해서 특정한 음식을 섭취하는 데 신경 쓰지 않아도 된다는 말이다. 아래 표는 우리 주위에서 쉽게 구할 수 있는 21개의 과일 및 채소, 그리고 5개의 동물성식품에 함유 된 단백질의 칼로리 백분율을 비교한 것이다.

다음의 수치를 통해 과일에는 일반적으로 4~8%의 단백질이 함 유되어 있고, 어떤 과일은 이보다 더 많이 함유되어 있다는 것을 알 수 있다. 놀랍게도 우리가 주로 먹는 채소에는 약 10~30%의 단백질 이 들어 있다(그러나 채소는 칼로리가 너무 낮아서 많은 양을 섭취해도 우

● 일반 식품의 단백질 함량28 (칼로리 백분율)

식품	단백질	식품	단백질
살구	10%	아스파라거스	27%
바나나	4%	브로콜리	20%
체리	6%	양배추	15%
오이	11%	당근	6%
적포도	4%	옥수수	10%
오렌지, 발렌시아	7%	케일	16%
복숭아	8%	양상추, 녹색 잎	22%
딸기	7%	시금치	30%
적토마토	12%	체다 치즈	26%
수박	7%	전지유	23%
구운 감자	7%	수란	37%
흰쌀	8%	초콜릿 아이스크림	8%
스파게티	14%	다진 쇠고기 (평균)	50%

리의 일일 단백질 비율이 거의 증가되지 않는다). 그럼에도 불구하고, 다양한 생과일과 채소로 엄격하게 구성된 음식의 칼로리 백분율을 계산해보면 일반적으로 약 5-8%의 칼로리(적절하고 건강한 최고 단백질의 양)를 단백질에서 공급받는다. 육류나 생선과 같은 농축단백질을 섭취하지 않고도 너무나 충분하다는 말이다.

　주류 영양학에서는 단백질의 질을 '건강에 얼마나 좋은가'를 기준으로 하지 않고 '얼마나 효율적으로 신체성장을 촉진하는가'를 기준으로 삼는다. 그들은 우유와 달걀의 단백질을 최고의 품질로 여긴다. 그러나 콜린 캠벨 박사에 따르면 식물성 단백질이 가장 건강한 단백질이라는 사실을 증명하는 설득력 있는 연구가 수도 없이 많이 나와 있다고 한다.[29] 많은 사람들은 이 진실과 마주치면 당황한다. 그러나 야생에서 인간과 가장 유사한 DNA를 가진 영장류들이 무엇을 먹고 사는지(주로 과일과 채소로 구성된 식단) 현장학습을 해보면 이 사고의 논리를 비로소 납득하게 된다. 인간보다 일반적으로 5배나 더 힘이 센 침팬지나 오랑우탄이, 과일과 채소로는 단백질이 항상 부족해서 사자와 늑대처럼 다른 동물의 시체를 호시탐탐 노린다는 얘기를 들어보았는가?

미국인들은 평균 16%의 단백질을 섭취한다

소비되는 칼로리의 백분율로 볼 때, 고기, 계란, 생선, 우유 위주의 일반적인 미국식 식단의 경우 단백질 섭취 칼로리가 11~21%를 차지한다. 저지방 채식 위주의 식사를 실천하는 사람들은 소수인데 이들은 '10% 이하의 건강 단백질수치'로 줄일 수 있는 사람들이다. 의도적으로 고단백 식품을 섭취하는 사람들은 30% 정도의 단백질을 섭취한다. 또한 보디빌더와 운동선수들은 많은 양의 계란 흰자와 단백질 파우더를 통해서 40~50%의 단백질을 섭취할 가능성이 높다.

정확하게 말하면 '고단백 식단'이란 존재하지 않는다. 단백질이 섭취 칼로리의 대부분을 차지하는 식단이라고 해도 말이다. 단백질 강박증에 걸린 듯 '단백질이 인간을 살린다'는 신념에 붙들린 사람들조차 자신의 식단에서 단백질이 차지하는 비율이 이렇게 낮다는 사실을 쉽게 믿지 못한다. 나는 지금 이 수치를 조작하지 않았다. 미질병통제예방센터CDC에 따르면, 2000년 미국인의 평균 단백질 섭취량은 남성 15.5%, 여성 15.1%였다. 이러한 수치는 수십 년 동안 일관되게 진행해온 수치다. 1970년대에는 각각 16.5%, 16.9%였다.[30]

미권장식단허용량The U.S. Recommended Dietary Allowances 제10판 (1989년)에 따르면 미국 농무부의 1977~1978년과 1985년 조사결과, 미국인들이 섭취한 총칼로리 중 14~18%가 단백질에서 공급된 것으로 나타났다. 칼로리 섭취의 대대적인 변화에도 불구하고, 이 비율은 성별과 유아를 제외한 모든 연령 그룹의 남녀 모두에게서 유사하다. 또한 가계소득, 도시화, 또는 인종을 기준으로 할 때도 거의 변화가 없다. 설문조사에서 언급하지 않을 가능성이 있는 식품항목(알코올, 음료, 과자 등)은 에너지를 제공하지만 단백질은 거의 제공하지 않는다. 따라서, 오히려 단백질의 칼로리 백분율이 과대평가될 가능성마저 있다.[31]

어떻게 미국인들은 고단백 식품을 먹는데도 전체 칼로리의 20% 미만으로 단백질을 섭취하는 것일까? 정답은 지방 때문이다. 일반적으로 소비되는 대부분의 단백질 음식(고기, 생선, 계란, 우유, 각종 공장

음식 및 견과류와 씨앗류)이 사실은 엄청난 양의 지방을 포함하고 있기 때문이다. 이 때문에 단백질 수치가 총 섭취 칼로리의 비율에서 훨씬 낮아진다. 예를 들면 다음과 같다.

- 달걀은 60% 이상의 지방을 함유하고 있다.
- '저지방 다진 쇠고기'조차 60%의 지방을 함유하고 있다.
- 체다 치즈는 72%의 지방을 함유하고 있고 크림치즈는 88%를 함유하고 있다.
- 아몬드와 해바라기씨는 각각 73%의 지방을 함유하고 있다.

사실 일반적인 양의 '고단백 슈퍼푸드'는 칼로리 백분율에서 단백질의 비율을 거의 늘리지 않는다. 예를 들어 10g의 스피룰리나는 약 7g의 단백질을 공급한다. 이것은 단백질 비율을 16%에서 17.2%로 높일 수 있다. 다른 말로 하면 상당한 양의 분말 단백질을 보충하지 않는 한, 단백질로 총칼로리의 1/3을 지속적으로 섭취하는 것이 극도로 어렵다는 말이다.

내가 강조하는 10%의 단백질 칼로리조차도 사실 모든 기준에서 건강하다고 여겨질 수 있는 최대한의 단백질이기 때문에 이것은 좋은 소식이다. 우리는 누구나 단백질을 10% 이하로 낮출 수 있다.

단백질 10% 이상은 왜 위험한가?

　육류 및 육가공업을 지지하는 전문가들은, 매일 꾸준히 고기를 먹지 않으면 질병과 사망위험이 높아진다고 주장한다. 그러나 그것은 진실이 아니다. 당신은 고기를 섭취하면 할수록 질병 가능성이 더 높아진다는 사실을 알아야 한다. 내가 이렇게 말하면, 건강을 위해서 많은 양의 단백질이 필요하다고 그릇된 교육을 받은 당신은 아마 눈을 크게 뜨고 놀랄 것이다. 당신은 죄가 없다. 당신은 모두 육류마케팅의 희생자일 뿐이다. 이제 그 반대가 진실이라는 사실에 당신은 귀를 열어둘 필요가 있다. 비만이 되고 암에 걸린 책임은 모두 당신에게 주어지기 때문이다. 육류마케팅으로 돈을 번 사람들은 단 한 푼도 당신의 질병에 성금을 내는 법이 없다.

　'과잉단백'은 변비와 같은 증상들과 독혈증을 유발하는 소화장애 그리고 암과 같은 모든 종류의 질병과 깊은 인과관계가 있다. 자가면역질환, 관절염, 조로, 간기능장애, 신부전, 골다공증 그리고 기타 많은 퇴행성 질환들은 우리가 필요 이상으로 단백질을 섭취하는 '과잉단백'이 그 원인이다.

　일반적으로 단백질식품은 우리 몸에서 높은 산성을 형성한다(콩류와 같은 고단백 식물성식품도 마찬가지다). 단백질식품은 일반적으로 산성미네랄인 염소와 인, 그리고 유황을 함유하고 있기 때문이다. 우리 몸은 항상성을 유지하기 위해 단백질 과다섭취에 의해 발생되는 산성을 억제할 필요성을 느낀다. 우리 몸은 항상 약알칼리성을 유지하기 위해 끊임없이 노력한다. 불행하게도 이 과정에서 우리 혈류에 있는 소중한 알칼리성 미네랄인 칼슘이 빠져나간다. 뼈와 치아에 있는 칼슘이 혈류로 빠져나감으로써(혈류의 칼슘수치를 일정하게 유지하기 위해서) 골다공증과 충치가 유발되는 것이다. 육류와 유제품 소비가 많은 서구의 선진국들(미국, 영국, 스웨덴, 핀란드 등)이 골다공증 환자순위 1위를 서로 차지하려고 오늘날에도 다투는 이유다. 인간의 몸을 날씬하게 유지시키고 에너지를 제공할 수 있는 최적의 단백질이 과일과 채소에 함유되어 있다는 사실은 결코 우연이 아니다. 또한 과일과 채소가 공급하는 살아 있는 미네랄이 알칼리성 무기질(칼슘, 나트륨, 마그네슘, 칼륨 등)이라는 사실도 결코 우연이 아니다. 우리 호모 사피엔스는 지구상의 거의 모든 영장류처럼 과일과 채소를 먹도록 설계되었고 그렇게 진화했기 때문이다.

단백질 섭취량 계산법

일반적으로 미국의 단백질 허용섭취량은 체중 1파운드(450g)당 0.36g 정도다. 그러나 내가 주장하는 권장섭취량은 약간 다르다. 나는 체중이 아닌 섭취한 총칼로리의 백분율로 산정하기 때문이다. 나는 이 방법이 훨씬 더 효율적이라고 믿는다. 소비하는 에너지는 개인마다 엄청난 차이가 있기 때문이다. 같은 몸무게라 할지라도 앉아서 일하는 사람과 운동선수는 서로 10배까지 달라질 수 있기 때문이다.

57kg의 여성: 45g

- 단백질 0.36g x 57kg(125파운드) = 하루 45g의 단백질.
- 45g의 단백질에 대략 180칼로리 포함(45 x 4 = 180).
- 만일 이 여성이 주로 앉아서 일하고 하루에 약 1,800칼로리를 섭취한다면, 이 단백질의 양은 하루 총칼로리의 10%를 차지할 것이다.
- 만일 이 여성이 더 활동적으로 생활하고 하루에 2,300칼로리를 먹는다면, 180칼로리의 단백질은 총칼로리의 8%를 차지할 것이다.

79kg의 남성: 63g

- 0.36g의 단백질 x 79kg(175 파운드) = 하루 63g의 단백질.
- 63g의 단백질에 대략 252칼로리 포함(63 x 4 = 252).
- 만일 이 남성이 주로 앉아서 일하고 하루에 약 2,400 칼로리를 섭취한다면, 이 단백질의 양은 하루 총칼로리의 10%를 살짝 넘을 것이다.
- 만일 이 남성이 더 활동적으로 생활하고 하루에 3,000칼로리를 먹는다면, 252칼로리의 단백질은 총칼로리의 8%를 차지할 것이다.

그러나 나는, 나를 찾아오는 환자들이 체중에 비해 훨씬 적은 단백질을 소비하는 것을 염려하지 않는다. 개인적인 경험에 의하면 열에 의해 변질되지 않은(살아 있는) 고품질 단백질로부터 약 5%의 칼로리를 공급받는 것이 가장 적절하고 건강에 좋다고 강하게 주장한다.

'총칼로리의 5%의 단백질 섭취가 가장 적절하고 건강에 좋다'는 나의 주장은 결코 급진적인 개념이 아니다. 만일 어느 정도의 단백질 섭취가 건강에 좋은지 알고 싶거나 높은 단백질 섭취가 건강에 해롭다는 명백한 증거를 원한다면, 콜린 캠벨의 탁월한 저서 〈무엇을 먹을 것인가〉[32]를 읽어볼 것을 강력히 권장한다. 당신이 교육받아온 그릇된 편견을 바꾸는 데 큰 도움이 될 것이다. 이 훌륭한 책을 읽고 나면 식물성식품이 공급하는 5%의 단백질만으로 건강에 충분하고도 넘친다는 사실을 알게 될 것이다.

과일 및 채소의 살아 있는 단백질

당신이 과일과 채소로만 식사를 할 경우 총 섭취 칼로리 중에서 단백질 칼로리가 차지하는 비율은 5% 또는 이보다 살짝 더 높을 것이다. 견과류나 씨앗을 약간 첨가하면 단백질 섭취 비율이 약간 증가한다. 예를 들어보자.

- 복숭아 10개(420칼로리)를 먹으면 7g의 단백질을 흡수한다.
- 바나나 10개(1,085칼로리)를 먹으면 12g의 단백질을 흡수한다.
- 토마토 3개로 만든 수프 한 그릇에 오이 2개(150칼로리)를 먹

으면 7g 이상의 단백질을 흡수한다.

- 즙을 낸 신선한 오렌지주스 1파인트(473ml, 225칼로리)를 마시면 3.5g의 단백질을 흡수한다.
- 중간 크기의 양상추 한 개(약 50칼로리)를 먹으면 약 5.5g의 단백질을 흡수한다.
- 지금까지 총 1,930칼로리만 먹었는데도 단백질 소비량은 35g이다(전체 칼로리의 6% 이상).

내가 권장하는 총칼로리 섭취량은 대부분의 공식적인 권장량보다 다소 높다. 나는 사람들의 체중을 늘리기 위해 이 수치를 권장하는 것이 아니다. 칼로리 섭취를 늘리면서 적절한 운동을 병행하면 전반적인 체력과 건강이 증진된다는 사실을 알기 때문이다. 과일과 채소의 섭취를 늘리면 칼로리 소비가 늘어나면서 충분한 영양분을 확보하게 되는 것이다.

우리가 자연에서 살아남기 위해서는 건강을 유지해야 한다. 우리는 또한 모든 음식 중에서 가장 영양가가 높은 과일과 채소를 살아 있는 상태로 먹어야 한다. 살아 있는 인간에게 가장 적합한 것은 살아 있는 음식이다. 저 초원에서 자유로이 뛰어노는 얼룩말이 그런 것처럼 말이다. 인간과 유전자가 99.6%가 일치하고 치아구조가 거의 유사한 밀림의 침팬지처럼 말이다.

인간에게 단백질 결핍이란 존재하지 않는다

충분한 칼로리를 제공하는 천연식단에는 단백질의 결핍이 있을 수 없다. 콜로라도 채식주의자협회Vegetarian Society of Colorado가 발간한 책자는 다음과 같이 밝히고 있다. "빵만 먹거나, 감자만 먹거나, 옥수수만 먹거나, 쌀만 먹는 사람들을 대상으로 실시한 모든 연구에서, 이 식물성식품들이 성인의 성장과 건강을 지원하는 데 충분한 단백질뿐만 아니라 모든 필수아미노산을 함유하고 있다는 사실이 밝혀졌다."33

1999년 학술지에 실린 '식단에서 최적의 단백질 필요량' 기사는 다음과 같이 밝히고 있다. "우리 몸에 필요한 단백질의 최소필요량은 자연식물식 식단(과일과 채소와 통곡물을 위주로 먹는)이 제공하는 양보다 훨씬 더 낮을 가능성이 높기 때문에 과학적 연구가 필요하다."34

식량이 부족해서 사람이 굶어 죽기도 하는 개발도상국에서는 마라스무스Marasmus와 콰시오코르Kwashiorkor라고 알려진 단백질 영양실조가 존재하는 것도 사실이다. 그러나 이것은 일반적인 국가에서는 발생하지 않는다. 극도의 흥분과 무기력감과 근육상실과 같은 증상들은, 농축 단백질을 섭취할 때도 해결되지만 고탄수화물이나 고지방 음식의 섭취로도 해결되며 보통은 효과가 더 좋다. 단백질 결핍은 이러한 문제의 원인이 아닌 것으로 밝혀졌다. 식량부족이나 만성적인 칼로리 결핍이 우리의 근육조직을 상실하게 만드는 주범이라는 말이다.

단백질 결핍은 진실이 아니다. 이러한 이유 때문에 나는 이 책에서 세 가지 성분 중에서 두 가지에만 초점을 맞추고 있다. 바로 지방과 탄수화물인데, 이 두 가지의 소비량만 눈에 띄게 변화하는 함수관계가 있다. 한쪽이 상승하면 거의 항상 다른 한 쪽이 하락한다는 말이다. 자세히 알아보자.

7장

지방:
최대 10%

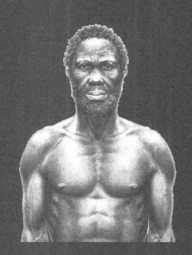

정제되고 가공된 식품이 자연에서 추출된 것이라 할지라도 우리 몸에 들어오면 치명상을 입힌다. 석유가

자연에서 추출한 것이라고 당신은 석유를 마실 것인가? 플라스틱이 자연에서 추출한 것이라고 당신은 플

라스틱을 씹을 것인가?

상업용 매체와 결탁하지 않고 진실에 접근하기 원하는 많은 양심의사들은, 살아 있는 탄수화물을 늘리고 지방을 줄이라고 조언하고 있다. 그러나 그것이 옳다는 확신이 들었다고 해서 우리 인간은 곧바로 실천하지 못한다. 금연이 가장 좋은 예다. 인간은 수십 년 동안 흡연이 건강에 치명적이라는 사실(그러나 60년대까지만 해도 의사가 하얀 가운을 입고 TV에 나와 담배광고를 한 적이 있다)을 알게 되었다. 그러나 세계보건기구에 따르면 아직도 10억 명 이상의 사람들이 담배를 피우고 있다고 한다. 성공적인 변화를 위해서는 결과도 중요하지만 그 과정에서도 행복감을 느낄 수 있어야 한다.

우리는 아직 지방을 덜 섭취하면서 행복해지는 방법을 찾지 못했다. 비교적 간단한 이 변화를 실천하지 못한 것이다. 심지어 최근 들어 비만과 만성질환이 유행병처럼 퍼지고, 광우병 발생이라는 무시무시한 사건이 있었는데도 말이다. 그러나 우리는 아직도 고기, 우유, 생선, 계란, 그리고 치명적인 식물성 기름을 줄이지 못하고 있다.

인간에게 지방은 얼마나 필요한 것일까?

미농무부는 2002년 하루 섭취 칼로리의 20~35%를 지방에서 섭취할 것을 권고했다.[35] 이 권고사항은 미국의 낙농업계와 육류업계의 금전적인 로비에 의해 만들어진 매우 과장된 수치임을 당신은 알아야 한다.

콜린 캠벨 박사는 그의 저서 〈무엇을 먹을 것인가〉에서 이 문제를 명확하게 진단하고 있다. 그는 1982년 미국립과학원National Academies of Science에서 일하는 동안, 〈식습관이 영양과 암에 미치는 영향〉Diet, Nutrition and Cancer이라는 제목의 보고서를 집필했다. 그는 이 보고서에서 과도한 지방 섭취의 위험성을 경고하고 지방 섭취의 수준을 40%에서 30%로 낮춰야 한다고 주장했다.

그러나 지방 섭취의 표준을 낮추는 것은 불가능했다. 캠벨 박사는 다음과 같이 설명했다. 그는 미농무부의 영양연구소USDA Nutrition Laboratory 소장이 다음과 같이 얘기했다고 밝히고 있다. "지방 섭취량을 30% 이하로 낮게 설정하려면 소비자들이 동물성식품의 섭취를 줄여야 하는데 이는 이 보고서의 종말을 의미합니다."[36] 이러한 지속적인 업계의 압력에도 불구하고 일부 공공기관은 더 낮은 지침을 발표하는 데 성공했다. 예를 들어, 세계보건기구 등이 의뢰한 '2003년 식이요법과 만성질환에 대한 보고서'는 15~30%의 지방으로 구성된 식단을 권고하고 있다.

그러나 육류업계와 식품업계의 연구비 지원을 받지 않는 전문가와 학자들은 지방 섭취를 더 낮춰야 한다고 주장하고 있다.

- 〈몸을 살리는 지방, 몸을 죽이는 지방〉Fats That Heal, Fats That Kill 의 저자인 우도 에라스무스Udo Erasmus는 그의 책에서, 칼로리 의 15~20%만 지방으로 섭취할 것을 권고하고 있다.[37]
- 미국에서 가장 뛰어난 심장병 치료시설로 알려진 프리티킨 장수센터The Pritikin Longevity Center에서는 지방 섭취 10%를 권 장하고 있다.[38]
- 심장병 전문의이자 베스트셀러 작가인 딘 오니시Dean Ornish 박사는 10% 이하의 지방이 포함된 채식식단을 적극 권장하 고 있다.[39]

수도 없이 많은 양심의사와 전문가들은 '지방을 줄이면 건 강이 살아난다'는 주제로 책을 발간하고 강연을 해오고 있다. 하 비 다이아몬드Harvey Diamond, 존 맥두걸John McDougall, 마이클 클 라퍼Michael Klaper, 윌리엄 해리스William Harris, 루스 하이드리히 Ruth Heidrich, 마이클 그레거Michael Greger, 닐 버나드Neal Barnard 등 이 그들이다. 이 전문가들은 식물성 지방이 총칼로리 중에서 약 10%를 차지하는 것이 바람직한 수준이며, 지방이 10% 중반 이 상으로 증가하면 건강이 급속도로 나빠진다는 데 동의하고 있다. 그러나 대부분의 미국인들은 이보다 무려 4배를 섭취하고 있는 실정이다.

그러나 지금은 수많은 양심학자들의 영향으로 대부분의 전문가들도 지방의 적정비율이 '최고 10%대'라는 데 동의하고 있다. 육류업계와 식품업계의 영향을 받은 정부기관만이 20~30%의 지방을 권고한다. 나는 칼로리의 20% 이상을 지방에서 섭취해야 한다고 주장하는 전문가들은 가급적 멀리하는 편이다. 그들에게서는 왠지 돈 냄새가 나기 때문이다.

몇 년 전 나는 유명잡지에 수록된 당시 미올림픽팀 영양책임자와의 인터뷰 기사를 읽었다. 이 인터뷰에서 그 책임자는 '운동선수의 식단에서 지방과 단백질과 탄수화물의 비율은 선수가 1마일을 달리든, 마라톤을 하든, 역기를 들든, 탁구를 치든, 사격을 하든, 포환을 던지든 달라지지 말아야 한다'고 주장했다. 그 책임자는 각 운동선수마다 다르게 권장하는 유일한 영양상의 변화는 음식이나 칼로리 백분율(탄수화물과 단백질과 지방의 비율)이 아니라 소비되는 칼로리의 총수치라고 했다. 또한 그는 과일이야말로 모든 운동선수들에게 마법과 같은 음식이라고 주장했다. 세상이 조금씩 현명한 쪽으로 변화하고 있다는 사실을 확인한 순간이었다. 국제올림픽위원회는 그들이 펴낸 〈음식, 영양 그리고 운동성과〉Food, Nutrition and Sports Performance라는 책에서 과일과 채소 위주의 식단이 선수들의 건강에 가장 좋으며, 가능한 최고의 성적을 내준다고 결론지었다.[40] 세상은 진실을 향해 나아가고 있다.

지방은 우리 몸에서 무슨 일을 할까?

나는 지금 지방을 과소평가하려는 것이 아니다. 지방은 나름대로 몸에서 반드시 필요한 성분이다. 지방이라고 항상 나쁜 것은 아니다. 지방은 농축된 연료공급원으로 탄수화물이나 단백질에 비해 무게당 2배 이상의 칼로리를 제공한다. 지방은 우리 몸에 포만감을 주는 것도 사실이다. 소화가 매우 어렵기 때문이다. 음식에 들어 있는 지방은 지용성 비타민의 유일한 공급원이다. 식품에 들어 있는 지방은 전문가들에 의해 필수지방산으로 오해받는 성분이기도 하다. 지방은 인체에서 아주 중요한 역할을 한다. 지방은 호르몬 생산에서 필수적이다. 그러나 모든 성분이 그렇듯이 과도한 지방 섭취가 문제를 일으킨다. 과도한 지방 섭취는 호르몬에 나쁜 영향을 미친다. 또한 지방은 우리 몸의 세포들이 영양소를 흡수하고 폐기물을 배출하고 조절하는 데 큰 역할을 한다. 지방은 우리 몸의 주요 단열재다. 우리를 추위와 열로부터 보호하고, 신경을 통해 전기가 흐를 수 있게 하며, 중요한 장기를 질병과 충격으로부터 보호한다.

지방의 종류

당신을 포함한 대부분의 사람들은 '지방은 그냥 지방'이라고 생각한다. 사실 지방에는 여러 종류가 있다. 어떤 지방은 좋은 것으로 간주되고, 어떤 지방은 나쁜 것으로 간주되고, 또 어떤 지방은 평판이 갈린다. 어떤 지방은 실온에서 고체이고 어떤 지방은 실온에서 액체다. 어떤 지방은 몸에서 소화할 수 없는 반면, 어떤 지방은 우리 몸에서 없어서는 안 된다. 겉으로 드러나는 지방과 숨어 있는 지방, 짧은 사슬, 중간 사슬, 긴 사슬의 지방, 포화지방, 단일불포화지방, 그리고 고도불포화지방 등이 있다. 또한 조리된 지방과 날것 상태의 지방도 있다. 그렇다. 분명히 차이가 있다. 더 중요한 것은, 우리 몸에서 작용하는 관점에서 볼 때 동물성지방과 식물성지방 사이에는 매우 큰 차이가 있다는 점이다.

지구상에는 지방이 넘쳐나지만, 인간이 맨손으로 정글 속에서 살아간다면 최소한의 지방조차 입에 넣기가 매우 어려울 것이다. 그것도 계절이 맞아야 가능하다. 인간과 DNA가 가장 유사한 영장류들은 지방이 매우 적은 음식을 먹는다. 그들은 지방이 아닌 과일과 채소를 통해 칼로리를 공급받는다. 지방에 대해 좀 더 자세히 살펴보자.

지방산은 모든 지질Lipids(지방, 기름, 왁스, 스테롤, 트리글리세리드를 포함하여 물에 녹지 않는 기름진 물질을 의미하는 용어)의 기본구조 중 하나의 성분이다. 지방산은 지방이라는 건물을 만드는 하나의 벽돌이라고 생각하면 된다. 모든 자연식품에는 지방산이 존재한다. 지방산이 더 복잡한 지질구조와 결합하게 되면 그 지방산은 그 지질이 가지고 있는 특성을 띠게 된다.

보이는 지방, 숨어 있는 지방

겉으로 드러난 지방은 우리가 음식 속에서 볼 수 있거나 적어도 느낄 수 있는 지방이다. 인간의 혀는 지방의 맛을 구별할 수 없기 때문에 손이나 입술로 기름진 느낌을 감지한다. 순수한 지방 자체는 맛이 거의 없다. 어떤 음식이 기름지다면 우리는 주의를 해야 한다. 자신이 실제로 섭취하는 지방의 양을 들으면 많은 사람들이 놀랄 것이다.

겉으로 드러나서 눈에 보이는 지방에는 생선, 가금류, 소고기, 돼지고기, 달걀과 유제품, 견과류와 씨앗류, 올리브, 아보카도 등이 있다. 모든 종류의 튀긴 음식은 지방이 매우 많으며 겉으로 드러난 지방으로 간주된다. 치즈케이크, 아이스크림, 페이스트리, 땅콩사탕과

● **음식별 지방 함유량 (칼로리 백분율)**

- 견과류 및 씨앗류: 지방 60~90%
- 핫도그와 소시지: 지방 70~85%
- 소갈비: 지방 65~80%
- 햄버거 패티: 지방 55~63%
- 껍질이 있는 닭고기, 구이: 지방 36~63%
- 프렌치프라이: 지방 45%
- 초콜릿칩 쿠키: 지방 45%
- 애플파이: 지방 40%
- 황새치 구이: 지방 30%
- 저지방 사워크림 1/4컵과 구운 감자: 지방 20%
- 껍질을 벗겨 석쇠에 구운 닭가슴살: 지방 20%

같은 디저트 역시 지방함량이 매우 높다. 그러나 이 모든 음식들은 일반적인 미국식 식단에서 소비되는 지방의 절반도 차지하지 않는다. 보이지 않아서 숨어 있는 지방에 대해서는, 이 책을 읽고 있는 당신을 포함해서 많은 사람들이 문외한이다.

위에서 언급한 지방 외의 것들은 종종 '보이지 않는 지방'으로 언급된다. 나는 이 책에서 '숨어 있는 지방'으로 부르도록 하겠다. 몰래 숨어 있는 지방이 세상에 널려 있다는 사실을 당신은 알 필요가 있다. 채소에도 지방이 있다면 당신은 고개를 갸우뚱할 것이다. 그러나 채소, 달콤한 과일, 달지 않은 과일(토마토와 같은)에도 지방이 칼로리 백분율로 무려 3~5% 정도나 들어 있다. 이는 우리 인간에게 필요한 칼로리를 충분히 충족할 수 있을 만큼의 양이다. 눈에 보이는 지방(고기, 생선, 계란, 우유, 식물성 기름과 같은)을 먹지 않아도 과일과 채소를 통해서 지방을 충분히 섭취할 수 있다는 말이다.

살아 있는 음식인 과일과 채소(지방이 칼로리의 10%를 넘지 않도록 매우 적은 양의 견과류, 씨앗류, 지방이 많은 과일을 함께 먹을 경우)는 우리의 모든 영양상의 필요를 충족시키기에 충분한 지방을 제공한다.

고체지방과 액체지방

당신은 수프가 식었을 때 위에 굳어 있는 것이 지방이라는 사실을 안다. 버터 스틱이나 스테이크 가장자리에 있는 흰색 물질이 지방이라는 사실도 잘 안다. 그러나 대부분 액체지방(오일)을 지방으로 인식하는 것에는 인색한 경향이 있다.

모든 오일은 지방이지만, 모든 지방이 오일은 아니다. 그 차이가 무엇일까? 오일은 실온에서는 액체 상태인 지방이다. 고체지방과 액체지방 모두 영양적으로는 지방의 역할을 한다. 호두와 아보카도 안에는 오일과 지방 모두가 존재한다. 잣에서는 오일을 분리할 수 있지만 양상추에서는 오일을 분리할 수 없다. 80/10/10 식단은 어떤 식품에서 분리(추출)된 액체지방, 즉 공장을 거쳐 나온 상품화된 오일을 권장하지 않는다. 그보다는 그 오일이 포함되어 있는 바로 그 음식을 가공하지 않고 통째로 먹을 것을 권장한다. 특히 고체지방(마가린이나 버터와 같은)이 들어 있는 음식은 좋지 않다.

'저지방 2% 우유'가 실제로는 35%라고?

당신은 아마도 마트에서 '저지방 2% 우유'라고 상표를 붙인 우유를 보았을 것이다. 그것은 미묘한 속임수다. 여기서 2%라는 것은 전체 무게에 포함된 지방을 의미한다. 앞에서도 계속 언급했지만 우리는 칼로리 백분율로 계산하는 습관을 가져야 한다. 칼로리 백분율로 따지면 지방이 무려 35%(일반우유는 지방이 55%)라는 사실을 당신은 알고 계신가?

더 정확하게 하기 위해서 예를 들어보자. 아래 예는 식품업체의 마케팅이 얼마나 당신의 시선을 왜곡하고 있는지 잘 보여준다.

전지유 100g은 60칼로리를 함유하고 있다.
그 무게 100g의 구성성분은 다음과 같다.

· 88.3g의 물
· 0.7g의 회분(석탄이나 목탄이 다 탄 뒤에 남는 불연성 광물질)
· 4.5g의 탄수화물(g당 x 4칼로리 = 18 탄수화물 칼로리)
· 3.2g 단백질(g당 x 4칼로리 = 13 단백질 칼로리)
· 3.3g의 지방(g당 x 9칼로리 = 30 지방 칼로리)
총 100g

위에서 볼 수 있듯이 우유 무게의 88%(물)는 칼로리를 제공하지 않는다. 나머지 12g 중에서 3.3g이 지방인데, 이것이 바로 우유 상표에 '3.25% 유지방'이라고 표시되는 이유다.

그러나 단백질, 지방, 탄수화물은 모두 유사한 에너지 가치를 가지고 있지 않다. 지방에는 동일한 양의 탄수화물이나 단백질보다 칼로리가 두 배 이상 들어 있다. 대략적으로, 3.3g의 지방은 g당 약 9칼로리를 포함하고 있는 반면, 3.2g의 단백질과 4.5g의 탄수화물은 각각 g당 4칼로리를 함유하고 있다.

따라서 칼로리의 측면에서 전지유 60칼로리 중 절반에 해당하는 30칼로리를 지방이 공급한다. 이것은 낙농업계가 숨기고 싶어 하는 진실이다. 아래 표는 일반적인 유제품의 지방함량을 나타낸 것이다.

흥미롭게도 다음 도표에 있는 '무지방 우유'만이 유일하게 낙농

품목(100g)	칼로리	지방 칼로리	지방의 비율
전지유(3.25% 유지방)	60	30	50%
저지방 우유(2% 유지방)	50	17	35%
저지방 우유(1% 유지방)	42	9	20%
무지방 우유	35	0.7	2%

업계가 '2%'라고 표시하고 싶어 하는 '진짜 2%'의 지방이 들어 있다. 모든 동물성지방은 고체이고 모든 식물성지방은 액체라는 생각은 정확한 구분법이 아니다. 물론 시중의 일반적인 사실이기는 하다. 그러나 동물인 생선에서 추출하는 액체인 어유(魚油)와 식물인 코코넛에서 추출하는 고체 코코넛 오일도 엄연히 존재한다.

필수지방 및 비필수지방

필수지방산[41](EFA라고도 알려짐)은 우리 몸이 스스로 합성할 수 없기 때문에 이런 이름을 가지고 있다. 따라서 음식에서 섭취해야 한다. 이들은 우리 피부의 건강, 성장과 발달, 안정된 심장박동, 혈액의 응고와 부드러운 흐름 등에서 필수적인 역할을 한다. 그러나 이런 필수영양소를 너무 많이 섭취하거나, 적게 섭취하거나, 또는 잘못된 비율로 섭취하면 건강을 해칠 수 있다는 사실은 잘 알려져 있지 않다.

과거에는 두 가지 지방산이 필수지방산이라는 이름으로 홍보되어 왔다. 각각 알파-리놀렌산ALA(오메가-3), 리놀레산LA(오메가-6)이다. 그러나 흥미롭게도 최근 전문가들의 연구에 의해서, 우리 몸이 지방산을 스스로 합성할 수 있다는 증거들이 속속 발표되고 있다. 많은 전문가들이 오메가-3와 오메가-6가 필수지방산(음식을 통해 반드시 섭취해야 하는)이라는 점에 강력한 의문을 제기하고 있다. 나는 당신이 식품회사들에 의해 횡행하는 위협마케팅에 넘어가지 않기를 바란다. 리놀레 지방산과 알파-리놀렌 지방산은 둘 다 식물의 지질 구조에서 꽤 흔하기 때문이다.

필수지방산에 대한 공식적인 입장은 전문가들의 진전된 연구와 세월에 맡겨졌다. 과학자들은 초기 인류가 오메가-6와 오메가-3 지방산을 대략 1:1 비율로 소비했다는 사실을 대부분 인정한다. 이것은 인간의 뇌에서 발견되는 필수지방산과 동일한 비율이다.[42]

역사적으로 곡물 소비가 증가하고 오메가-6가 함유된 기름의 사용이 일상화되면서 이 비율은 점차 바뀌기 시작했다. 현재는 이상적인 비율을 1:1과 4:1 사이(오메가-6와 오메가-3)로 권장하고 있다. 그러나 미국인을 비롯한 선진국의 평균식단은 10~30:1의 비율을 보여주는데, 이것은 염증성 질환을 포함한 각종 질병을 유발하는 식단이다. 우리는 매일 오메가-6에서 약 3~5%의 칼로리와 오메가-3에서 약 0.5~3%의 칼로리를 공급받아야 한다. 세계보건기구WHO는 지방이 총칼로리의 15%를 차지하는 식단의 경우 총칼로리의 5~8%를 오메가-6에서, 최소 1%는 오메가-3에서 섭취할 것을 권고하고 있

● 다양한 자연식품의 EFA 함량(g)

약 25g 정도의 지방이 많은 과일과 견과류	ALA (오메가-3)	LA (오메가-6)
아보카도	0.04	0.47
아마씨	6.45	1.67
올리브	0.02	0.24
잣	0.22	7.03
호두	2.57	10.76
230g 정도의 과일과 채소	ALA (오메가-3)	LA (오메가-6)
바나나	0.06	0.10
블루베리	0.13	0.20
양배추	0.08	0.06
무화과	0.00	0.33
케일	0.41	0.31
키위	0.10	0.56
망고	0.08	0.03
오렌지	0.02	0.04
파파야	0.01	0.06
복숭아	0.00	0.19
파인애플	0.04	0.05
로메인 양상추	0.26	0.11
딸기	0.15	0.20
토마토	0.01	0.18

다.[43] 세계보건기구의 권장비율은 식단에서 지방비율이 증가함에 따라 늘어난다. 그러나 당신이 건강한 채식 위주의 식단으로 돌아간다면 이 권장비율은 현격하게 떨어진다. 2002년 미의학연구소의 식품영양위원회는 오메가-3의 적절한 섭취를 하루 1.1~1.6g으로 권장하고 있다.

당신은 최대권장량을 무시하고 최소권장량에 주목할 필요가 있다. 2,000칼로리 식단에서 오메가-3 0.5%는 10칼로리를 나타낸다. 이것은 약 오메가-3 1.1g에 해당하는데 미의학연구소의 권장범위에 충분하다. 또한 최소 1:1의 비율로 볼 때 동일한 양의 오메가-6 역시 전혀 부족함이 없다. 이 두 가지 필수지방산은 신선한 과일과 채소를 섭취하여 쉽게 얻을 수 있다. 부족하다고 여기면 가끔 견과류와 씨앗류을 섭취하면 그만이다. 현란한 용어와 수치를 동원해서 '안 먹으면 큰일 난다'고 당신을 위협하는 식품회사의 마케팅에서 벗어나기를 부탁드린다.

위 수치를 바탕으로 2,000칼로리 80/10/10 식단을 통해 다음과 같은 권장 수준의 필수지방산을 얻을 수 있다.

- 아침식사: 700g의 망고(약 3개)와 340g의 블루베리
- 점심식사: 1.2kg의 바나나(약 11개)
- 저녁식사: 450g의 오렌지, 450g의 로메인 양상추, 230g의 토마토

미농무부의 데이터베이스에 따르면 위 식단은 1.3g의 오메가-3

와 1.4g의 오메가-6를 충족시킨다. 위 식단을 실천하면 오메가-3와 오메가-6 비율이 거의 정확히 1:1 비율을 유지할 수 있다. 눈에 보이는 끈적끈적한 동물성지방을 전혀 먹지 않은 상태로도 기본적인 필수영양소가 충족된다는 말이다. 그래도 불안한 마음이 생긴다면 눈에 보이는 지방, 가령 견과류 같은 것들을 아주 조금씩만 추가로 섭취하면 그만이다. 당신의 오메가 염려증을 위안 삼기 위해서 말이다.

또한 최근 들어 평균적으로 오메가-3보다 오메가-6를 더 많이 소비하기 때문에 오메가-3를 보충해야 한다는 가짜뉴스들이 넘쳐난다. 우리가 과소비하는 어떤 영양소와 균형을 맞추기 위해 특정한 영양소를 더 많이 섭취하라고 권장하는 것은 참으로 상업적이다. 흡연으로 인한 피해를 최소화하기 위해 비타민C를 섭취하라고 조언하는 것과 같기 때문이다. 좋은 지방이든 나쁜 지방이든 지방의 소비를 계속 부추기는 것은 위험한 권고다. 우리가 애초에 건강에 해가 되지 않는 식단을 선택하기만 하면 영양의 균형을 위해 특별한 성분의 다른 것으로 보충할 필요가 없다. 식단이 이상적이라면 신(자연)은 우리 몸이 필요한 양에 맞게 자동적으로 균형을 맞춰줄 것이 당연하기 때문이다.

콜레스테롤

스테롤Sterol(스테로이드와 알코올의 조합)의 일종이자 지방질인 콜레스테롤은 모든 세포막의 구성성분으로 우리 몸에서 아주 중요하다. 콜레스테롤 그 자체로는 결코 우리 몸에 해를 끼치는 것도 아닐뿐더러 오히려 인간의 생명에 필수적이다. 콜레스테롤은 비타민D의 생산에 영향을 끼치며, 담즙염과 성호르몬인 테스토스테론Testosterone과 프로게스테론Progesterone을 만드는 데 도움을 주고, 중추신경계의 수초Myelin Sheath를 생성하는 데 도움을 주기도 한다.

1700년대 말 담석에서 발견된 콜레스테롤은 여전히 많은 연구의 대상이다. 우리는 콜레스테롤이 인간에게 필수영양소가 아니라는 사실을 잘 알고 있다. 우리 몸이 스스로 만들어내기 때문에 굳이 음식에서 섭취할 필요가 없다는 말이다. 우리의 간은 우리에게 필요한 모든 콜레스테롤을 생산한다. 그러나 우리가 정기적으로 콜레스테롤이나 포화지방을 함유한 동물성 음식을 자주 먹으면 생리학적으로 필요한 양 이상을 섭취하게 되어 건강에 해로운 결과를 낳는다. 과도한 콜레스테롤은 동맥의 벽에 축적되고 혈전이 형성되어 동맥경화증을 유발하며, 혈액의 산소 운반능력이 저하된다. 〈어느 채식의사의 고백〉The Starch Solution과 〈맥두걸 박사의 자연식물식〉The McDougall Program for Maximum Weight Loss이라는 베스트셀러의 저자 존 맥두걸 박사는, 채식식단에서 지방식단으로 전환한 후 불과 몇 시간 만에 혈액의 흐름이 현격하게 느려진다는 사실을 그의 저서에서 증명해낸 바 있다.

포화지방

포화지방은 사슬의 결합이 단일결합이라서, 다른 포화지방과 상호작용이 일어나기 유리하기 때문에 잘 뭉쳐진다. 고기, 계란, 생선,

버터, 치즈 등은 모두 포화지방이다. 잘 뭉쳐진 분자는 상온에서 고체상태이며 체내에서도 고체상태가 되기 쉽다. 포화지방은 안정된 분자여서 변화할 가능성이 매우 낮기 때문에 우리 몸에서 어떤 건설적인 일도 할 수 없게 된다.

물론 우리 뇌에는 포화지방이 많이 있다. 그러나 포화지방을 섭취한다고 해서 뇌의 기능이 향상된다거나 뇌의 퇴화를 늦추는 것은 불가능하다. 사실 우리 몸은 포화지방을 활용할 수 있는 능력이 전혀 없다. 기껏해야 포화지방을 체지방으로 저장하는 정도이고, 최악의 경우 동맥의 벽에 기름때로 쌓일 뿐이다.

코코넛 오일은 몸에 좋을까?

코코넛 오일이 몸에 좋다는 마케팅이 한창이다. 특히 코코넛 오일의 주성분인 라우르산Lauric acid에 대한 언쟁도 화제다. 이 라우르산은 주로 모유, 코코넛, 코코넛 오일, 코코아 버터, 야자유, 그리고 야자팜유 등에서 발견된다. 물론 코코넛을 날것으로 섭취하면 포화상태의 코코넛 지방보다는 건강에 덜 해롭다. 그러나 정제가공한 코코넛 오일(라우르산이 함유된)은 포화지방으로 동맥경화를 유발한다.[44] 나는 이번 장의 뒷부분 '기름은 건강식품이 아니다'에서 가공된 오일이 건강에 좋지 않은 이유를 더 자세히 설명하겠다.

요란한 마케팅과는 달리 라우르산의 항균작용은 절대 바람직한 작용이 아니다. 항생제('생명'에 반대한다는 의미)는 우리 인간이 음식에서 찾아야 할 성분이 아니기 때문이다. 지방이 적은 음식과 독소가 적은 음식을 섭취하도록 설계되어 있는 인간의 몸속에는, 과도한 유해세균 또한 없기 때문이다.[45] 당신이 건강에 좋은 음식습관과 생활습관을 지속하기만 하면 우리 몸은 스스로를 돌보고 지키도록 자동으로 설계되어 있기 때문이다.

S/P 비율을 주목하라

전문가들은 지난 50년 동안 포화지방과 불포화지방과의 이상적인 비율을 제시해왔다. 이것을 'S/P 비율'이라고 한다. 건강에 가장 좋은 권장비율은 20 대 80(20%의 포화지방과 80%의 불포화지방)으로 책정됐다. 이것은 영양학에서 인정되는 표준비율이다.

지방비율이 아주 높은 식물성식품(견과류나 씨앗류와 같은)은 거의 대부분, S/P 비율이 20 대 80 또는 이에 매우 가깝다. 반면에 대부분의 동물성식품에 포함된 포화지방 대 불포화지방의 비율은 80 대 20으로 우리에게 필요한 비율과 정반대다.

당신이 어떤 지방이 건강한 것인가, 나쁜 것인가를 판단할 때 이 S/P 비율을 기억하는 것은 매우 중요하다. 우리가 소비하는 지방의 구조는 신체기능에 매우 큰 영향을 미친다. 이 수치가 우리의 식단에서 포화지방 쪽으로 치우치면서 서양에서 가장 큰 사망원인인 동맥경화증을 비롯한 각종 심장질환이 증가하고 있다. 동물성식품을 먹어서 가장 이상적인 S/P 비율을 달성하는 것은 절대로 불가능하다는 점을 명심하시라.

당신은 지방을 얼마나 섭취하는가?

전체 미국인들은 지방으로부터 섭취하는 칼로리가 전체 칼로리의 30%~50%에 이른다. 미국인 중 패스트푸드를 즐겨 먹는 사람들은 전체 인구의 42% 정도에 이른다.

미질병통제센터는 〈1971~2000년 기간의 에너지 및 영양소 섭취 동향〉[46]이라는 제목의 보고서를 2004년에 발표했다. 이 보고서에 따르면, 1971년부터 2000년까지 지방에서 섭취하는 칼로리는 몇% 하락(남성의 경우 37%→33%로 4% 하락, 여성의 경우 36%→33%로 3% 하락)했지만 소비된 총 지방은 좀 다른 양상을 보였다.

평균적으로 여성의 지방 섭취량은 6.5g 증가했고 남성의 지방 섭취량은 5.3g 하락해서 전체적으로는 거의 변화가 없었다. 그러나 이 기간 동안 평균 칼로리 섭취는 전반적으로 늘어났다. 남성의 칼로리 섭취량은 하루 2,450칼로리에서 2,618칼로리로, 여성의 칼로리 섭취량은 하루 1,542칼로리에서 1,877칼로리로 증가했다. 이 데이터는 20세에서 74세 사이의 남성과 여성을 모두 조사한 결과였다.

일반적으로 젊은 사람들은 더 많이 먹고 나이 든 사람들은 전반적으로 평균보다 적게 먹는다. 정제된 설탕으로 만든 디저트, 빵, 크래커, 페이스트리, 청량음료와 알코올의 소비가 급증했기 때문에 정제탄수화물 칼로리의 증가가 원인이 되었다.

우리 현대인들은 자신에게 필요한 것보다 더 많은 지방을 섭취하는데 다음 3가지 경로를 통하는 것이 일반적이다.

- 어떤 사람들은 체중을 유지하기 위해 총칼로리를 적정수준으로 유지하면서 지방을 과식한다. 이를 해결하기 위해서는 탄수화물을 섭취해야 한다. 너무 적은 탄수화물을 섭취함으로써 생기는 즉각적인 결과는 무기력함, 허기, 폭식과 폭음, 그리고 정서적 불안정이다.

- 또 다른 사람들의 경우 지방은 과다섭취하면서 총칼로리는 필요량보다 적게 섭취한다. 다이어트를 위해서 저탄고지를 하는 사람들의 경우다. 이러한 식단은 체중감량에 도움이 될 수는 있지만 일부 영양소는 심하게 결핍되고 또 다른 영양소는 과도하게 섭취할 수 있다. 당신이 만일 식단에서 탄수화물의 섭취를 최소화한다면 물론 살은 빠질 것이다. 칼로리 섭취가 거의 절반으로 줄기 때문이다. 그러나 인간의 탄수화물에 대한 열망은 끊임없고 오히려 계속 심해질 것은 당연한 이치다. 단것을 먹고 싶어 하는 우리 영장류의 본능을 당신은 평생 무시하면서 살 자신이 있는가? 단기간의 다이어트는 가능할지 몰라도 평생 지속가능한 식습관이 될 수 없는

이유다.

- 마지막으로 총칼로리도 과다섭취하면서 지방까지 과도하게 섭취하는 사람들이 있다. 이러한 식습관의 결과는 너무도 잘 알려져 있다. 고지방 식단에서 비롯되는 모든 부작용 외에도, 칼로리를 과다섭취하면 과체중, 비만, 무기력, 소화기질환, 수명감소 등의 원인이 된다.

채식주의자들의 오류

많은 사람들은 약간의 살코기를 먹고 있으면서도 자신을 채식주의자로 생각한다. 어떤 사람들은 생선과 가금류가 일반육류보다 건강에 더 낫다는 잘못된 생각을 가지고 있다. 자신들은 현재 '채식주의자로 전환 중'이며 예전과 비교해서 '아주 가끔만' 살코기를 먹는다고 말하기도 한다.

유제품과 달걀을 먹는 채식주의자들(살코기를 먹지 않는 사람들)은 식단에서 유제품과 달걀의 소비를 늘림으로써 육류부족을 보충한다고 말하기도 한다. 치즈 샌드위치, 트랜스지방에 튀긴 감자, 치즈와 기름에 흠뻑 젖은 파스타, 그리고 지방이 풍부한 디저트와 같은 옵션이 종종 그들의 식습관이 되기도 한다.

채식주의자들은 자신들이 좋아하는 모든 음식을 새로운 윤리에 맞는 방식으로 재창조하는 법을 빠르게 배운다. 채식주의 피자는 고기가 없을 수는 있지만 치즈가 두 배 많이 들어 있어 지방이 넘쳐난다. 채식주의자들은 일반적으로 죄책감을 느끼지 않으면서 친숙한 음식을 먹을 수 있다는 사실에 기뻐한다. 이런 경향이 있는 채식주의 식단의 경우 무려 42%의 지방이 함유되어 있다.

비건들의 오류

비건들은 해산물을 포함한 어떤 종류의 살코기도 먹지 않을 뿐만 아니라 유제품, 달걀, 꿀 등 어떤 동물성식품도 일절 섭취하지 않는다. 최근 전통식품을 대체하는 비건식품들이 마트에서 등장하기 시작했다. 또한 전국 대형 건강식품매장과 인터넷에서도 판매되고 있다. 최근에는 콩 치즈로 만든 비건 라자냐도 생겼다. 콩, 아몬드, 쌀로 만든 비건우유도 흔히 찾아볼 수 있다. 비건 요리사도 등장했다. 로스앤젤레스, 뉴욕, 시애틀과 같은 대도시에서는 인도, 중국, 자메이카, 이탈리아, 태국 등 여러 나라의 음식을 판매하는 채식식당을 어렵지 않게 만날 수 있다.

비건들이 좋아하는 마가린(심지어 버터와 비교해도 마가린의 건강상의 가치는 훨씬 나쁘다)은 버터와 동일하게 지방 칼로리 백분율 100%를 가지고 있다. 마가린은 일종의 트랜스지방으로 분자구조가 플라스틱과 거의 동일하기 때문에 몸에 치명적으로 나쁘다. 마가린은 동물성지방을 대체할 수 있다는 심리적 안정감을 주기 때문에 채식주의 식단에서 큰 역할을 한다. 채식을 한다는 이유만으로 견과류, 씨앗류, 아보카도, 올리브 등을 통해 지방을 과도하게 섭취하는 경향을 보인다. 그들은 비건 버전의 지방 가득한 음식을 먹는다는 말이다. 뚱뚱한 비건, 뚱뚱한 채식주의자들이 넘쳐나는 이유다. 그들은 동물을 학대하지 않는다는 심리적 만족감을 충족시킬지는 몰라도 더 중요한 동물인 본인 자신(인간)을 학대하는 결과를 맞이하고야 말았다.

오히려 비건들의 지방 섭취량이 일반식을 하는 사람들보다 높을 때도 종종 있다. 비건들은 자신들의 식단에서 유일한 방해물은 동물성식품이라고 믿기 때문에 지방의 섭취를 제한할 필요가 없다고 생각한다. 동물성 음식을 식물성 음식으로 대체하면 종종 전체 칼로리 섭취량이 감소하는 경향을 보인다. 그러나 전체 칼로리 섭취에서 지방 섭취가 차지하는 칼로리 백분율이 증가한다는 점을 주의해야 한다.

그러나 상당한 수의 채식주의자들은 '저지방 식단' 쪽으로 점차 옮겨가는 경향을 보인다. 그들이 비록 지금은 '비건마케팅'의 희생자이긴 하나, 점점 똑똑해지고 있으며 점점 진실에 가까워지고 있다. 그들은 과일과 채소 등 살아 있는 음식이 자신들의 몸을 얼마나 쾌적하게 만들어주는지 하나둘 깨달아가고 있다. 당신이 만일 채식주의자나 비건이 되기로 결심했다면 이 말만은 꼭 해주고 싶다. 숨어 있는 모든 지방을 조심하시라!

지방이 질병과 노화의 주범인 이유

우리 몸에 필요한 것보다 많은 양의 지방은 우리 몸을 파괴한다.

단순하게 생각하면 해결책이 나온다. 프라이팬에 고기를 구워 먹은 다음 물로 닦아보시라. 아무리 뜨거운 물로도 완벽하게 제거되지 않는다. 그 기름이 혈관을 둥둥 떠다니고 혈관벽에 달라붙는다고 생각하면 쉽다. 프라이팬에 화학세정제를 사용해야만 비로소 기름이 제거될 것이다. 그렇다면 당신은 혈관에 달라붙은 기름때를 제거하기 위해서 화학세정제를 쓰고 싶은가?

지방이 혈관을 막으면 막을수록 영양분은 몸에 흡수되기 힘들다. 커튼이 두꺼울수록 햇빛이 방 안으로 들어오기 힘든 것과 같은 이치다. 기름기 가득한 식단이 소화장애, 혈액순환장애, 퇴행성질병 등과 떼려야 뗄 수 없는 관계를 가진 이유다. 가장 근원적인 원인은 우리 몸 100조 개의 세포에 산소를 흡수시키고, 운반하고, 전달할 수 있는 수 있는 신체능력이 저하되기 때문이다. 독소를 배출해서 몸을 정화시키는 능력 또한 저하되기 때문이다. 먼지 가득한 방 안에 식용유를 뿌리고 청소를 한다면 얼마나 힘들 것인가. 그뿐만 아니라 지방이 너무 많으면 실제 생존이 가능한 적혈구의 수마저 줄어든다. 지방을 많이 먹기는 너무 쉽지만 그로 인한 재앙에서 벗어나기는 너무도 힘들다는 점을 명심하시라.

고지방 식단은 건강을 해칠 뿐만 아니라 노화를 촉진한다. 우리 인간은 지방의 맛을 느낄 수 없도록 설계되어 있다. '혀의 맛지도'를 생물시간에 공부한 적이 있는 사람은 모두 알 수 있다. 맨 앞쪽에 단맛을 느끼는 감각, 중간에 신맛과 짠맛을 느끼는 감각, 그리고 맨 뒤쪽에 쓴맛을 느끼는 감각이 있다. 인간의 혀는 지방의 맛을 느끼는 감각이 없다.

지방은 맛을 볼 수 없기 때문에 지방이 많은 가공식품에는 각성제와 자극적인 조미료가 공장의 제조과정을 통해서 투하된다. 이러한 자극제와 조미료가 노화를 촉진한다는 연구결과들이 매일 쏟아져 나오고 있다. 식품회사의 지원을 받지 못하는 양심 있는 과학자를 통해서 말이다. 그러나 이런 연구결과들을 방송과 신문에서 찾아보기는 매우 힘들다. 방송과 신문은 식품회사와 육가공회사의 광고가 있어야만 먹고 살아갈 수 있는 존재이기 때문이다.

정제되고 가공된 식품이 자연에서 추출된 것이라 할지라도 우리 몸에 들어오면 치명상을 입힌다. 석유가 자연에서 추출한 것이라고 당신은 석유를 마실 것인가? 플라스틱이 자연에서 추출한 것이라고 당신은 플라스틱을 씹을 것인가? 그것이 어떤 유형의 건강식품으로 홍보되더라도, 정제되고 가공된 것인 데다가 지방까지 투하된 것이라면 서서히 우리 몸을 파괴할 것이다. 이러한 식품첨가물을 소화하고 분해하기도 힘들뿐더러 고지방을 처리하기 위해서는 우리 몸이 파김치가 되어야 한다. 그로 인해 혈액순환의 기능이 떨어지고 혈관이 막히면 당신의 노화는 피할 수 없는 상태가 된다.

기름(오일)은 건강식품이 아니다

과일과 채소처럼 살아 있는 음식이 우리 인간이라는 영장류에게 최적의 음식이라는 사실이 과학적으로 속속 증명되고 있다. 그러나 한쪽에서는 여전히 정제되고 분리되고 화학약품으로 여과된 기름이 최고의 건강식품이라고 주장하는 부류들이 존재하는 것도 사실이다. 이들은 식품회사의 강력한 자금과 마케팅의 지원을 받으며 꽤 강력한 인증처럼 보이는 '식품등급'의 기름을 판매하고 있다. 우리는 이 명백한 모순을 어떻게 해석해야 할까? 심지어 올리브유를 매일 한 컵씩 마시면 갱년기 증상에 좋다고 하기도 하고 아마씨유를 먹으면 피부미용에 좋다는 광고와 홍보가 신문과 방송에 도배되는 실정이다.

어떤 업체는 신체정화 프로그램의 일환으로 기름 소비를 촉진하기도 한다. 심지어 기름을 '주스'라고 부르며 건강을 위해 매일 마셔야 한다는 방송을 하기도 할 뿐 아니라, 샐러드에 올리브유를 가득 부어 먹으면 맛있는 '건강채식'을 할 수 있다는 방송을 하기도 한다. 이런 현실은 과일과 채소 등 살아 있는 음식을 먹어야 한다고 주장하는 양심 있는 과학자들을 허탈감에 빠지게 만든다.

기름이 발암성 정크푸드인 이유

모든 기름(오일)은 본질적으로 정제되고 가공되고 화학적 첨가 과정을 겪는다. 여러 번 강조하지만 인간은 진화하면서, 어떤 열매를 먹고 그 속에 있는 지방성분을 흡수했지 가공된 열매기름을 먹으며 진화하지 않았다. 물론 수백 년 전부터 기계적 압착방식으로 정제해서 오일을 먹어온 것도 사실이다. 그러나 그 수백 년도 영장류의 기원인 700만 년에 비하면 아주 최근에 불과하다. 백번 양보해서 1만 년 전이라 하더라도 699만 년의 긴긴 시간이 지난 후 꽤나 가까운 과거에야 겨우 기름(영양성분이 파괴되지 않은 거친 입자의)이 지상에 나타났을 뿐이다. 지구상의 어떤 야생동물도 그런 비교적 착한(?) 방식으로 제조된 지방조차 섭취하지 않는다.

'순수한 오일'로 광고되고 홍보되는 어떤 종류의 오일(코코넛오일, 아마씨유, 아몬드유 등)도 인간이라는 영장류의 소화시스템에 적합하지 않은 가짜음식일 뿐이다. 이들은 자연의 상태에서 섬유질을 제거하고 단백질도 제거하고 탄수화물마저 완벽하게 제거된 지방 100%이기 때문이다.

이와는 반대로 자연상태의 식물성지방(견과류, 씨앗류, 아보카도 또는 코코넛의 속살 등)은 당신의 몸에 어느 정도 영양분을 제공하며 본질적으로 건강에 해롭지 않다. 이렇게 온전한 지방 공급원이 있는데도 불구하고 정제된 기름을 다른 음식에 다량 첨가한다거나 샐러드드레싱으로 과도하게 뿌리는 것은 인류가 진화하면서 한 번도 시도해보지 않은 첨단의 방식(?)이라는 말이다. 이 첨단의 방식은 우리 몸에서 분쟁과 교란의 원인이 된다.

비록 기름회사들이 냉압착유에 함유된 파이토케미컬PhytoChemicals로부터 얻을 수 있는 다양한 건강상의 이점들을 광고하고 있지만, 자연식품 안에 들어 있는 손대지 않은 섬세한 미량영양소들이 더 우수하다는 사실은 의심의 여지가 없다. 야생의 영장류인 침팬지가 그러하듯이 자연이 포장해놓은 상태를 기계나 칼이 아닌 바로 우리의 치아로 먼저 뜯을 때 최대의 영양을 얻을 수 있다는 말이다.

자연식품에 포함된 식이섬유가 지방의 부패를 막아준다는 점 또한 매우 중요하다. 식품에서 모든 기름을 추출하고 식이섬유를 버리면(우리는 발견하지 힘들지만) 초기 단계의 부패(잠재적으로 발암물질이 발생하는)가 시작된다. 부패가 시작되면 미량영양소들이 교란된다. 자연식품에 포함된 지방과 식이섬유는 서로 상호보완하면서 존재해왔다. 30~40년을 서로 아껴가며 사랑해오던 노부부 중에 한 명이 사망하면 나머지 한 사람도 오래 살지 못하는 이유와 같다고 말하면 지나친 비약일까?

정제된 기름을 가짜음식이라고 부르는 것이 어색하다면 당신은 기름을 만드는 식품회사의 마케팅에 속은 것이다. 왜냐하면 기름(순수 지방)은 단백질 분말(순수 단백질)과 일반 설탕(순수 탄수화물)과 마찬가지로 가짜음식이라는 묘사에 완벽하게 들어맞기 때문이다. 나는 지금 허황된 논리로 말하는 것이 아니다. 생각해보시라. 정제된 단백질 분말과 정제된 설탕이 몸에 해롭다면 정제된 지방 또한 몸에 해로운 것이 당연하지 않겠는가? 사탕수수 원액을 조려서 만든 천연 설탕덩어리라고 판매되는 라파두리Rapadura나 단백질의 보고라고 홍보되는 햄프시드Hemp Seed 제품 등은 정제된 기름과 똑같이 무의미한 제품들이다. 이러한 제품들이 채식주의자나 비건들 사이에서 인기 높은 상품들로 판매되고 있는 실정이다. 정제식품들은 자연식품에 비해 영양가치가 낮을뿐더러 장기적으로 몸에 치명상을 가하기도 한다.

식품회사가 홍보하는 어느 한 성분만으로 당신은 절대 건강해질 수 없다. 그 성분을 빼어내서 농축하는 행위는 자연과 진화의 차원에서 보면 헛된 일이다. 견과류와 씨앗에서 기름을 추출해서 섭취하면 몸 안에서 불균형이 초래되어(일반적으로 발견이 불가능한) 의도하지 않은 질병이 발생하기 쉽다. 기름부족(사실 기름부족 때문에 알려진 질병은 없다)이 원인이 아닌데도 피부건조증, 습진, 비듬, 칸디다, 관절통 등과 같은 질병(증상)을 치료하기 위해 식단에 기름을 넣는 것은 터무니없는 행동이다.

증상을 치료하거나 억제하기보다는 병의 원인을 제거하는 것이 항상 더 건강한 전략이다. 물약이나 다른 보조식품의 도움을 통해서는 진정한 건강을 얻을 수도 없고 비만을 해결할 수도 없다. 그런 것들의 도움 없이 몸이 스스로 해결하도록 해야 한다. 수분함량이 높고 생생하게 살아 있는 과일과 채소의 섭취를 늘리는 동시에 지방의 소비를 건강한 수준으로 줄이는 것이 관건이다.

당신이 건강해지려면 먼저 생각을 바꾸어야 한다. 관습과 통념에서 벗어나야 하고 식품회사의 광고와 홍보에서 벗어나야 한다. '이것과 저것이 몸에 그렇게 좋대~'에서 벗어나야 한다. '인간이라는 영장류는 무엇을 먹도록 설계되었으며 무엇을 먹고 진화해온 동물인가?'로 사고의 전환이 필요하다. 다시 한 번 강조하지만 공장에 들어가서 정제되고 가공되어 나온 어떤 종류의 기름도 절대 건강식품이 될 수 없다.

건강을 위한 10% 지방

과일과 채소의 섭취량을 늘리는 것은 점점 더 쉬워지기 때문에, 자신의 총 지방 섭취량에 대한 보다 현실적인 시각을 얻기 위해서 짧은 시간 동안 겉으로 보이는 지방뿐만 아니라 숨겨진 지방을 추적해 보는 것도 나쁘지 않을 것이다. 지방 칼로리는 탄수화물이나 단백질 칼로리보다 더 농축되어 있어서 놓치기 쉽기 때문에, 적어도 처음에는 지방 섭취를 모니터링하는 데 집중해야 할 수도 있다.

칼로리 백분율 시소

나는 당신에게 총 지방 섭취를 10%대 이하로 끌어내릴 것을 강력하게 추천한다. 앞에서도 언급했듯이 과일과 채소에도 충분한 지방이 숨어 있다. 따라서 당신은 그 천연지방에 또 다른 천연지방인 견과류나 씨앗류나 아보카도 등을 약간만 추가하면 된다.

진정으로 건강한 식단은 영양분의 균형이 잘 잡힌 식단이다. 그러나 이 균형은 우리가 배운 것과 다르다. 천연탄수화물(빵과 쿠키와 라면과 같이 가짜 탄수화물이 아닌)로 80% 이상의 칼로리를 섭취하고

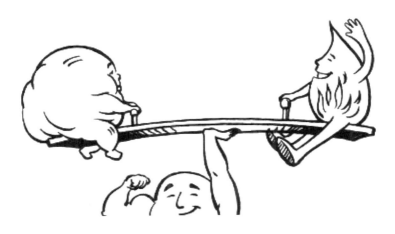

지방과 단백질을 한 자릿수에 맞추면(10% 이하로 내리면) 칼로리 백분율 시소는 균형을 갖추게 된다.

위의 그림에서 단백질은 균형추 역할을 한다. 지방은 너무 무겁기 때문에 소량만 있어도 충분하다. 균형이 잡힌 칼로리 백분율 시소는 10% 이하의 단백질과 10% 이하의 지방, 그리고 80% 이상의 천연 탄수화물을 섭취하면 균형을 잡을 수 있다. 이 시소에 등장하는 탄수화물과 단백질과 지방이, 자연에서 방금 가져온 식물성식품에서 공급된다면 당신은 평생 비만과 질병에서 해방될 것이라고 나는 감히 장담한다.

에셀스틴 박사의 기적

나는 여기에 한 사람을 소개하겠다. 바로 콜드웰 에셀스틴

Caldwell B. Esselstyn 박사다. 그는 〈지방이 범인〉Prevent and Reverse Heart Disease이라는 책을 펴내 세상을 놀라게 했던 장본인이다. 이 책은 뉴욕타임스 베스트셀러의 자리에서 10여 년 동안 내려오지 않고 있는 명저로 소문나 있다.

그는 1985년부터 세계 최고의 심장센터인 클리블랜드 클리닉 Cleveland Clinic에서 새로운 실험을 시작했다. 죽음에 임박한 관상동맥질환 말기환자 18명을 설득해서 지방이 없는 채식프로그램을 12년 동안 진행했고, 끝까지 참여한 환자 모두를 죽음에서 부활시킨다. 그 이후로도 이들에게 단 한 건의 관상동맥질환도 발생하지 않았다. 12년은 이 분야 최장기 실험으로 의학역사에 기록된다.

그는 원래 어떤 사람이었을까? 그는 의사가 된 후 15년 동안 각종 수술을 시행하며 미국에서 일반외과분야 최고의 수입을 올리는 의사였다. 그러나 의사인 아버지가 42세에, 역시 의사인 장인이 52세에 심장마비에 걸리는 것을 목격했다. 여러 번의 수술에도 불구하고 그들 모두 젊은 나이에 심장질환으로 사망하자, 그는 돈 버는 의사를 포기하고 '환자를 살리는 의사'가 되기로 결심한다. 약물과 수술로는 병을 고칠 수 없고 병을 악화시킨다는 사실을 깨닫고, 음식으로만 병을 치료하는 양심의사의 길로 들어섰다는 말이다.

그 이후에 햄버거광으로 유명한 클린턴 전 대통령을 설득, 지방이 없는 채식을 실시하게 하여 체중 15kg을 감량시켰다. 또한 심장에 문제가 생겨 여러 번의 스텐트시술과 바이패스시술을 받은 그를 심장병으로부터 완전히 회복시켜, 뉴욕타임스에 대대적인 기사가 실리

먼서 전 세계인을 놀라게 했던 장본인이다.

내가 이 책에서 주장하는 '산 음식'이 아닌, 지방을 제거한 채식(불에 익힌 채식을 포함한 자연식물식)만으로 이런 성과를 냈다는 것은 놀랄 만한 일이다. 하지만 그가 살아 있는 음식인 과일과 채소만으로 실험을 했다면 그 결과는 더 빨랐을 것이라고 나는 확신한다. 내가 이 책에서 계속 주장하는 '지방의 대한 경고'와 '지방을 제거한 후의 결과'를 이처럼 극명하게 보여주는 책은 없다. 반드시 읽어볼 것을 강력하게 권한다.

80 | 10 | 10 Diet

8장

뚱뚱한
채식주의자들

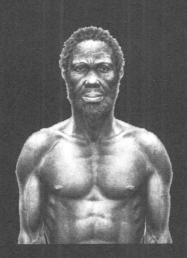

고기나 생선을 불에 익혀 조리한 동물성지방, 올리브유와 같은 냉압착 식물성지방과 마찬가지로, 자연에서

나와 가공하지 않은 견과류조차 지방은 지방일 뿐이다. 어떤 지방이든 지방은 우리 몸에 지방으로 쌓인다

는 점을 간과해서는 안 된다.

채식주의자들 중에 이렇게 말하는 사람들이 있다. "고기는 입에도 안 대는데 왜 살이 안 빠질까요?", "빵도 안 먹고 밀가루음식은 손에도 안 대는데 왜 이렇게 몸이 아플까요?", "고기도 안 먹고 자연에서 나온 것들로 밥상을 차리는 자연식물식을 하는데 피부가 왜 이럴까요?"

　　수많은 채식주의자나 비건들은 자신들이 고지방 음식에 노출되어 있다는 사실을 눈치채지 못하고 살아간다. 케토제닉Ketogenic 다이어트와 같이 저탄고지(저탄수화물 고지방)를 하는 사람들은 뚱뚱한 채식주의자들을 보고 '거 봐라'고 비웃는다. 목사가 아무리 믿음을 강조하더라도 목사 자신이 비양심적인 모습을 보인다면 아무도 그를 따라 신앙의 길로 들어가려 하지 않을 것이다. 오히려 그 목사는 자신이 주장하는 신앙의 방해물일 뿐이다.

　　특히 처음으로 채식을 시작하는 초심자들은, 동물의 생명을 죽이지 않는다는 정신적인 만족감을 느끼기 위해 자신에게 익숙한 채식음식에 본능적으로 끌리게 된다. 그들은 자신이 '영양적인 열반'에 도달했다고 확신하면서 한 치도 고민하지 않고 기름지고 소화하기 어려운 견과류와 식물성기름을 마구 먹어댄다. 마음 한구석에서는 '괜찮을까?'라는 의문점도 있지만 일단 오늘은 '채식의 길'에 입문하는 과도기를 축하하는 파티를 실컷 즐기고 싶은 것이다.

채식으로 피자를 만들 수 있을까? 물론이다. 아주 쉽다. 지금 당장이라도 이와 관련된 수많은 웹사이트와 요리책을 찾을 수 있다. 채식에 관심 있는 사람들은 채식요리사와 같은 전문가를 찾아갈 수 있고 식품업체들이 마련하는 행사에 언제든지 참여할 수 있다. 많은 건강식품점에서는 미리 포장된 스낵을 비롯한 각종 음식이 버젓이 한 자리를 차지하면서 다양한 맛으로 인기를 끌고 있다. 세계 어디를 가나 채식식당이 매일 문을 열고 있다.

그러나 채식주의자들은 자신도 모르는 사이에 칼로리 백분율 측면에서 일반 미국인들보다 더 많은 지방을 섭취할 가능성이 있다.

그렇다. 당신은 지금 잘못 읽은 것이 아니다. 상당히 많은 채식주의자들이 햄버거와 감자튀김을 좋아하는 일반인들과 별로 다르지 않은 양의 지방을 섭취하고 있다. 이들은 칼로리의 50%를 지방으로 섭취하며 때로는 훨씬 더 많이 섭취하기도 한다. 아침식사로 초콜릿-코코넛-아몬드 쉐이크나 과일-아마-오일 스무디를 먹고, 점심식사로는 기름에 흠뻑 적신 아보카도를 넣은 샐러드와 함께 견과류를 먹고, 간식으로는 먹음직스러운 땅콩버터를 바른 과일조각들을 먹고, 저녁식사로는 채소에 아보카도를 추가하여 오일드레싱을 뿌려 먹고, 추가로 아마씨 크래커에 씨앗으로 만든 치즈를 발라 먹는 채식주의자를 흔히 목격한다.

이러한 식단은 지방 칼로리 비율을 75%까지 쉽게 높일 수도 있다. 시간이 흐르면 많은 채식주의자들은, 메뉴를 바꿔서 결국 과일과 채소가 더 많이 들어 있고 지방이 적게 포함된 '간단한 식사' 쪽으로 방향을 선회하는 것도 사실이긴 하다. 그러나 견과류와 씨앗류를 먹으면 미국인들의 평균 지방 섭취율에 쉽게 가까워진다. 초창기에 비해 식단이 훨씬 간단해졌다고 생각하는 고참 채식주의자들조차 자신이 여전히 평균 40~50%의 지방을 섭취하고 있다는 사실에 놀란다.

"괜찮습니다, 채식 중이거든요."

많은 채식주의자들은 채식이 거의 초자연적인 힘을 가진 것으로 생각하고 '고기에서 나오지 않은 지방이라면 지방을 섭취해도 괜찮다'고 주장한다. 또한 견과류와 씨앗류에 들어 있는 불안정한 지방이, 오래 건조되었기 때문에 부패 없이 보존상태를 유지할 수 있다고 생각한다. 이것은 건포도와 땅콩과 각종 견과류를 커다란 플라스틱 통에 넣어서 판매하는 식품회사의 희망사항일 뿐이다. 이러한 혼합물은 건조 후 몇 시간 내에 먹는 것이 가장 안전하다. 그러나 이러한 견과류조차, 자연상태의 신선하고 가공되지 않은 천연지방(과일과 채소에 들어 있는)을 먹는 것과는 매우 다르다. 어떤 사람들은 심지어 견과류와 식물성지방으로부터 칼로리의 80% 이상을 섭취하는 것을 자랑스러워하며, 그러한 식단은 절대적으로 안전하다고 주장하기도 한다.

이러한 사람들의 고지방 채식습관은 가공식품을 먹는 사람들이 흔히 가지고 있는 칸디다, 만성피로, 심장병 등을 유발할 가능성이 높다. 이러한 질병은 대부분 혈류 내에 흐르는 과도한 지방으로 인해 유발된다. 안타깝게도, 나는 지난 10년 동안 심장수술을 받은 채식주의자 2명을 알고 있다. 그렇다. 그들의 고지방 식습관이 관상동맥을 완전히 막히게 한 것이다.

조리되지 않은 지방이 조리된 지방보다 건강에 훨씬 더 좋다는 사실은 의심의 여지가 없다. 특히 추출된 기름이나 조리된 동물성식품이 아닌 천연 식물성식품에서 나온 지방은 더욱 그렇다. 그러나 오해는 금물이다. 지방이 많은 식사습관은 건강에 좋은 습관이 절대 아니다.

고기나 생선을 불에 익혀 조리한 동물성지방, 올리브유와 같은 냉압착 식물성지방과 마찬가지로, 자연에서 나와 가공하지 않은 견과류조차 지방은 지방일 뿐이다. 어떤 지방이든 지방은 우리 몸에 지방으로 쌓인다는 점을 간과해서는 안 된다. 과도하게 섭취한 지방은 조리 여부와 관계없이 다음과 같은 질병을 유발한다. 과도한 지방이 거의 모든 질병의 범인이라는 점을 다시 한 번 강조한다.

- 조리 여부와 관계없이, 혈류 내 지방이 적절한 수치보다 높으면 지방이 '침전되면서' 동맥의 내벽에 달라붙어 동맥경화증이라고 알려진 상태가 된다. 고혈압, 동맥경화증, 색전증, 심근경색, 뇌경색, 기타 혈관질환은 모두 과다한 지방의 섭취가 원인이다.
- 조리 여부와 관계없이, 혈류에서 증가된 지방은 적혈구의 산소 운반능력을 감소시켜 암의 직접적인 원인이 된다. 혈중 산

소수치가 낮아지면 근육과 뇌세포기능을 포함한 모든 세포기능에 악영향을 준다. 뇌 속에서 산소가 감소하면 생각의 명료성이 떨어지고 의사결정이 미흡해지고 정신이 흐려진다. 산소공급이 떨어지면 노화, 기억력장애, 학습장애로 이어진다.

- 조리 여부와 관계없이, 지방이 증가하면 췌장에서 인슐린을 생산하기 위해 아드레날린Adrenaline 반응이 증가하게 된다. 결국 부신(신장 위에 있는 내분비 기관)이 피로하게 된다. 부신 피로는 단핵증, 만성피로, 근육통, 뇌수막염 등과 같은 질환의 전조증상이다.

- 조리 여부와 관계없이, 혈류에서 지방이 증가하면 인슐린에 대한 수요가 증가한다. 이것을 인슐린 저항성이라고 한다. 인슐린을 공급하는 췌장이 지속적으로 무리하게 되면 췌장이 피로하게 되고 결국 만성적인 혈당수치 증가로 이어진다. 그러면 고혈당증 및 저혈당증, 과인슐린증, 칸디다 감염, 당뇨병 등의 결정적인 원인이 된다. 특히 '과도한 당분 섭취'로 잘못 알려진 당뇨병의 원인이 사실 '과도한 지방 섭취'가 더 큰 원인이라는 점은 양심 있는 전문가들에 의해 속속들이 밝혀지고 있다.

- 조리 여부와 관계없이, 과도한 지방 섭취는 암, 심장병, 당뇨병의 발병과 불가분의 관계에 있다. 역사상 가장 장기적이고 가장 큰 규모의 영양 연구였던 프래밍햄연구Framingham Heart Study(미국 매사추세츠주 프래밍햄시에서 1940년부터 50여 년에 걸

처 주민을 대상으로 진행된)와 중국프로젝트China Study(중국인 65만 명을 대상으로 수십 년 동안 진행해서 8천 가지 통계를 도출해 낸)를 비롯한 각종 연구에서 질병과 지방과의 관계를 증명해 냈다. 이러한 연구들은 모두 식품회사의 지원을 받지 않았기 때문에 진실에 가깝다. 미래의 연구결과 또한 이러한 사실을 계속해서 뒷받침할 것으로 예상된다. 다른 생활방식의 요소 가 동등할 경우, 지방 섭취량이 많을수록 질병과 비만의 비율 은 더 높아진다. 우리가 필요한 것보다 더 많은 지방을 소비 하면 할수록 탄수화물을 덜 섭취하는 것으로 밝혀졌다. 탄수 화물(정제되고 가공된 가짜 탄수화물이 아닌 진짜 탄수화물)이 부 족하면 피로감, 체력저하, 성욕감소, 활력저하 등이 발생한다. 인류가 과일과 채소를 먹도록 설계되었고 그렇게 진화했기 때문이다.

샐러드에는 고지방이 숨어 있다

채식을 하면서 자신의 식단에 60% 이상의 지방이 들어 있다고 생각하는 사람은 거의 없다. 그들은 이렇게 말한다. "전 샐러드를 좋 아해요. 녹색채소를 많이 먹죠.", "전 동물성음식을 멀리하는 채식주 의자예요. 특히 과일을 많이 먹어요. 제가 그렇게 지방을 많이 먹을 리가 없어요!" 그러나 지방은 조리 여부와 관계없이 우리 식단에 몰 래 침투한다. 그리고 그 출처도 알기 쉽지 않다. 유기농 마트에서 플 라스틱 박스에 넣어 파는 샐러드에 얼마나 많은 견과류와 식물성오일이 숨어 있는지 당신은 모르고 있다.

나는 사람들이 무엇을 먹는지 지속적으로 분석한다. 나는 저지방 다이어트를 한다고 주장하는 사람들을 자주 만나는데, 거의 모두 내가 그들의 식단을 분석해준 결과를 보고 깜짝 놀란다. 거의 모든 경우, 건강에 가장 좋다고 생각했던 식단이 사실은 기름에 흠뻑 젖은 고지방 식단이었다는 사실을 발견하고 소스라치듯 놀란다는 말이다.

지방은 지방일 뿐이다

사람들은 종종 불에 익혀 조리한 '저지방 조리식'이 좋은지 날것 그대로의 '고지방 생식'이 좋은지 묻는다. 또 어떤 사람들은 '어떤 것이 더 나쁜가요?'라고 묻는다. 이것은 마치 몽둥이로 어디를 맞는 것이 좋은지 묻는 것과 같다. 만일 당신이 발에 총을 쏘는 것과 손에 총을 쏘는 것 사이에서 선택해야 하는 상황이라면 어쩔 것인가? 몽둥이든 총알이든 가까이하지 않는 것이 좋다.

둘 중 덜 나쁜 것을 선택하는 것은 80/10/10 식단의 핵심이 아니다. 나는 당신에게 하얀 가운의 전문가들에 휘둘리지 말고 '인간은 무엇을 먹는 영장류인가' 고민해보라고 당부하고 싶다. 우리는 종종 음식의 품질에 대한 결정을 내려야 한다. 신선하고 잘 익었으며(햇빛에 의해), 인위적으로 가공하지 않은 천연음식이 최상이라는 기본을 벗어나지 않으면 된다. 바로 그것이 호모 사피엔스라는 영장류에 최적의 음식이라는 말이다.

고지방 채식을 하는 사람들은 동물보호라는 측면에서 마음에 위안이 될지는 몰라도, 더 중요한 동물인 당신을 망가뜨리고 있다. '지방이 몸에 나쁜 것은 알고 있지만, 적어도 나는 고기에서 나온 기름도 아니고 채식을 하니까 괜찮을 거야'라고 자기 위안을 해도 소용없다는 말이다. 만일 내가 '고지방 생식'이나 '저지방 조리식' 중에서 하나를 선택해야 한다면 다음과 같은 두 가지 중 하나를 선택할 것이다. 아예 식사 한 끼를 건너뛰어서 둘 다 먹지 않거나, 아니면 마음껏 고지방 식사를 한 다음 하루 이틀은 지방음식을 전혀 먹지 않을 것이다. 그러나 가능하면 전반적인 식단을 80/10/10 수치에 가깝게 유지하는 것이 중요하기 때문에, 나는 당신이 가끔씩 견과류 한두 개를 먹는 것은 허락하겠다.

그러나 여러 가지 이유로 과일과 채소를 충분히 먹지 못하는 상황에 처하는 경우도 있다. 그럴 경우 만일 '고지방 생식'이나 '저지방 조리식' 중에서 지방이 덜 함유된 쪽을 선택하면 그만이다. 그러나 그런 상황을 빨리 탈출해서 신선하고 가공되지 않은 80/10/10 식단으로 돌아오시라. 당신과 똑같은 경험을 한 수많은 사람들이 증명했듯이 빨리 돌아올수록 당신은 비만과 질병에서 탈출하기가 쉬워질 것이다.

당신이 지방을 많이 섭취하는 이유

당신은 방송에 출연하는 전문가들에 의해 설탕을 피하라고 교육받아왔다. 영양학적 지식이 별로 없는 그들은 '모든 당은 당일 뿐입니다'라고 거리낌 없이 말한다. 방송에 세뇌되어 있는 당신은 마침내 '과일도 나쁜 것'이라는 인식을 갖게 되었다. 바로 이것이 당신을 지방에 찌들게 하는 이유이며 비만과 질병에 허우적거리게 하는 이유다. 당신이 채식을 주로 한다는 이유로 칼로리가 아주 적은 채소를 많이 먹으면서 과일을 피하게 되면 칼로리와 포만감이 부족하게 되는데, 그때 당신이 찾아 헤매는 것이 바로 식물성지방이다.

일반적인 미국인들은 칼로리의 1/3~1/2을 지방에서 섭취한다. 또한 뚱뚱한 채식주의자들은 그보다 더 많은 지방을 섭취하는 경우도 흔하다. 그들은 견과류와 씨앗류와 기름뿐만 아니라 지방이 많은 과일(코코넛, 올리브, 아보카도 등)도 끊임없이 먹어댄다. 비록 양은 적어 보여도 이러한 음식이 모이면 총칼로리가 급증한다. 그 결과 많은 채식주의자들의 지방 섭취가 50%, 60%, 심지어 70% 이상을 차지하는 경우까지 있다. 다음 몇 가지 경우를 살펴보시라.

고기 대신 견과류를 섭취하는 경우

일반식을 하는 당신의 친구뿐만 아니라 채식을 주로 하는 당신 또한 빵 종류를 무척 좋아한다. 그러나 그 빵에 촘촘히 박혀 있는 견과류와 씨앗류에 '기름이 뚝뚝 떨어지는 스테이크'보다 더 많은 칼로

종류	칼로리 (Kcal)	지방 칼로리	지방의 비율
• 견과류를 넣은 빵과 쇠고기의 지방 함유량 비교			
호두를 넣어 만든 빵(227g)	1,480	1,240	83%
아몬드와 당근을 넣어 만든 빵(227g)	705	520	74%
다진 쇠고기를 넣어 만든 햄버거(227g)	660	410	62%

리가 있다는 점은 잘 모른다.

고기 대신 씨앗류를 섭취하는 경우

아마씨, 해바라기씨, 참깨씨, 대마씨 등 여러 가지 씨앗으로 만든 건조 크래커가 '한 끼 식사'로 인기를 끌고 있다. 씨앗류들은 일반적으로 탈수되면 서로 붙을 수 있을 정도로 끈적끈적해져서 크래커와 같은 질감이 만들어진다.

이렇게 건조된 씨앗류는 모양과 느낌과 맛이 크래커와 상당히 유사하다. 다른 크래커처럼 디핑 소스Dipping Sauce와도 잘 어울린다. 쌀과자처럼 지방이 적은 곡물 크래커와는 반대로, 이 크래커 속의 칼로리는 대부분 지방에서 나오는데 약 50~70%에 달한다. 그러나 워

● 씨앗류로 만든 크래커의 지방 함유량 비교 (칼로리 백분율)

- 66% − 해바라기씨와 아마씨를 반씩 넣은 크래커
- 58% − 아마씨 크래커
- 49% − 채소 아마씨 크래커(10C. 채소, 2C. 아마씨)
- 0% − 쌀과자(4개 = 140칼로리)

낙 '진짜 크래커' 같아서 반 이상이 지방이라는 사실을 눈치채기 쉽지 않다. 거기에다 씨앗으로 만든 치즈나 과카몰리Guacamole(아보카도 등으로 만든 소스 음식)에 찍어 먹는 식습관으로 더 많은 지방을 불러들인다.

위 도표 세 번째에 있는 '채소 아마씨 크래커' 49%의 지방은 견과류 및 씨앗류 크래커 중에 가장 낮은 지방 함유량이다. 아마씨는 모든 견과류와 씨앗류 중에서 가장 적은 지방(58%)을 함유하고 있고 레시피에는 채소가 많이 사용된다. 포트럭 파티나 축제에서 판매되는 '일반 아마씨 크래커'는 지방 함유량이 훨씬 더 높다.

코코넛은 주의해야 한다

많은 요리사들은 코코넛 과육과 말린 조각코코넛을 이용하여 다양한 요리를 만들어낸다. 코코넛 과육은 소스나 수프, 또는 스무디, 치즈 등에 사용된다. 또한 조각낸 코코넛은 케이크나 쿠키 등에 사용되기도 한다.

많은 채식주의자들은 말린 조각코코넛 한 통을 먹기도 한다. 이런 말린 코코넛은 지방이 많을 뿐만 아니라 수입되는 과정에서 살균제에 담그기 때문에 '살균제에 담근 고지방 식품'이라고 표현하는 것이 적절하다.

건조시켜 바삭바삭하게 만들어 포장해서 파는 코코넛뿐만 아니라 대량으로 판매하는 조각코코넛은 어떤 의미로든 음식이라고 할 수 없다. 1년에 한 번 파티 때 사용하는 음식으로는 나도 허용하겠다. 당신이 내 말에 동의해서 말린 코코넛을 일 년에 딱 한 번 성탄절에 사용하겠다고 약속한다면, 나는 무가당 유기농 제품을 권장한다. 왜냐하면 건강식품매장에서 파는 조각코코넛에도 보통은 갈변을 막기 위해 황산염을 비롯한 각종 화학첨가물이 들어가기 때문이다. 또한 대부분의 상업용 건조코코넛은 섭씨 80도 정도에서 건조된다.

코코넛은 건강식품이 아니다

코코넛Coconut은 그 이름에서 알 수 있듯이 야자나무에서 열리는 열매이자 씨앗(Nut)이다. 모든 씨앗류는 자손이 오랫동안 살아남게 하기 위해 많은 지방을 함유하고 있다. 코코넛도 예외는 아니다. 코코넛은 녹색이나 황갈색의 섬유질 껍질 속에 들어 있다. 바깥은 딱딱하지만(모든 씨앗은 동물이 함부로 먹지 못하도록 단단한 껍질에 둘러싸여

종류(100g)	칼로리	지방의 칼로리	지방의 비율
코코넛 워터	20	1.8	9%
코코넛 밀크	230	200	87%
코코넛 크림	330	290	88%
말린 코코넛	660	545	82%
코코넛 오일	862	862	100%

있다) 힘들게 깨서 들여다보면, 부드러운 과육과 코코넛 워터로 채워져 있다. 어린 코코넛이 숙성될수록 알맹이는 더 단단해지고 물의 양은 줄어든다. 인간이 먹을 수 있는 부분은 워터와 과육이다. 위의 도표는 코코넛의 칼로리와 지방의 비율이다.

나는 코코넛을 건강식품으로 절대 추천하지 않는다. 앞에서 말한 것처럼 그것은 일종의 씨앗류다. 코코넛 과육은 거의 모두 지방성분인데 그중 대부분(80%)은 포화지방이다. 당신이 과일이나 채소와 같이 살아 있는 건강음식을 먹고 있다면 열대나라에서 가져온 음식을 일부러 비싼 가격으로 구입할 필요가 전혀 없다.

그러나 당신이 열대국가를 방문할 때 신선한 코코넛 워터를 마시는 것은 그리 해로울 것이 없다. 그러나 그 나머지 코코넛 제품은 특별한 날에만 먹을 것을 권장한다. 이 맛있는 코코넛은 신선한 유기농 상태의 어린 코코넛 과육이나 코코넛 워터 이외에는 당신의 허리 둘레만 늘릴 뿐이라는 점을 분명히 해둔다.

샐러드드레싱을 바꾸시라

많은 채식주의자들이나 비건들은 샐러드가 최상의 식단이라고 믿는다. 그러나 이것은 샐러드에 오일로 만든 드레싱이나 견과류 등이 포함되어 있지 않을 때만 해당된다. 어떤 종류의 샐러드 오일이든 단 2테이블스푼만 넣어도 고지방의 괴물로 변한다. 그것은 더 이상 다이어트식품도 아니고 건강식품도 아니다.

● 뚱뚱한 채식주의자의 고지방 샐러드

종류	칼로리	지방의 칼로리	지방의 비율
양상추 1개 (227g)	35	4	15%
토마토 3개 (268g)	70	6	9%
오이 2개 (282g)	45	3	6%
채소의 총칼로리	150	13	9%
올리브오일 (2테이블스푼)	240	240	100%
레몬주스 (2테이블스푼)	7	0	0%
오일드레싱을 넣은 샐러드의 총칼로리	397	253	64%

왼쪽 페이지에 제시된 샐러드에서 예를 들어보았다. 150칼로리의 채소와 과일에 2테이블스푼의 오일이 들어간 드레싱을 곁들이면, 칼로리가 거의 400으로 늘어나고 지방의 칼로리 백분율은 64%로 급증한다. 그러나 같은 샐러드를 드레싱 없이 먹거나 과일드레싱을 뿌려 먹는다면 지방의 칼로리 백분율은 10% 미만으로 내려간다.

많은 채식주의자들은 샐러드를 통해 더 많은 채소를 먹지만 또한 더 많은 지방을 섭취한다. 거기에다 견과류, 씨앗류, 아보카도, 올리브 및 고지방 재료를 마구 투하한다. 당신이 심리적인 만족감은 얻었을지 몰라도, 뚱뚱한 채식주의자로 비판을 받는 이유다.

● 날씬한 채식주의자의 저지방 샐러드

종류	칼로리	지방의 칼로리	지방의 비율
큰 양상추 1개 (454g)	70	8	15%
큰 토마토 3개 (539g)	100	9	9%
큰 오이 2개 (595g)	90	5	6%
채소의 총칼로리	260	22	9%
라스베리 (312g)	155	14	10%
셀러리 3개 (200g)	25	3	10%
과일드레싱을 넣은 샐러드의 총칼로리	440	39	9%

그러나 다행스럽게도 대안이 있다. 샐러드의 양을 두 배로 늘리고 지방을 과일드레싱으로 대체하면 된다. 예를 들어 산딸기와 셀러리를 섞는 것이다. 과일드레싱은 샐러드에 충분한 칼로리를 추가해 풍부한 식사를 만들고 우리가 원하는 방식으로 총칼로리에서 지방 함량을 낮춰준다. 이 간단한 드레싱은 또한 샐러드에 아름다운 색까지 더해주며 모든 사람들이 좋아한다.

기름진 과일이라고?

당신은 이 책을 읽으면서 지방이 많은 과일도 있다는 사실을 깨달았다. 그러나 대부분의 사람들은 과일에 지방이 거의 없다고 생각한다. 일반적인 과일은 지방이 보통 총칼로리의 10% 미만이다. 그러나 아보카도와 올리브와 같은 '기름진 과일'은 칼로리의 약 3/4을 지방으로부터 얻는다.

케토제닉 다이어트에 열광하는 저탄고지 식단의 지지자들은 이런 고지방 음식을 찬양한다. 그러나 채식을 선호하는 사람들조차 아무 생각 없이 즐겨먹는 것이 문제다. 이런 과일에는 탄수화물이 매우 적다. 지방이 많은 과일을 많이 먹으면 탄수화물(정제탄수화물이 아닌)을 충분히 섭취할 수 없다는 점을 채식인들은 간과하고 있다. 음식을 먹고 육체적으로나 정신적으로 무기력해지기를 원한다면 기름진 과일을 마음껏 드시라. 그러나 맑은 정신으로 활기차게 살기 원한다면 달콤한 과일(지방이 적은)을 드시라.

채식주의자들이 좋아하는 또 다른 과일은 두리안이다. 20~30%

의 지방을 함유하고 있는 두리안은 가끔 80/10/10 식단에 추가할 수 있다. 풍부하고 독특한 향이 나는 이국적인 과일인 두리안은 달콤한 커스터드Custard 쿠키가 연상되는데 동남아시아에서는 최고급 별미로 여겨진다.

두리안은 자주 먹지만 않으면 하루 이틀쯤은 지방 섭취를 걱정하지 않고 먹을 수 있는 과일이다. 당신이 '때로는 사치'를 누린다고 누가 무어라 비난할 것인가? 나도 당신을 비난할 생각이 절대로 없다.

그러나 원산지가 아닌 다른 나라에서 구할 수 있는 대부분의 두

● 기름진 과일

종류	칼로리	지방의 칼로리	지방의 비율
캘리포니아 아보카도 1개 (227g)	380	290	77%
플로리다 아보카도 1개 (312g)	375	265	70%
올리브 1캔 (227g)	260	200	78%*
두리안 1/2개 (227g)	335	100	20~30%**

* 올리브는 나무에서 따는 즉시 먹을 수 없다. 호모 사피엔스, 즉 인간을 위한 음식이 아님을 의미한다. 방금 딴 올리브는 올러유러핀(Oleuropein)이라 불리는 쓴 맛을 내는 화합물을 포함하고 있다. 올리브에서 이 올러유러핀을 제거하기 위해 기름, 물, 소금 또는 가성소다로 보존처리해야 한다.

** 미농무부의 데이터에는 두리안에 30%의 지방이 들어 있음을 보여준다. 태국의 찬타부리(Chanthaburi) 원예연구소를 포함한 기타 출처에서는 지방 함유량을 20%로 보고 있다. 어쨌든, 두리안은 일반적으로 지방이 2~10% 정도 되는 대부분의 달콤한 과일에 비해 지방이 훨씬 더 많은 과일이다.

리안은 태국과 같은 나라에서 수입된 냉동식품이기 때문에 신선한 식품으로 간주할 수 없다. 또한 안타깝게도 두리안 공급자들은 과도한 농약을 사용해서 잔혹한 처리과정을 겪게 하는 것으로 악명이 높다. 신선한 두리안을 안전하게 먹고 싶다면 그 나라의 그 산지에 직접 가서 상인들이 아닌 농부에게서 직접 구입할 것을 추천한다.

어느 채식주의 여성의 샐러드

2004년에 오리건주에서 열린 식품축제(채식에 관련된)에서, 내 강의에 참석한 호기심 많은 한 하와이 여성의 하루 음식 섭취량을 분석해본 적이 있다. 그녀는 미국 남부의 열대지방에 살았는데, 다른 채식인에 비해 훨씬 더 많은 과일을 섭취하는 것으로 보였다. 그럼에도 불구하고, 그녀는 자신이 알고 있는 것보다 더 많은 지방을 섭취하고 있는 것은 아닌지 의심했다.

나는 그녀와 함께 수치를 조사해보았다. 그녀는 하루 평균 2,400 칼로리를 섭취했는데 그중에서 45%가 지방이었다. 그녀는 일반적으로 하루에 오렌지 2개, 바나나 6개, 파파야 1개, 샐러드 2접시를 먹는다고 했다. 채식 중에서 가장 건강하다고 알려진 생식을 하는 그녀는 샐러드에 각종 오일과 견과류, 씨앗류, 아보카도를 뿌려 먹고 있었다. 그녀의 지방 섭취량은 내가 제시하는 10%보다 무려 4배 이상이었다. 다음은 이것을 상세하게 분석해놓은 것이다.

● 어느 채식주의 여성의 과도한 지방 섭취

종류	칼로리	지방의 칼로리	지방의 비율
아침식사			
오렌지 2개	126	6	5%
바나나 2개	200	6	3%
올리브오일 (1테이블스푼)	120	120	100%
호두 60g	371	309	83%
아침식사 총량	817	441	54%
점심식사			
파파야 1개	119	4	3%
바나나 4개	420	13	3%
점심식사 총량	539	16	3%
저녁식사			
양상추 567g	96	13	13%
토마토 2개	44	4	9%
아보카도 283g	454	344	75%
해바라기씨 1/4컵	205	150	73%
저녁식사 총량	799	502	63%
하루 총량	2,155	959	45%

지방이 75%인 샐러드도 있다

많은 비건들과 채식인들은 하루에 한 번 샐러드를 먹으면서 '나는 아주 건강한 음식을 먹으면서 산다'며 자랑하듯 말하곤 한다. 자신이 그렇게 많은 고기를 먹지 않기 때문에 곧 건강해질 것이라고 믿는다. 그것은 마치, 산속 고압전류가 흐르는 송전탑 아래 살면서 '나는 매일 맑은 공기를 마시고 사는 자연인'이라고 말하는 것과 같다. 그것은 마치, 수km 떨어진 공장에서 오염물질을 방류해서 강물이 썩는 것도 모른 채 '강변에 사노라네'라고 노래하는 사람과 같다. 자신이 무엇을 하는지도 모른 채 '아무리 채식을 해도 살이 안 빠진다'라든가 '채식이나 육식이나 그게 그거지 뭐'라고 쉽게 포기하기도 한다.

나는 심지어 지방이 전체 칼로리의 75%를 차지하는 샐러드를 먹는 뚱뚱한 채식주의자도 보았다. 이 75%의 지방 샐러드가 하루 칼로리의 절반을 제공하고, 나머지 절반은 두 끼의 간단한 식사와 몇 개의 간식이 제공한다고 가정해보자. 이 날이 끝날 무렵에 다른 모든 식사에 지방이 전혀 없다고 해도(이론적으로 불가능하다) 결국은 38%의 지방을 먹는 셈이 될 것이다. 그러나 그 또한 가끔은 땅콩을 한 움큼 먹거나, 채식스프에 약간의 기름을 넣거나, 올리브 몇 개와 두리안을 먹거나 코코넛을 먹게 될 것이다. 이 모든 음식들은 상당량의 지방을 추가하며, 매일 60% 또는 그보다 훨씬 높은 칼로리를 지방에서 섭취하게 된다. 그러면 내가 주장하는 과일과 채소를 위주로 하는 식단을 아무리 추가한다고 해도 지방의 칼로리 백분율이 50%를 훌쩍 넘을 것을 예상하는 것은 너무도 쉽다.

많은 사람들이 '지방에 푹 담긴 과일과 채소'를 먹으면서 채식을 한다고 말한다. 많은 사람들이 기름과자나 다름없는 견과류나 씨앗류를 폭식하면서 '동물을 사랑하기 때문'이라고 말한다. 나는 더 소중한 동물인 당신을 사랑하려면, 식품업계의 유혹을 떨쳐내고 정확한 지식으로 진리에 접근하라고 말하고 싶다.

80 | 10 | 10 Diet

9장

당신의 살이
안 빠지는 이유

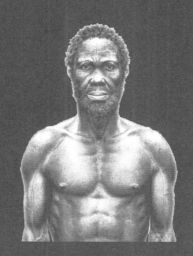

나는 과일과 채소만을 먹는 방식으로 불과 1주 만에 20kg을 감량한 사람도 보았다. 그러나 이러한 체중감

소의 경우라도 지방이 1주 만에 1kg 이상 감소한 경우는 거의 없다. 일반적으로 짧은 기간의 급격한 체중변

화는 항상 수분의 감소나 증가가 원인이다.

2천여 년 전 아르키메데스Archimedes는 목욕을 하다가 비중측정법(유체 속에 잠겨 있는 물체에는 물체의 부피와 같은 부피의 유체 무게만큼의 부력이 작용한다)을 발견하고 '유레카!'를 외치며 거리를 벌거벗고 뛰어다녔다. 그 운명적인 날 이후, 우리는 인간의 체지방률을 꽤 정확하게 측정할 수 있게 되었다. 그러나 이 문제가 우리 인간 누구에게나 중요해진 것은 불과 지난 몇십 년 전의 일이다.

다이어트를 하고 체중을 관리하는 것이 먹고 사는 일보다 더 중요해지면서부터다. 1925년 제너럴 일렉트릭사GE가 가정용 냉장고를 출시한 후, 1900년대 중반 미국의 가정에 전격적으로 냉장고가 보급되기 시작하면서 미국인들은 살이 찌기 시작했다. 냉장고가 보급되자 육류회사들은 공장식 축산업을 통해 대량으로 고기를 생산하기 시작했고, 식품회사들은 장기보관이 가능한 저장용 식품들을 생산하기 시작했다. 당연히 자극적인 맛과 장기보관을 위해 보존제와 같은 각종 화학성분이 투여되었다. 고기를 먹어서 살이 찌고 화학성분을 섭취해서 몸이 붓는 악순환의 시대가 도래했다는 말이다.

지방을 빼기만 하면 살이 빠질까?

비만은 인간의 질병뿐만 아니라 사회생활에도 엄청난 영향을 끼친다. 체중이 정상적인 수준을 넘어서면 육체의 건강뿐만 아니라, 정신건강, 직무수행, 인간관계 등에도 변화가 일어난다. 이 중요한 비만을 해결하기 전에 우리 몸이 어떻게 구성되어 있는지 알아볼 필요가 있다. 밀림이 어떻게 생겼는지 알고 들어가는 것과 무턱대고 들어가는 것은 너무도 큰 차이가 있기 때문이다.

인간의 체중은 수분, 비지방 조직, 그리고 지방, 이 세 가지로 구성되어 있다. 수분은 우리 몸 총질량의 70%를 차지한다.[47] 비지방 조직에는 뼈와 근육 등이 포함된다. 지방은 체중의 나머지를 차지한다. 비지방 조직은 수분 함유량이 높고 지방보다 밀도가 높다. 비지방 조직의 높은 수분 함유량은 체지방률을 측정하는 가장 일반적인 방법인 생체전기저항 모니터Bioimpedance Monitor 기술의 기초인 전기신호를 쉽게 전송한다.[48]

우리 인간들이 살이 찌지 않았던 시절에, 그러니까 다이어트산업이 시작도 되기 전에는 거의 모든 사람들이 낮은 체지방률을 가지고 있었다. 특이한 질병으로 몸이 지나치게 부어 있지 않은 상태라면, 몸무게만으로 그 사람의 살이 찐 상태를 판단할 수 있었다. 그러나 오늘날에는 미국인의 절반 이상이 비만이기 때문에, 더 이상 체중만으로 비만상태를 평가하는 것은 무리인 시대가 되었다. 수분과, 비지방 조직, 지방 사이의 관계를 좀 더 면밀히 살펴보자.

소금은 어떻게 체중을 불리나?

당신이 돈을 들여 각종 다이어트를 통해 지방을 어느 정도 줄였다고 해도, 물 한 바가지를 벌컥벌컥 마시면 체중은 원위치가 된다. 지방이 줄어든다고 반드시 체중이 감소되는 것은 아니다. 지방에서 잃는 무게보다 수분 섭취를 통해서 매우 쉽게 체중을 증가시킬 수 있다. 같은 부피 상태에서 물은 지방보다 훨씬 더 무겁다. 열심히 운동을 해서 500g의 지방을 줄였다고 해도 수분을 과도하게 섭취하면 도로 아미타불이 된다는 말이다.

나는 지금 소금에 대해 말하고 있다. 당신이 꾸준히 지방을 줄이고 있다고 해도 식단에 소금을 약간 더 넣는 것만으로도 체중감량이 무효화될 수 있다는 말이다. 어떤 형태로든 이 소금 내의 독소를 희석시키기 위해 인체가 섭취해야 하는 수분의 양은 체중을 증가시킨다. 물론 이 수분은 오래지 않아 땀과 소변으로 배출된다. 그러나 그 수분이 땀과 소변으로 배출되기도 전에 짜고 독한 음식을 다시 먹는다면 그 소금을 중화시키기 위해 당신은 또다시 수분을 섭취할 수밖에 없다. 이런 현상이 계속되면 어떻게 될까? 그렇다. 당신이 그렇게 친구들과의 대화에서 주제로 삼던 '나는 왜 물만 먹어도 살이 찔까?' 바로 그 상태가 장기간 유지되는 것이다. 추출된 형태의 소금은 어떤 형태든 몸에 독이 된다. 소금은 단맛, 신맛 또는 쓴맛을 느끼는 혀의 감각을 둔하게 만들고(그래서 짜게 먹는 사람들은 소금이 없으면 음식에 아무 맛이 없다고 한다), 소화와 배설작용을 느리게 하며, 우리 몸에 중요한 '수분의 균형'을 무너뜨린다.

건강에 치명적인 '추출된 나트륨'과 자연상태의 식물성식품에 풍부하게 들어 있는 '천연나트륨'은 반드시 구별해야 한다. 물론 소금에 들어 있는 나트륨은 인체의 세포에 필요한 매우 중요한 영양소다. 그러나 셀러리나 토마토와 같은 다양한 채소들을 먹으면 우리 몸이 필요로 하는 미네랄들을 '최적의 조합'으로 섭취할 수 있다. 정제 미네랄과 천연 미네랄을 구별하라는 말이다.

신체 내부에서 정교하게 조절되는 나트륨과 칼륨의 농도 비율은 세포활동에 있어 매우 중요하다. 나트륨은 세포 외부에, 칼륨은 세포 내부에 존재하는데 만일 칼륨/나트륨 비율의 균형이 조금이라도 무너지면 세포탈수Cellular Dehydration나 과포화Supersaturation가 일어나서 세포의 기능이 심각하게 손상된다.

땀을 흘리는 운동이나 다른 신체활동을 통해 나트륨이 너무 많이 배출되면, 적절한 비율을 유지하기 위해 칼륨이 세포 밖으로 빠져나가게 된다. 줄어든 나트륨을 보충하기 위해 소금을 섭취하는 것은, 마치 수면부족을 커피로 해소하려는 것과 같이 우리 몸에 스트레스만 가중시킬 뿐이다.

바닷물에 함유된 소금은 어떤 방식으로 섭취하든 탈수를 일으킨다. 바닷물은 부식성을 띠고 자극적이며 맛 또한 역하다. 바닷물에 물을 섞어 희석하더라도 많은 양을 마시게 될 경우 수일 내로 사망에 이른다.

우리가 음식에 소금을 넣어서 먹는 것은, 바닷물을 마시는 것보다 그 속도가 느릴 뿐 우리 몸에 똑같이 작용한다. 바닷물에서 물을 제거해 얻는 것이 소금이다. 탈수를 일으켜 죽음에 이르게 하는 바로 그 성분 말이다. 염화나트륨 즉, 모든 종류의 소금을 비롯하여 고가에 판매되는 값비싼 소금을 섭취하는 것은 자살행위나 다름없다. 소금 제조업자들은 현대인에게서 흔하게 볼 수 있는 심각한 영양불균형에 소금의 미네랄 성분이 도움이 될 수 있다며, 마치 소금이 꼭 필요한 것처럼 보이도록 각고의 노력을 기울인다. 물론 육류와 가공식품을 과다하게 섭취하는 우리에게 그런 영양불균형이 존재하는 것도 사실이다. 그러나 어떤 경우든 가공하지 않은 식물성식품을 충분히 섭취하는 것만이 모든 문제의 해결책이다. 정제된 공장식품은 더 심각한 영양불균형을 초래할 뿐이다.

우리 몸에 미네랄이 필요한 것은 사실이다. 그러나 미네랄은 자연상태의 식물성식품에 들어 있는 형태 그대로 섭취되어야만 한다. 몸에 필요하다고 해서 미네랄이 농축된 독성물질을 먹는 것은 논리적으로 말이 되지 않는다. 소금 섭취를 중단한 사람의 몸에서 잔여 소금이 모두 빠져나가는 데에는 보통 몇 년의 시간이 걸린다. 그러나 안심하시라. 몸에 남은 대부분의 소금과 소금이 당기는 욕구는, 소금을 끊고 불과 몇 주 만에 현저하게 줄어든다. 소금이라는 독약은 꼭 끊는 것이 좋다. 살아 있는 과일과 채소를 먹으면 저절로 끊어진다. 실천해보면 금방 알 수 있다.

근육이 커져도 체중은 늘어난다

아주 흔하지는 않지만 근육도 체중증가의 원인이 될 수 있다. 근육의 성장은 상당히 느린 편이기 때문에 급격한 체중증가는 일어나지 않지만, 지방을 빼는 것보다 근육을 더 빨리 늘리면 전체적인 체중증가가 초래된다. 엄청나게 운동해서 지방을 뺐지만 몸집이 우람한 근육질의 헬스클럽 트레이너를 생각하면 이해가 쉬울 것이다. 그러나 다른 모든 요인이 동일하게 유지되면, 지방이 감소할수록 체중도 감소하는 것이 일반적이다.

마르면서도 과지방인 사람도 있다

'저는 너무 말랐는데 무엇을 먹어야 살이 찌나요?'라고 묻는 사람들도 있다. 마른 사람들이 체중을 늘리고자 할 때 대부분 지방이 아닌 근육을 키워야 한다는 사실을 알지 못한다. 너무 말라서 살을 찌우고 싶어 나를 찾아온 많은 사람들조차 사실은 지방을 빼야 할 필요가 있었다. 수십 년 동안 수많은 사람들에게 비만과 건강에 대해 컨설팅을 하면서, 지방이 필요한 사람은 단 두 명뿐이었다.

마른 사람들은 실제로 자신의 몸에 지방이 많다는 생각도 하지 못하고, 근육이 얼마나 적은지도 알지 못한다. 이런 사람들은 계속 살을 빼면서 근육을 키울 필요가 있다. 물론 운동을 해야 한다.

모델 한 명이 찾아온 적이 있다. 그녀는 자신의 젊음을 유지하기 위해 무엇이든 하겠다고 말했다. 그러나 그녀는 더 이상 뺄 살이 없었다. 그녀는 키가 크고 날씬했다. 물론 말랐지만 근육이 부족했다. 그녀의 체지방을 측정했을 때 건강한 수치보다 10% 이상 높은 29%가 나왔다. 그녀는 충격을 받았다. 그녀는 살을 뺄 필요가 없었다. 근육을 키우고 지방을 줄여야 했다. 그녀는 내 조언을 잘 따랐고 그 후로도 오랫동안 모델 일을 계속할 수 있었다.

저탄고지와 같은 고지방 식사가 위험한 이유

케토제닉 다이어트와 같이 저탄고지 식사를 하는 사람들은 실제로 상당한 체중을 감량한다. 이것이 어떻게 가능한 것일까? 탄수화물이 적고 지방이 많은 음식을 먹는 것은 식욕을 저하시켜 전체 칼로리 섭취를 감소시키기 때문이다.[49] 또한, 지방을 꽤 효율적으로 처리할 수 있는 사람들이 있기도 하다. 그러나 대부분의 인간은 지방을 잘 소화하지도 못하고 흡수하지도 못한다. 또한 과일과 채소에 들어 있는 가벼운 지방에 비해, 동물의 시체에서 가져온 지방이나 정제된 오일에서 가져온 무거운 지방은 영양소 흡수를 방해하기까지 한다. 고지방 식단은 영양소가 부족한 식단이라고 말하는 것은 이런 이유 때문이다.

고지방 식단은 영양실조 식단이다

고지방 식단은 절대 건강한 식단이 아니다. 120kg이 넘는 과도한 비만상태를 약간 비만인 상태로 변화시켜준다는 사실은 인정한다. 그러나 그런 식사는 각종 질병을 불러온다. 영양이 부족한 식단이기 때문이다. 지방을 많이 먹을수록 영양실조 또한 증가한다는 연구결과가 이를 증명한다. 나는 수십 년 동안 과일과 채소를 위주로 먹는 사람 중에서 살찐 사람을 본 적이 없다. 나는 수십 년 동안 과일과 채소를 위주로 먹는 사람 중에서 질병으로 힘들어하는 사람을 본 적이 없다. 우리는 영양가가 낮고 영양소의 흡수를 방해하는 음식을 먹을 때 살이 찌고 질병에 노출된다. 비만과 영양실조는 불가분의 관계에 있다.

살찐 사람 중에 건강한 사람은 없다

사람들은 희망사항을 '현재 상태'로 착각하면서 살아간다. '당뇨만 빼놓고 건강하다'라고 말한다거나 '천식이 좀 있는 것만 빼면…'이라거나 '20kg 정도 살찐 것 빼고는 아무 문제가 없다'고 위로하면서 살아간다. 그러다가 그 건강하던 당신의 친구가 갑자기 심장마비나 뇌졸중으로 사망하면 충격을 받는다. 그러나 명심하시라. 심장질환의 25%가 '갑작스런 사망'이라는 사실을 말이다. 건강에 문제가 없는 사람들은 절대로 급사하지 않는다. 완벽한 건강은 신(자연)이 우리 인간에게 주신 권리이자 당연한 상태(모든 야생동물이 그런 것처럼)다. 그러나 당신이 그것을 주의 깊게 돌볼 때만 가능하다.

체지방률은 얼마가 좋은가?

날씬하고 건강하게 살기 위해서는 적절한 체중과 체지방률을 꾸준히 유지해야 한다. 남성의 경우에는 건강한 체지방률이 한 자릿수다. 여성들은 이보다 약 10% 높다(여성 잡지에서 권장하는 체지방률은 너무 낮은 경향이 있다. 여성의 체지방률이 한 자릿수로 줄어들면 불임, 골다공증, 섭식장애, 호르몬 불균형, 기타 심각한 질환이 생길 수 있다).

아래 표에서 볼 수 있는 것처럼 의료 또는 헬스전문가 대부분의 권장수치는 필자가 권장하는 체지방률 수치보다 훨씬 높다.[50]

일반적인 권장수치와 내가 추천하는 권장수치가 다른 이유는 무엇일까? 정부기관이나 전문가들은 운동선수와 일반인을 구분해서, 일반인의 경우 관대한 수치를 제시하는 것이 관례화되어 있다. 그러나 나는 과일과 채소 위주의 살아 있는 음식을 먹고 적당한 운동만 꾸준히 유지한다면 절대 내가 추천하는 체지방률을 넘지 않는다고 자신 있게 말할 수 있다.

● 남성과 여성의 체지방률 권장수치

남성 (기존 수치)	남성 (필자 추천)	여성 (기존 수치)	여성 (필자 추천)
지방부족 0~13%	건강하고 활동적 3~9%	지방부족 0~24%	건강하고 활동적 13~19%
건강함 8~25%	권장하지 않음 10~14%	건강함 21~36%	권장하지 않음 20~24%
고지방 19~30%	아주 건강하지 않음 15% 이상	과지방 33~42%	건강하지 않음 25% 이상

근육이 늘어나면 살이 빠지는 이유

근육량을 늘리면 체지방률은 자동으로 감소한다. 만일 여러분이 운동을 하지 않는 상태에서, 마르게 보이면서도 체지방률이 건강한 수치 이상이라면 그것이 가장 좋다. 왜냐하면 근육량을 늘리고 지방을 감소시켜서 더 멋진 몸매를 가질 수 있기 때문이다. 근육이 늘어나면 신체의 칼로리 요구량, 즉 기초대사량이 높아진다. 평상시와 유사한 음식을 섭취하면서 운동을 한다면, 우리 몸은 칼로리부족을 보충하기 위해 저장된 지방을 활용하는데 이것이 체지방률을 감소시킨다.

그러나 불행하게도 근육량은 쉽게 없어진다. 근육을 만들고 유지하기 해서는 근육을 지속적으로 사용해야 한다. '사용하지 않으면 퇴화'하는 다윈의 법칙에 근육도 예외가 아니다. 매일 근육의 손실량은 체중변동의 100분의 1도 되지 않는다. 그러나 만일 활동적이던 사람이 심각한 질병이나 사고로부터 회복하기 위해 오랫동안 침대에서 쉬는 경우처럼, 완전히 앉아서 생활하게 된다면 근육은 상당히 감소하게 되고 체중 또한 줄어든다. 그러나 오랫동안의 휴식이나 단식 후에 정상적인 활동을 재개하면 근육이 비교적 쉽게 이전의 크기를 회복한다.

700만 년 전 아프리카 밀림에서 열매를 따먹던 우리의 오랜 조상인 유인원이나, 10만 년 전 출현해서 지구 대륙 전체로 퍼져나가기 시작한 우리의 직접적인 조상 호모 사피엔스나, 우리 영장류는 한 번도 운동이라는 것을 해본 적이 없다. 먹이를 구하는 일 자체가 운동이었고 정착을 위해 이동하는 행위 또한 운동이었기 때문이다. 삶의 필요에 맞게 그들은 모두 날씬한 상태로 근육을 가졌고 체지방률 같은 것에는 신경 쓸 여유조차 없었다. 그러나 이제는 빨래까지 기계가 해줄 정도로 세상이 변했으니 어쩔 것인가? 무인도에 혼자 살지 않는 이상, 우리는 노동을 통해 근육을 갖기에는 너무 멀리 와버렸다. 비록 운동이 인위적인 것일지라도, 몸을 움직이는 행위(약간 과도할지라도) 없이 우리는 절대 건강해지고 날씬해질 수 없다. 수백만 년 이어온 인간 진화의 원리가 결코 허락하지 않기 때문이다.

지방에 대한 진실과 거짓

지방을 줄이는 가장 간단한 방법은 매일 사용하는 칼로리의 양보다 적게 칼로리를 섭취하는 것이다. 지방 450g에 3,500칼로리가 들어 있다는 점을 감안하여, 섭취하는 양보다 하루에 115칼로리를 더 많이 소비하면, 한 달에 450g의 체중이 감소할 것이다. 그러나 누가 계산기를 들고 일일이 이런 계산을 할 수 있겠는가? 당신은 그저 들어오는 칼로리와 나가는 칼로리를 비교하여 전체적인 틀을 잡기만 하면 된다. 일단 건강한 습관이 몸에 배면 더 이상 음식습관과 운동량을 추적하지 않아도 된다.

체중감량을 위해 칼로리를 줄일 수 있는 또 다른 방법은 매일 규

칙적인 운동을 추가하는 것이다. 그러나 당신은 인내심을 가져야 한다. 하루에 만 보만 빠르게 걸어도 한 달에 약 1kg 정도는 계속해서 체중이 감소된다. 한 달 1kg 감량이 적어 보인다면 당신은 지금 너무 조급한 상태다. 많은 다이어트를 경험해본 당신은 알 것이다. 일주일에 몇 kg, 한 달에 몇 kg 줄여준다는 다이어트로 계속해서 원하는 몸매를 유지해본 적이 있으신가? 지속가능한 습관이 아니면 평생 다이어트의 늪에서 허우적거리며 살아야 한다는 사실을 경험해보지 않았는가 말이다. 웬만한 거리를 걷는 습관만 들여도 1년에 12kg 이상 빠진다. 무려 12kg이다.

디톡스는 진실일까?

이런 분말가루를 먹으면 독소가 제거된다든가, 저런 말린 음식을 먹으면 혈관이 청소된다든가 하는 말들은 엄격히 말해서 진실이 아니다. 이 세상에 마법은 없다. 마음 급한 사람들에게서 돈을 뺏어가는 상술만 있을 뿐이다. 또한 과일과 채소라고 해서 그 음식 자체가 우리 몸을 정화하는 것은 아니다. 다만 우리 몸속에 갇혀 있는 독소를 배출하는 데 필요한 에너지를 제공할 뿐이다. 그 에너지가 디톡스(독소제거)의 메커니즘을 정상화시켜준다는 말이다.

우리의 간과 신장은 항상 우리 몸을 해독시키기 위해 24시간 작동하고 있다. 그러나 당신이 지방이 가득한 미국식 식단을 고집한다면 몸속의 독소는 제거되지 않는다. 제거되는 독소보다 몸으로 들어오는 독소가 더 많기 때문이다.

당신이 조그만 원룸에 살고 있다고 가정해보자. 오늘 당신은 방이 너무 좁게 느껴져서 옷가지와 물건 10개를 버렸다. 그런데 퇴근후 쇼핑을 나갔다가 15개의 물건과 옷가지를 사들였다면 어떻게 되겠는가? 당신이 매일 그런 생활습관을 유지한다면 한 달 후에 좁은원룸은 물건으로 차고 넘칠 것이다. 그러면서 당신은 '매일 미니멀리즘을 실천해도 소용이 없네'라고 변명할 것인가? 들어오는 독소가내보내는 독소보다 더 많으면 독소는 제거되지 않고 쌓인다.

　　그러나 당신이 과일과 채소를 위주로 '살아 있는 음식을 먹는 습관'을 실천한다면 당신의 에너지는 넘치게 된다. 그 에너지로 하루에15개의 물건을 버리게 되고 10개의 물건이 들어오게 된다. 살아 있는음식을 먹으면 독소제거의 1등 기관인 간과 신장이 독소제거의 기회를 갖게 된다. 매일매일 독소를 제거하느라 지쳐 있던 간과 신장은에너지를 얻게 되고 마침내 당신 몸의 독성수치를 떨어뜨릴 수 있게된다. 디톡스, 즉 몸의 정화가 시작된다는 말이다. 당신의 원룸(몸)은마침내 미니멀리즘을 완성하게 되었다.

　　나는 과일과 채소만을 먹는 완전한 생식으로 불과 1주 만에20kg을 감량한 사람도 보았다. 그러나 이러한 체중감소의 경우라도지방이 1주 만에 1kg 이상 감소한 경우는 거의 없다. 일반적으로 짧은 기간의 급격한 체중변화는 항상 수분의 감소나 증가가 원인이다.

　　배출되는 독소에 비해 들어오는 독소가 많다면, 현명하고 슬기로운 우리 몸은 그 독소를 1차적으로 수분에 저장하고 2차적으로 지방에 저장한다. 독소가 혈류를 타고 온몸에 퍼지면 죽음이라는 위험에 처하기 때문이다. 물론 저장 가능한 물량 이상의 독소가 들어오면, 더 현명한 우리의 몸은 입 밖으로 즉시 내보내거나(구토) 설사라는 시스템으로 해결하기도 한다. 독소가 과도하면 물을 더 많이 마시게 되고 지방 가득한 음식에 끌리게 되는 이유다. 바로 살이 찌고 몸이 붓는 이유라는 말이다.

그러나 어떤 상황에서도, 어느 누구도, 어떤 식단에서도, 하루 500g의 지방조차 뺄 수 없다. 따라서 '1주 만에 5kg 지방감량'을 약속하는 다이어트 상품은 거의 모두 사기에 불과하다. 1주 만에 5kg의 수분을 빼는 것은 가능하다. 독소가 배출되면 그 독소를 저장하고 있던 수분은 더 이상 몸 안에 남아 있을 필요가 없기 때문이다. 그러나 현실적으로 해병대캠프와 같은 지옥훈련을 통하지 않고는 1주에 1kg의 지방도 빼기 힘들다는 사실을 알아야 한다.

지방감소는 아주 천천히 진행된다

당신이 과일과 채소처럼 살아 있는 것들을 위주로 하는 식단으로 바꾸게 되면, 급작스런 체중의 감소가 시작된다. 우리는 보통 체중이 줄어들면 무엇이든 좋다고 생각하기 때문에 아주 좋은 현상으로 인식한다. 물론 좋은 현상이긴 하다. 독소를 붙들고 있던 수분이 1차적으로 빠져나가기 때문이다. 그러나 처음 1~2주에 체중이 현격하게 감소한 다음 '왜 계속 빠지지 않나요?'라는 질문을 하게 된다. 겨우 몇 kg 빠진 다음 체중감소가 빠르게 이어지지 않기 때문이다. 그러나 지방은 아주 서서히 느리게 빠진다는 사실을 알아야 한다. 이

지방이 감소하는 시기는 중요하다. 당신은 인내심을 가지고 꾸준히 과일과 채소를 먹으면 된다. 조급해서는 안 된다. 10년 동안 늘려온 뱃살의 지방과 허벅지의 지방은 그렇게 한꺼번에 빠지지 않는다는 말이다. '채식도 별수 없다'면서 다시 독소 가득한 육류와 정제식품으로 돌아가는 사람은 '다이어트는 평생 동안 하는 것'이라는 시중의 상업용 다이어트의 먹잇감이라는 점을 명심해야 한다.

체중감소를 근육감소로 착각하면 안 된다

대부분의 사람들은 몇 주 또는 몇 달 동안 과일과 채소를 꾸준히 먹었는데 근육까지 줄어들었다고 불평한다. 그러나 실제로는 근육이 아니라, 근육 주변의 많은 지방과 근육 안에 있는 지방이 줄어드는 것이다. 또한 독소를 희석시키기 위해 우리 몸에서 유지했던 수분도 빠져나간다. 우리 몸의 70%는 수분으로 구성되어 있다. 울퉁불퉁한 근육 속에도 많은 수분이 있다는 말이다. 많은 사람들은 이 과도한 지방과 수분을 근육의 일부로 착각하기도 한다.

사람들은 종종 과일과 채소 위주의 식사를 한 후 1~2주일 만에 자신의 모든 근육을 잃었다고 불평한다. 이것은 생리적으로 절대 불가능한 일이다. 우리가 알고 있는 것과는 다르게 어떤 종류의 식단도 근육의 손실이나 근육의 증가를 초래하지 않는다. 만일 근육을 키워주는 식단이 있다면 보디빌더들은 헬스클럽을 들락거리지 않고 주방을 들락거리지 않겠는가? 근육은 음식습관이 아니라 운동습관으로 획득된다는 사실을 반드시 알아야 한다. 우리가 알고 있는 것과는 다르게, 단백질(또는 기타 영양소)을 아무리 섭취해도 근육 형성에는 전혀 도움이 되지 않는다.[51] 만일 당신이 이런 거짓광고를 믿는다면, 사기꾼인지도 모르고 매달 기부금을 내는 행위와 전혀 다르지 않다. 살아 있는 동안 깨닫는다면 좋겠지만 죽을 때까지 깨닫지 못하고(사기당하는지도 모르고) 평생 헛된 희망으로 살아가는 사람들이 얼마나 많은가 말이다.

수십 년 동안 몸에 대해 연구했고 수도 없이 많은 사람들에게 컨설팅을 해온 필자라면, 아주 확신에 차서 이렇게 말할 것이다. "당신이 가지고 있던 근육의 상당 부분은 지방과 수분으로 구성되어 있습니다. 인간은 그렇게 많은 수분과 지방이 필요했던 것이 아닙니다. 이제 전보다 말랐지만 더 탄탄한 몸을 갖게 될 것입니다."

탈수현상이란 무엇인가?

지구표면은 바닷물이 70%를 차지하고 있다. 지구를 가장 닮은 우리 인간의 몸 또한 수분이 70%다. 그래서 동양의 현자(賢者)들은 인간과 자연을 하나로 보았다. 그래서 당신과 나처럼 어리석은 인간들에게 '자연으로 돌아가라'거나 '자연 그대로의 음식을 먹어라'라고 충고했던 것이다. 그러나 어리석은 우리 인간이 어리석은 음식(고기, 생선, 계란, 우유, 식용유, 정제식품)을 먹는 어떤 환경에서라도, 우리 몸은 항상성을 유지하면서 자연으로 돌아가기 위해 부단히 노력한다.

우리 몸은 그 자체가 자연이기 때문이다. 수분 또한 마찬가지다. 우리 몸은 어떠한 상황에서도 '수분 70%'를 맞추기 위해서 부단히 노력한다.

몸에 가득 찬 독소에 비해, 그것을 함유하고 있는 수분함량이 적으면 당연히 세포의 기능이 떨어진다. 이것을 탈수현상이라고 한다. 탈수현상이 없어지면 에너지가 회복되어 몸속의 장기기능이 개선되기 때문에 체중감량의 어려움은 줄어든다.

탈수현상은 다음과 같은 양면이 있다. 이것은 문자 그대로 '수분부족' 상태일 수도 있고 '과다한 독소' 때문일 수도 있다. 정답은 '둘 다'에 해당한다. 사람이 탈수증으로 목숨이 위험하다는 것은, 몸 안의 독소가 몸이 감당할 수 없을 수준으로 농축되어 있다는 것을 뜻한다.

어떤 음식에 불을 가해 조리하면(산 음식을 죽은 음식으로 만들면) 수분이 증발한다. 당신이 죽은 음식을 먹는다는 것은, 마치 주스를 만드는 기계에 밀가루를 넣는 것과 같다. 물 한 컵을 냄비에 넣고 열을 가하면 대부분의 물이 증발한다. 우리 호모 사피엔스라는 영장류는 이 문제가 비만과 질병에 어떤 영향을 끼치는지 거의 깨닫지 못하고 있다. 열을 가해 죽은 음식을 먹는 야생동물은 어디에도 없다.

탈수현상의 4가지 원인

물을 마시는 것과 탈수작용 사이에는 긴밀한 관계가 있다. 둘 모두 질병과 다이어트에 많은 영향을 끼친다. 탈수현상은 다양한 이유로 발생하기 때문에, 물을 많이 섭취한다고 해서 해결되는 단순한 문제가 아니다.

독소가 증가하면 탈수된다

우리가 탈수되는 가장 흔한 이유는 수분 섭취에 비해 독소 섭취가 증가하기 때문이다. 조리는 많은 독소를 만들어내기 때문에 우리 몸에서 수분의 필요를 증가시킨다. 우리가 모르고 있는 가장 치명적인 독소에는 기름에 튀길 때 발생하는 아크롤레인Acrolein과, 바비큐처럼 음식을 태울 때 방출되는 다환방향족탄화수소PAHs 등이 있다.

그러나 우리 가정에서 아주 흔히 사용하는 독성물질이 있는데 바로 정제소금과 알코올이다. 식용으로 사용되는 정제소금은 물에 희석된다고 해도 여전히 치명적이다. 모든 선원들은 바닷물을 마시면 탈수증으로 죽게 된다는 사실을 안다. 소금은 아주 많은 물로 많이 희석해야 우리 몸에서 받아들일 수 있다. 물을 마시지 말라는 말이 아니라 소금을 먹어야 하는 환경에 노출되지 말라는 말이다.

살아 있는 과일과 채소에 열을 가하면 비타민뿐만 아니라 나트륨을 비롯한 미네랄이 거의 손실된다. 비교적 나트륨과 미네랄이 살아 있는 소금이 필요한 이유다. 과일과 채소는 비타민과 미네랄이 생생히 살아 있기 때문에 소금을 필요로 하지 않는다는 사실을 기억하기 바란다. 두 번째 치명적인 가정용 독소는 알코올이다. 알코올은 이뇨작용을 촉진시켜 상당히 많은 수분손실을 초래한다. 술을 마신

다음 날 소변을 많이 보게 되고, 아무리 물을 마셔도 갈증이 해소되지 않는 이유다. 알코올만큼 효과적으로 인간의 몸을 탈수시키고 해를 입히는 물질은 거의 없다.

수분 섭취가 적을 때 탈수된다

우리가 탈수되는 두 번째 원인은 독소 섭취에 비해 물 섭취량이 낮을 때이다. 불을 사용해서 음식을 조리하면 수분이 사라진다. 구운 감자가 날감자보다 훨씬 무게가 덜 나가는 것도 이런 이유다. 쌀로 밥을 한다거나 콩을 삶는 경우처럼 수분을 추가해서 조리하는 경우는 예외로 본다. 열을 가해서 요리를 하면 음식에서 수분과 독소의 비율이 변하는데 이때 독소의 양이 증가한다. 따라서 음식에 열을 가한다는 것은 수분을 제거할 뿐만 아니라, 그 과정에서 독소가 생성되어 수분 섭취의 필요를 증가시킨다.

불행히도 물을 마시는 것은 인간이라는 영장류의 본성이 아니다. 인간은 물을 마시는 방법을 배워야 했다. 자세히 살펴보자. 자연 상태에서 많은 동물들이 하루 종일 여러 차례 '물웅덩이'를 찾아와서 물을 먹는다. 특히 방목해서 키우는 소나 염소 같은 동물들은 물을 많이 마시는 것으로 유명하다. 그러나 침팬지와 같은 영장류들이 물을 마시러 물웅덩이에 모여 있는 것이 목격되는 경우는 거의 없다. 개나 사자와 같은 육식동물들은 혀로 물을 핥도록 되어 있지만, 인간이나 침팬지와 같은 영장류들은 입술로 빨아들이도록 되어 있다. 영장류가 물을 마시기 위해서는 기본적으로 머리와 어깨를 낮추어야 한다. 그렇게 머리를 숙인 자세로는 적이 잘 보이지 않을 것이며, 침팬지의 빨간 엉덩이처럼 은밀한 부위가 뒤로 노출되기 때문에 위험에 처할 수가 있다.

인간이라는 영장류는, 다른 영장류처럼 수분이 많고 살아 있는 음식을 먹도록 설계되고 진화했기 때문에 굳이 일부러 물을 마실 필요가 없는 동물이라는 말이다. 불로 가열해서 죽인 다음 온갖 양념으로 범벅이 된 음식을 먹는 인간을 제외하고, 그 어떤 영장류도 스스로 갈증을 유발하는 행위를 하지 않고 갈증을 일으키는 음식을 먹지도 않는다.

우리가 오해하는 것이 있다. 영장류들은 일반적으로 과일이 많은 열대지방에서 살기 때문에 많은 양의 물을 마셔야 한다고 생각한다. 물론 영장류들이 많이 움직이고 상당히 건강하다는 것은 사실이다. 영화에서 원숭이나 침팬지들이 나무나 덩굴을 쉽게 오르내리는 것을 보았을 것이다. 사실 다른 영장류는 인간보다 약 5배 이상 힘이 세다. 그들은 하루의 대부분을 그늘에서 보낸다. 햇볕이 뜨거운 한낮에는 휴식을 취한다. 주로 신선하고 천연상태의 과일로 저지방 생식을 한다. 물론 그들도 과일이나 채소가 부족할 때는 동물을 잡아먹는 것이 목격되기도 한다. 그러나 침팬지와 함께 평생을 보낸 제인구달Jane Goodall에 의하면, 그들의 식단에서 곤충과 파충류를 비롯한 동물이 차지하는 비율은 1%를 절대 넘지 않는다고 한다.

몸속의 죽은 세포가 탈수의 원인이 된다

우리 몸에는 100조 개의 세포가 있고 하루에 수십수백억 개의 세포가 죽음을 맞이하고 새로 태어난다. 그 죽은 세포의 시체는 빠르고 청결하게 배출되어야 한다. 그 세포의 시체가 쌓이는 속도보다 수분 섭취의 속도가 늦으면 탈수상태가 된다. 인체의 모든 세포는 자체 신진대사의 결과로 유독성 폐기물을 생산한다. 많은 조직들과 분비기관들과 장기들 역시 신진대사의 결과로 독소를 생산한다. 내부적인 원인으로 생성된 이 독소를 내생적 독소라고 한다. 반대로 체외에서 들어오는 독소를 외부 독소라고 하는데, 음식과 공기 등이 외부 독소에 포함된다.

우리의 신체활동이나 스트레스가 증가하면 세포활동이 증가함에 따라 우리가 생산하는 내생적 독소의 양 또한 증가한다. 운동 전후나 각종 스트레스 상황에 직면하면 물컵을 드는 이유다. 물론 물을 마시는 행위는, 생산되는 독소를 희석시키기 위한 또 하나의 현명한 몸의 원리다.

과도한 운동이 탈수의 원인이 된다

고도, 열, 햇빛, 바람, 습도, 운동은 수분을 잃게 하는 요인들 중 하나다. 우리는 물과 독소에 대한 비율의 변화에 내성이 높지 않다. 평균 미국인들은 수분으로 체중의 1%만 줄여도 탈수증세를 경험한다.[52] 90kg 체중인 남성의 경우 900g에 해당한다. 의학적 진단이 가능한 가벼운 탈수는 5% 정도이며 15%는 심각한 것으로 간주된다.[53]

많은 피트니스 대회 참가자들은 행사 내내 정기적으로 체중을 잰다. 급속한 체중변화는 거의 전적으로 수분의 무게를 나타내므로, 간단한 체중측정을 통해 정확한 탈수상태를 알 수 있다. 만일 어떤 선수가 5%의 체중감소를 보였다면, 그 선수는 참가를 취소해야 할 정도의 위험한 상태가 된다. 45kg 여성인 운동선수가 5%의 체중감소를 보였다면 2.3kg에 불과하지만 위험하다는 말이다. 5%의 탈수이기 때문이다.

어떤 전문가들은 매일 2~3리터의 물을 마실 것을 권장한다. 직접적으로 표현하지는 않았지만 이것은 음식 안의 독소에 의해 유발된 탈수를 보충하기 위해 필요한 양이다. 흥미롭게도 위의 예는 운동선수도 탈수 때문에 경쟁에서 탈락할 수 있음을 보여준다. 이 정도의 탈수가 극단적인 환경에 적응하며 일생을 보내는 잘 훈련된 운동선수에게도 그렇게 위험하다면, 그보다 덜 건강한 일반인들에게는 얼마나 위험할지 상상해보시라. 서로 다른 환경에 처해 있는 한 사람의 수분 섭취를 일반화해서 제시하는 것은 위험하다는 말이다. 현대의 일반적인 질병치료가 그런 것처럼, 원인을 그대로 둔 채로 해결책을 찾는 것은 또 다른 문제를 더 키울 수밖에 없다. 일반적으로 그 해결책이라는 것은 파리가 많다고 해서 쓰레기통을 천으로 가리는 행위와 다를 바가 없다. 파리는 쓰레기 때문에 생긴 것이기 때문이다. 몸이 아프다고 진통제를 먹는 것은 쓰레기통을 천으로 가리는 것과 같다. 상처부위를 도려내는 수술은 쓰레기통에 살충제를 뿌리는 것과 같다. 또 다른 쓰레기가 쌓이면 어쩔 것인가? 쓰레기가 쌓이지 않는 시스템을 만드는 것이 더 중요한 것처럼, 원인을 그대로 둔 채 방법을 달리해봐야 소용이 없다. 수술로 암을 뿌리째 뽑으면 해결될까? 암이 만들어지는 몸의 시스템을 바꾸지 않는다면 암은 또 발생한다. 의학계는 그것을 재발이라고 부른다. 원인(시스템)을 그대로 둔 채 증상만 제거한 후, 재발이라는 단어에 의지하는 그들이 안타깝다.

탈수가 생기지 않는 몸의 시스템을 만들어야 한다. 수분이 가득하고 살아 있는 음식을 먹으면 우리 몸이 스스로 탈수상태를 조절한다. 극심한 탈수를 일으킨 후에 많은 양의 물을 마시는 것도 좋은 선택이 아니다. 그 원인이 조리된 음식 때문인지 외부에서 침투된 독소 때문인지는 중요하지 않다. 물론 순간적인 오염의 대응법은 수분을 섭취해서 희석하는 것이다. 그러나 그 오염상태를 처음부터 만들지 않는 것이 중요하다는 말이다.

나는 탈수상태일까?

미국인을 비롯한 선진국 국민의 약 75%는 만성적으로 탈수상태인데도 정상처럼 보이기 때문에 그 사실을 잘 알지 못한다.[54] 30년 흡연자는 지금의 몸 상태가 원래의 몸 상태라고 생각한다. 한 번도 쾌적한 몸을 가져보지 못해서 무감각해졌기 때문이다. 탈수상태인 사람도 마찬가지다.

탈수는 많은 증상들을 가지고 있지만 가장 흔한 것이 피로감이다. 물론 과도한 육식중심의 식사나 정신적인 스트레스도 피로감을 유발할 수 있지만, 수분부족 또한 만성피로의 가장 큰 원인이다. 각종 탈수상태의 징후는 다음과 같다.

- 소변색이 맑지 않고 짙은 노란색이나 어두운 색일 경우.
- 24시간 동안 소변 횟수가 6번 이하인 경우(하루 8~12번이 건강한 횟수로 간주된다).
- 자주 화장실에 가지만 소변이 시원하게 나오지 않고 찔끔 나오는 경우.

만성탈수의 영향에 대해 궁금하다면 체내 수분손실의 결과를 나타낸 아래 표를 참조하시라.[55]

● **탈수의 생리적 결과**

땀으로 감량된 체중 비율	결과
2%	수행능력 저하
4%	근육의 노동능력 저하
5%	일사병
7%	환각
10%	순환성 허탈 및 열사병

10장

무엇을 어떻게
먹을 것인가

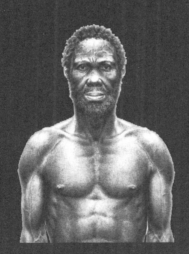

당신은 비타민D가 부족하다는 처방이 나왔다고 해서 비타민D가 듬뿍 들어 있는 분말가루를 먹을 필요가

없다. 아니 먹지 말라고 나는 주장한다. 들판에 나가서 햇빛을 쬐고 신선한 과일과 채소를 먹으면, 당신의

현명한 몸이 비타민D뿐만 아니라 수천수만 성분들의 균형을 알아서 잡아주기 때문이다.

과일과 채소만으로 몇 년 또는 몇십 년 동안 완벽하게 '살아 있는 식단'을 유지해온 사람은 거의 없다. 많은 사람들이 도전하고 대부분 실패한다. 야생의 상태가 아닌 문명의 세상에는 맛있는 것들이 너무도 넘치기 때문이다. 그러나 그것이 진실이라고 확신한다면, 100% 진실하게 살 수는 없어도 언제나 진실로 돌아오라고 나는 당신에게 충고하고 싶다. 신(자연)은 당신이 방탕한 생활로 뚱보가 되었거나 질병으로 만신창이가 되었다고 해도 당신을 따뜻한 품으로 받아줄 것이다. 신(자연)의 품으로 돌아와 비만을 해결하고 질병을 완전히 치료한 수천 명의 사람들을 나는 만나보았기 때문이다.

과일과 채소 같은 살아 있는 음식은 비만인의 다이어트에 확실히 효과(특별히 초기에)가 있다. 그러나 급속한 체중감소와 명현현상, 그리고 이로 인한 피로감으로 부정적인 인식을 갖게 되는 것도 사실이다. '연습할수록 완벽해진다'Practice Makes Perfect는 옛말이 있다. 그러나 많은 사람들이 인내심을 가지고 견뎌내기보다 포기하는 경향이 있다. 나는 당신에게 '완벽히 연습할수록 더 완벽해진다'Perfect Practice Makes Perfect라는 말로 옛말을 수정해서 들려주고 싶다.

한 입 칼로리

먼저 당신이 '한 입 칼로리'라는 개념을 이해하기 바란다. 과일과 채소는 조리된 음식이나 기름진 음식보다 한 입 칼로리가 훨씬 적기 때문에 충분한 칼로리를 섭취하기 위해서는 많이 먹어야 한다. 더 무거운 운동기구를 들도록 훈련받는 보디빌더나 더 긴 거리를 달리기 위해 훈련받는 마라톤선수처럼, 비만과 질병을 우리 몸에서 완전히 몰아내기 위해서는 서서히 몸과 마음을 훈련시켜야 한다.

야생동물이 얼마나 먹는지 알면 모두들 놀란다. 그 양은 상상을 초월한다. 해달(海獺)과 같은 동물들은 자신 몸무게의 30%에 해당되는 먹이를 매일 먹는다.[56] 사자들은 한 끼에 35kg의 고기를 먹기도 한다.[57] 나는 바나나를 연속으로 무지막지하게 많이 먹는 꼬리감기원숭이(길거리나 장터에서 악사와 함께 재롱을 피우는)를 본 적이 있다. '적정량의 음식'에 대한 우리의 관점은 우리가 과거에 먹어왔던 '불량음식'에 의해 심각하게 왜곡되어왔음을 알아야 한다.

조리하면 양이 줄어든다.

조리한 음식에서 발견되는 수분과 섬유질의 감소로 인해서, 우리 현대인은 적은 양의 음식을 먹는 것에 익숙해져 있다. 우리는 평생 조리된 음식을 먹어왔기 때문에 '위장의 탄력성'을 발달시키지 못했다.[58] 그러나 아직 늦지 않았다. 당신이 '살아 있는 음식의 세계'에 처음 발을 들여놓게 되면, 과거의 낮은 위장 탄력성 때문에 과일과 채소를 적게 먹었는데도 쉽게 포만감을 느끼는 경향이 있다. 과일을 먹은 후 1시간도 되지 않아서 '충분히 먹었는데 왜 배가 고프지?'라고 의심하는 경우가 바로 이 때문이다. 그래서 이 초보자들은 살아 있는 식단을 좀 더 지속적으로 유지하면서 높은 열량을 섭취하기 위해 지방을 첨가해서 이 문제를 해결하려고 한다. 그들은 과일 디저트에 견과류와 씨앗류를, 과일스무디와 샐러드에 오일을 첨가한다. 채소와 과일을 가득 담은 샐러드에 견과류와 올리브유와 드레싱을 듬뿍 뿌리는 행위가 바로 그것이다.

건조식품은 '더부룩함'을 남긴다

사람들이 조리된 음식을 좋아하는 이유 중 하나는 요리가 맛을 좋게 하기 때문이다. '살아 있는 식단'을 처음 시작한 사람들은 건조식품에 끌리는 경향이 있다. 음식 건조기는 오븐과 유사하게 작동하며 오븐 요리와 비슷한 요리를 만들어낸다. 수분이 부족한 이 음식들은 과일과 채소에 비해 칼로리와 맛이 농축되어 있다.

건조식품은 생으로 먹는 음식보다 더 작은 공간을 차지한다. 조리된 음식과 마찬가지로, 건조식품의 작은 크기는 부피에 반응하는 우리의 자연적인 포만감을 방해한다. 건조식품은 또한 소화하는 데 더 오랜 시간이 걸린다. 이러한 이유들 때문에 우리는 배가 불러온다는 것을 미처 깨닫기도 전에, 건조되거나 요리된 음식을 과식하는 경향이 있다. 비슷한 일이 말린 과일에서도 발생하는데 이것은 부피도 작을 뿐만 아니라 당분도 더 느리게 배출한다. 이 두 가지 요인들 때문에 과식하는 경향이 발생하는데, 이것은 신선한 과일과 채소를 통째로 먹는 사람들 사이에서는 흔치 않은 현상이다.

'산 음식'을 먹는 사람들은 다양한 지방(오일, 아보카도, 견과류, 씨앗류, 올리브, 코코넛 과육 등)을 넣음으로써, 조리된 음식과 맛을 비슷하게 만들었고 결국 문제를 악화시켰다. 샐러드가 대표적이다. 사람들은 지방을 첨가해서 칼로리 밀도를 엄청나게 높였는데, 그들은 그 사실을 깨닫지 못한다. 이 샐러드는 칼로리의 50~80%를 지방에서 공급한다.

이러한 음식들은 소화를 늦춘다. 오랫동안 위에 남아서 '더부룩함'을 느끼게 한다. 동물을 해방시켜야 한다고, 채식을 해야 한다고 길거리에 시위하는 많은 사람들이 질병에 걸리고 뚱뚱한 이유다. 대중적인 믿음과는 달리, 건조과일이나 생식분말을 영양적으로 특별하다고 생각할 이유가 없다. 죽은 음식은 산 음식에 비해 영양의 균형이 완전히 무너져 있기 때문이다.

식품회사들은 어떤 성분을 함유한 천연식품의 분말가루가 신선한 과일과 채소에서 얻을 수 없는 양의 농축된 영양분을 공급한다는 내용의 홍보물을 제작하기도 한다. 그러나 이러한 식품은 우리 몸에 '신체불균형'을 초래할 뿐이다. 당신은 비타민D가 부족하다는 처방이 나왔다고 해서 비타민D가 듬뿍 들어 있는 분말가루를 먹을 필요가 없다. 아니 먹지 말라고 나는 주장한다. 들판에 나가서 햇빛을 쐬고 신선한 과일과 채소를 먹으면, 당신의 현명한 몸이 비타민D뿐만 아니라 수천수만 성분들의 균형을 알아서 잡아주기 때문이다.

물론 저온에서 건조할 경우 고온건조에 비해 영양손실이 적다. 그러나 모든 건조식품은 신선한 음식보다 영양적으로 훨씬 열등하다. 그뿐만 아니라, 이러한 것들을 섭취하면 탈수현상이 일어나고 상대적인 독성수치가 증가되며 더 많은 물을 마시게 된다. 어떤 전문가들은 물을 하루 8잔~12잔 마시라고 말한다. 그러나 물을 마시지 않아도 되는 식생활이 더 중요하다는 사실을 나는 다시 한 번 강조한다. 과일과 채소에는 자연이 알아서 필터링하고 정화한 수분이 가득하기 때문이다. 당신이 그렇게 많은 물을 마셔야 한다는 것은, 당신이 지금 독성상태의 몸이라는 증거이며 탈수상태의 몸이라는 또 다른 증거일 뿐이다.

배고프면 먹고 배부르면 쉰다

살아 있는 음식으로 채식을 하게 되면 체중이 지나치게 감량되기도 하는데 너무 말라서 걱정하는 사람들이 나타난다. 적절한 몸의 수분균형(70%)이 맞춰진 이후에 그 사람은 총칼로리 면에서 음식을 적게 섭취할 가능성이 매우 높다. 물론 음식이 우리 몸에 들어와서 거치는 3단계(소화작용, 흡수작용, 동화작용)에 문제가 있을 수도 있지만 내 경험으로 봐서는 식사의 양이 적기 때문에 나타난다. 서구 인구의 상당수가 소화불량과 흡수기능의 저하로 고통을 받고 있다.[59] 그러나 이런 상태는 그 원인(생리학적인 설계에 적합하지 않은 고지방식품, 가공식품, 독성음식)을 제거하면 저절로 사라진다. 과일과 채소를 더 많이 섭취하면서 칼로리를 충족하기 위한 한 가지 방법은 하루식사를 4~5끼로 늘리는 것이다.

그러나 나중에는 이것마저도 필요가 없다는 결론을 내리게 된다. '1일 1식'이라든가 '삼시세끼'라는 것들은 인간이 만들어낸 말이다. 자연의 법칙에 위배된다는 말이다. 저 초원에서 뛰노는 야생동물을 보시라. 그 자연에 정답이 있다는 말이다. 그들은 모두 '배고프면 먹고 배부르면 쉬는' 바로 그 자연의 법칙에 따라 살아간다. 인간 또한 자연이 그렇게 설계했다는 말이다. 그러나 여기에는 한 가지 조건이 있다. 그렇다. 다른 야생동물들처럼 '산 음식'을 먹기만 하면 된다. 그렇게만 하면 당신은 전문가들의 조언을 들을 필요가 없고, 두꺼운 영양학 서적을 밤새워 탐독할 필요가 없어질 것이다.

이제 당신은 오후 8시 이후에는 음식을 먹지 말라든가, 하루 3끼를 꼬박 챙겨먹어야 한다는 말이 허위임을 알게 되었다. 산 음식을 먹기만 하면 그런 '이론의 감옥'에서 해방된다는 말이다. 산 음식을 먹기만 하면 '배고프면 먹고 배부르면 쉬는' 자연의 법칙에 따라 질병과 비만이 없는 삶을 살게 될 것을 장담한다. 음식은 걱정거리가 아니라 호모 사피엔스에게 주는 자연의 선물이라는 의식의 변화가 필요하다.

과일섭취를 늘릴수록 허리사이즈는 줄어든다

그렇다면 고지방, 건조식품, 정제식품 등을 식단에서 제외한 후의 식사방법에 대해 생각해보자. 80/10/10 법칙에 따라 과일과 채소에 함유된 탄수화물에서 80%의 칼로리를 얻기 위해서는 새로운 식습관을 만들어야 한다. 식단에서 지방을 줄이면서 매일 과일 섭취량을 늘려야 한다. 이것이 바로 우리가 길들여야 하는 새로운 습관이다. 과일 섭취를 늘리면 날씬한 허리와 투명한 피부가 보상으로 주어질 것이다.

당신은 이 식사의 횟수를 다섯 번으로 늘렸다가 세 번으로 줄일 수 있다. 또한 그것을 두 번까지 줄일 수 있다. 나는 경험상 당신이 산음식을 먹을 때 조금 배부른 듯이 한두 입씩 더 먹는 습관을 갖기를 바란다. 우리가 요가동작을 할 때 다른 모든 근육이 늘어나는 것처럼, 당신이 조금 더 많이 먹으면 위의 탄력성이 늘어나게 된다. 물론 배가 아플 때까지 먹어서는 안 된다. 소화기관이 유연성을 회복하도록 부드럽게 적응시키기 위함이다.

당신은 한꺼번에 변화를 시도하지 않아도 된다. 아침과 점심에 과일만으로 식사할 준비가 되지 않았다면 일단 식사 전에 과일을 먹길 바란다. 식사를 시작할 때 좋아하는 과일을 모두 먹은 다음, 다른 음식을 먹는다. 횟수가 거듭되면 먹고 싶은 과일의 양이 점차 증가할 것이다. 결국 하루 두 번 식사를 과일로만 먹어도 포만감과 칼로리가 충족되는 시간이 올 것이다. 한 달이 걸려도 좋고 일 년이 걸려도 좋다. 진실로 향한다는 방향성이 중요하다.

배고픔과 식욕을 구별하라

우리 현대인들은 종종 '자연현상인 배고픔'과 '왜곡된 식욕'을 혼동하는 경향이 있다. 사실 이 때문에 요요현상도 생기고 음식에 집착하는 현상도 생긴다. 우리 인간은 다른 야생동물과 마찬가지로 탄수화물, 지방, 단백질, 비타민, 미네랄, 효소 등 각종 영양소가 부족할 때 배고픔이라는 본능이 발생한다. 우리는 이 욕구를 충족시키고 그에 따른 즐거움으로 보상을 받는다. 배고픔은 죄가 아니라 신이 인간에게 내려준 선물이며 우리 인류를 번성하게 한 원동력이다.

나는 당신이 배고픔과 식욕을 구분해서 사용하라고 말하고 싶다. 배고픔이라는 동물적인 본능과 대비되는 '식욕'은 특정한 음식에 대한 강박증이다. 식욕은 또한 강박증을 순화한 단어인데 이것은 '중독'을 의미한다. 식욕과 배고픔의 차이를 보여주는 다음과 같은 예가 있다. 어떤 사람이 '배고프다'고 말했을 때 우리가 양상추를 건네주면 그가 이렇게 말할 것이다. "배고프지만 양상추를 먹고 싶지는 않아요. 초콜릿이 당기네요. 혹시 초콜릿이나 과자 있나요?" 이 사람이 '진정으로' 배가 고팠다면 양상추 한 개를 맛있게 먹었을 것이다.

영양실조 또한 강력한 식욕을 유발한다.[60] 당신 몸에서 어떤 필수영양소가 부족하면 음식을 갈망하게 된다. 그러나 안타깝게도 영양실조에 걸린 사람들은 자신의 식욕을 통제해서 '완전식품'을 먹는 대신 해로운 음식에 집착한다. 예를 들어, 해로운 음식을 먹어서 항상 영양실조에 시달리는 과체중에 비만인 사람들은 일반적으로, 그 비만에 걸리게 한 바로 그 음식으로 식욕을 충족시키려는 경향을 보인다. 그리고 이 패턴은 계속해서 반복된다. 그러나 과일과 채소는 그 자체의 구성성분이 자연에 가까워서 과식을 거의 불가능하게 한다. 앉은 자리에서 쿠키 100개를 먹을 수는 있어도 사과 10개를 한꺼번에 먹는 것이 불가능한 이유다.

우리 인간은 포만감이 완성될 때까지 먹는다. 그러나 우리가 정제된 공장음식으로 식단을 꾸린다면 포만감을 느끼기는 매우 힘들다. 진정한 의미의 포만감은 영양의 문제뿐만 아니라 정서적인 문제이기도 하다. 또한 포만감은 양적인 문제뿐만 아니라 질적인 문제이기도 하다.

식당에서 먹든 집에서 먹든, 식사 후 디저트를 찾는 것은 왜일까? 그리고 그 디저트가 과일이나 단 음식인 이유는 무엇일까? 바로 포만감을 완성하기 위해서다. 디저트의 탄수화물은 포만감을 보장한다.[61] 그러나 당신이 참된 영양소를 통해 진정한 포만감을 느끼게 된다면 디저트는 필요 없다. 이미 포만감이 완성되었기 때문이다.

지방은 포만감을 줄 수 있을까?

지방은 소화하기 매우 어려운 영양소다. 지방은 다른 영양소들보다 위장과 장을 더 느리게 통과한다. 이런 이유 때문에 과식하기 쉽다. 그리고 그 과정에서 우리의 소화능력이 한계 이상으로 스트레스를 받는다. 그나마 운이 좋다면 '더부룩함'을 느끼는 정도에서 그치지만, 대부분의 사람들은 결국 각종 소화질환을 친구로 갖게 된다. 거의 모든 소화질환은 지방의 과다섭취와 관련이 있음을 명심해야 한다. '지방이 범인'이라는 말이다.

스트레스 받을 때 음식이 당기는 이유

모든 야생동물은 스트레스를 받는 상황에서 음식을 먹지 않는다. 화가 난 사자는 동물의 시체를 먹는 행동을 중단한다. 두려움에 떠는 얼룩말은 풀을 먹지 않는다. 그러나 우리 인간이라는 동물은 바로 그럴 때 음식을 먹기 시작하는데, 공장에서 나온 정제식품인 빵과 과자와 초콜릿 등이 바로 그것이다. 이처럼 칼로리 밀도가 높고 소화하기 어려운 음식을 '감각이 마비될 때까지' 먹는다.

왜 그럴까? 이것은 뇌신경계의 특성 때문이다. 우리 인간은 정해진 시간에 한정된 양의 신경에너지를 사용할 수 있도록 설계되어 있다. 음식을 소화시키면서 신경에너지를 사용하기는 무척 힘들다. 많은 양의 음식을 먹었을 때 신경이 둔해지고 졸음이 오는 이유다. 음식을 소화시키면서 신경에너지를 사용하는 것은 너무 많은 에너지를 요구하기 때문에 이를 동시에 수행할 수 없도록 설계되어 있다.

신경체계의 이러한 속성을 보여주는 전형적인 예는 장례식이다. 어떤 사람들은 너무 슬퍼서 아무것도 먹지 못한다. 또 어떤 사람들은 슬픈 마음을 진정시키기 위해 계속 먹는다. 그러나 펑펑 울면서 우걱우걱 먹는 사람은 어디에도 없다.

당신이 식단을 채식이나 비건식으로 바꾼다면, 그리고 나아가서 '산 음식'으로 식단을 꾸리게 되면 대개 자신의 감정적인 자아를 더 잘 느끼게 된다. 나는 음식을 바꾸고 성격이 차분해져서 현자의 경지까지 오른 사람을 수도 없이 보아왔다. 동양의 불교와 도교에서 동물의 섭취를 금하는 이유가 바로 그것이다.

그러나 산 음식으로 식단을 바꾼 초심자들은 감정적인 허전함을 극복하기 위해 지방이 많은 음식에 끌리게 된다. 보통은 과식하기 쉬운 과도한 양의 견과류나 씨앗류를 섭취하게 된다. 포만감이 쉽게 느껴지지 않기 때문이다. 초심자들의 소화불량과 이상현상은 이런 습관에서 비롯된다. 우리는 진실이라는 방향을 잃지 말고 정서적인 안정을 유지해야 한다. 과도한 육식과 정제식품을 섭취하는 사람들은 일반적으로 짜증과 분노에 쉽게 노출되는 경향을 보인다. 그러나 당신이 음식을 바꾸면 날씬한 허리와 투명한 피부뿐만 아니라, 자신의 감정을 완전히 제어할 수 있는 현자(賢者)의 정신적인 경지에 도달할 수 있게 된다. 형식이 내용을 변화시킨다. 산 음식으로 형식을 변화시킨 결과, 정서적 안정감을 통해 현자라는 정신적 경지까지 경험할 수 있다는 나의 믿음에는 변화가 없다.

포만감에 있어서 지방은 불리한 점들이 있다. 첫째, 지방은 작은 부피에 많은 칼로리가 들어 있다. 부피와 양은 포만감을 주는 중요한 요인이기 때문에 기름진 음식을 많이 섭취하더라도 포만감에 이르기 힘들다.

둘째, 우리의 뇌는 배고픔을 측정하는 방법으로 혈당수치를 지속적으로 관찰한다. 혈당수치가 증가하면 배고픔은 줄어든다. 혈중지방은 배고픔에 대한 반응을 쉽게 일으키지 않는데, 설사 일어난다고 해도 지방은 혈류까지 도달하는 데 상대적으로 오랜 시간이 걸린다(섭취 후 12~24시간). 기름진 음식으로만 한 끼 식사를 한다고 해도 포만감이 느껴지지 않는 이유다. 따라서 식사가 끝나면 식욕을 충족하기 위해 초콜릿과 같은 달콤한 디저트를 먹게 될 가능성이 매우 높다. 기름진 음식이 포만감을 유지해준다는 것은 전혀 사실이 아니다.

언제나 단 과일을 섭취하라!

단 과일을 먹으면 거의 즉시 혈당수치가 상승한다. 이 영양가 높은 음식의 달콤함은 과식을 어렵게 만든다. 과일은 또한 수분과 섬유질이 풍부하여 낮은 칼로리로 비교적 많은 양을 공급하기 때문에 과식하기 어렵다. 우리는 단 음식이 포만감을 준다고 배워왔기 때문에 후식으로 달콤한 디저트를 먹는다. 식후에 달콤한 디저트를 먹는다는 것은 다음의 두 가지를 의미한다.

- 우리가 먹은 음식의 양에 관계없이 포만감을 채워주지 못했을 가능성이 높다. 그렇지 않다면 달콤한 디저트가 먹고 싶지 않았을 것이다.
- 식사 중에 단순탄수화물을 충분히 섭취하지 않아서 식후에 탄수화물이 먹고 싶어지는 것이다. 이것은 우리에게 단순탄수화물이 필요하다는 자연의 명령이자 실질적인 증거다.

식사를 시작할 때 단 과일을 충분히 먹었다면 다른 음식이 먹고 싶지 않았을 것이다. 다른 어떤 식품군도 포만감을 느끼게 해주는 과일의 능력을 따라올 수 없다.

모노밀Monomeal
한 번에 한 가지만 드시라

모노밀이란 한 끼에 한 가지 음식만 먹는 것을 말한다. 역시 과일이 가장 좋다. 수박 1/4통, 사과 3~4개 또는 참외 2~4개 중에서 선택하기만 하면 된다. 과일로 모노밀을 하는 것은 매우 즐거운 경험이다. 포만감을 주면서도 복잡하지 않기 때문이다. 식단을 최소화하는 것은 단순한 삶(미니멀리즘)으로 가는 지름길이다. 음식을 단순하게 바꾸면 생각이 단순해지고 생활도 단순해지기 때문이다. 혀를 자극하는 양념 가득한 음식은 허기를 자극하고, 그 자극이 계속되면 당신은 중독과 과식을 피할 수 없게 된다. 늘어나는 뱃살 또한 피할 수 없게 된다.

당신의 음식중독은 '식단과 메뉴의 지나친 다양함' 때문이라고 해도 틀린 말이 아니다. 과일 한 가지로 식사해보시라. 모노밀은 우리 몸을 흥분시키지 않고 소화도 쉽기 때문에 식후에도 피곤하거나 졸린 현상은 금방 사라진다. 포만감을 느낄 수 있는 동시에 집중력을 높이고 정신을 맑게 해준다.

워낙 다양한 성분이 들어간 식단이 주는 자극에 익숙하기 때문에, 당신은 모노밀이 처음에 따분할 수도 있다. 그러나 시간이 지나면서, 모노밀의 단순함이 소화를 증진시키고 우리 감각을 강화시켜서 과일과 채소를 씹을 때마다 느껴지는 각종 감각이 살아날 것이다. 진정한 포만감과 '더부룩함'의 차이를 더 잘 알 수 있게 된다.

과일은 포만감과 영양분을 모두 충족시키는 유일한 음식이다

우리 몸에 맞는 칼로리를 섭취하는 동시에 포만감을 느끼기 위해서는, 영양소가 풍부하고 단순탄수화물이 많은 음식을 충분히 먹어야 한다. 우리 몸은 제한된 용량을 갖고 있다. 다양한 음식으로부터 적절한 영양을 섭취하는 것도 어느 정도는 가능하다. 예를 들어 양상추는 칼로리당 영양소 측면에서 좋은 음식이지만, 양상추만으로 하루 칼로리 요구량을 충족시키는 것은 불가능하다. 가령 1개에 50칼로리인 양상추로 2,000칼로리를 섭취하려면 하루에 40개를 먹어야 한다. 칼로리만 생각한다면 총 영양소를 하나의 작은 알약에 넣는 방법도 있다. 그러나 알약은 부피가 작기 때문에 계속해서 배가 고플 것이다.

어떻게 포만감과 영양분을 동시에 얻을 수 있을까? 달콤한 과일이 정답이다. 높은 수분과 섬유질 함량 때문에 과일은 채소를 제외한 어떤 식품군보다 많은 양으로 더 적은 칼로리를 제공한다. 따라서 필요한 칼로리를 과도하지 않게 공급받을 수 있으며, 음식을 배불리 먹고 싶어 하는 우리의 본능까지 충족시킬 수 있다. 양이 많고, 칼로리가 낮고, 영양소가 풍부하기 때문에 과일 위주의 식단만으로도 항상 포만감을 느낄 수 있다. 호모 사피엔스가 먹도록 설계된 바로 그 음식, 과일이다.

11장

80/10/10
어떻게 실천할 것인가

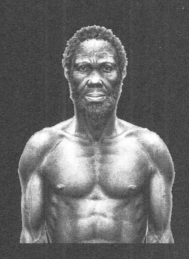

들판의 말들은 오늘도 풀을 먹고 내일도 풀을 먹지만 칼로리를 계산하지 않기 때문이다. 들판의 사자들은

배고플 때마다 배부르게 고기를 먹지만 소화제를 먹지 않기 때문이다. 살아 있는 음식을 드시라. 우리 호모

사피엔스라는 영장류가 700만 년 전에 먹도록 설계되고 진화한 바로 그 음식 말이다.

살아 있는 음식을 위주로 먹으면 날씬한 몸매와 투명한 피부를 가질 수 있고 질병 없이 살 수 있다고 나는 이 책에서 계속 강조해왔다. 그렇다면 구체적으로 어떻게 실천해야 할까. 하루 세 끼를 먹는 경우, 아침과 점심에는 수분이 많은 과일을 먹는다. 저녁에 과일을 먹기 힘든 사람들이 많다. 그렇다면 불에 익혀 조리된 채식 위주의 식사를 하기 전에 먼저 과일을 든든히 먹는다. 이렇게 간단하다.

채식주의자라고 할지라도 과일을 잘 먹지 않는 사람들, 살을 빼기 위해서 먹는 양을 제한해온 사람들은 내가 이렇게 말하면 손사래를 친다. '전 절대 못 하겠네요'라고 말한다. 어떤 사람들은 내가 본문에서 말한 바 있는 '단백질은 어떻게 하나요?'처럼 각종 영양소에 관련된 질문을 또다시 던진다. 이 책을 읽는 당신만큼 나도 영양과 질병에 대한 공부를 오랫동안 해왔다. 그러나 당신이 진실에 접근하는 순간, 그 라틴어와 그리스어로 된 각종 의학 및 영양학 용어가 의미 없다는 사실을 깨닫게 될 것이다. 진리는 항상 단순하기 때문이다. '우리 호모 사피엔스라는 영장류는 무엇을 먹도록 설계되고 진화해왔을까'라는 질문에 대한 해답을 얻는 순간, 그 어려운 의학용어와 지식은 '사막에 뿌려진 한 주전자의 물'처럼 하늘로 사라져 존재조차 없어질 것이다.

당신은 그동안 죽어 있는 음식들로 당신의 식단을 꾸려왔다. 그러나 이제 당신은 '죽은 음식을 먹지 말고 산 음식을 먹어라'라는 내 말의 취지를 이해했다. 당신이 과도한 비만으로 '살 좀 빼라'는 지겨운 소리를 매일 듣고 있고, 매일 아침 한 움큼의 알약을 입속에 털어 넣으면서 '아프지만 않으면 살겠어'라는 생각으로 하루를 연명하고 있다면, 이제 당신은 결정해야 한다. 많은 사람들이 직관적으로 채식이 좋다는 생각은 하고 있다. 많은 사람들이 살을 빼고 질병에서 해방되었다는 소식이 매일같이 인터넷과 방송에 올라오기 때문이다. 진실은 밝혀지기 마련이다. 자 그렇다면 구체적으로 어떻게 실천해야 한다는 말인가.

느리고 꾸준하게 하라

나는 당신이 진실을 깨닫게 되면 가능한 한 빨리 실천할 것을 추천한다. 그러나 진실은 또한 항상 관대한 법이다. 하루나 이틀 고기, 생선, 우유, 계란, 오일, 정제식품을 먹었다고 해도 걱정할 필요가 없다. 진실로 가는 '방향'이 중요하다는 말이다. 한두 번의 실수는 아무것도 아니다. 당신은 그동안 매일 실수하며 살아오지 않았는가? 느리지만 꾸준하게 한 방향으로 가는 것보다 중요한 것은 없다.

대부분의 사람들은 방향보다 속도를 중요시한다. 일주일 만에

5kg을 뺐다든가, 보름이 지나니 아기피부가 됐다든가, 한 달 만에 종양이 사라졌다고 하면 깜짝 놀라 우르르 몰려가는 경향을 보인다. '모 아니면 도'라는 심정으로 지갑을 열어 돈을 바치고 또다시 좌절감에 사로잡힌다. 지금 현재 다이어트의 종류만 해도 수천 가지며, 질병의 종류만 해도 무려 4만 가지가 넘는다. 살을 빼주고 질병을 고쳐준다던 그 약속은 어디에 있는가. 그것이 진실이었다면 왜 다이어트 산업은 번창해가는 것이며, 그것이 진실이었다면 왜 병원은 전 세계 곳곳에서 그 숫자와 규모를 늘려 가는가 말이다. 속전속결의 방법은 통장의 잔고만 축낼 뿐 거의 100% 좌절감을 안겨주면서 이전의 습관으로 돌아가게 한다. 그리고 당신은 또다시 하얀 가운의 전문가들이 당신에게 해준 말을 반복한다. 바로 이 말이다. "그래, 골고루 먹으면 되지 뭐…."

그러나 당신이 진실이라는 방향으로, 일주일에 1%라도 지방비율을 줄이면 1년이 지나기도 전에 80/10/10 식단을 완성할 수 있다. 그 후에 남은 인생은 '당신은 어떻게 그리 날씬해졌으며 건강해졌나요?'라는 질문에 대답을 하면서 살아가기만 하면 된다. 80/10/10 식단은 다이어트 프로그램이 아니다. 인생을 통째로 바꾸는 건강혁명이자 정신혁명이라고 감히 장담한다.

당신은 다른 사람보다 더 빨리 살을 빼고 더 빨리 질병을 치유하고 싶은 사람일 수 있다. 심리적으로 더 초조하고 더 긴박감을 느끼는 사람일 수 있다. 그렇다면 '느리고 꾸준하게'에서 '좀 더 빠르게'로 바꾸기만 하면 된다. 지금 즉시 80/10/10 식단으로 바꾸어도 아무런 문제가 없기 때문이다. 나를 찾아와 비만과 건강을 상담했던 89세의 남성은 하룻밤 사이에 '골고루 먹는 식단'에서 80/10/10 식단으로 바꾸었는데 그는 다시 옛날 식단으로 돌아가지 않았다.

그러나 당신은 지금 당장 채식주의자나 비건이 될 필요도 없고 생식주의자가 될 필요도 없다. 그저 지금 먹고 있는 '골고루 식단'에서 과일과 채소의 양을 계속 늘리기만 하면 된다는 말이다.

80/10/10으로의 실제 전환사례

다음은 나의 웹사이트 토론게시판에 올라온 실제 글이다.

질문

게시자: turtle
제 목: 고지방식에서 저지방식으로 전환
날 짜: 2004년 12월 17일 8:40 am PST

저는 오랫동안 지방 가득한 일반식을 해왔습니다. 채식이 몸에 좋다는 확신이 들어 음식을 바꾸었습니다. 그러나 고지방식(견과류, 씨앗류, 오일)도 병행했는데요. 이제 과일과 채소 위주의 80/10/10 식단으로 바꾸고 싶습니다. 좋은 방법이 있을까요? 여러분의 경험담을 듣고 싶습니다. 어떤 제안이라도 해주시면 감사하겠습니다. 그동안 견과류와 씨앗류를 너무 많이 먹는 잘못된 채식으로 건강이 나빠졌다는 사실도 깨달았습니다. 그러나 식사할 때 견과류와 오일이 없으면 허전합니다. 도와주시면 감사하겠습니다.

대답 1

게시자: Janie

제 목: Re: 고지방식에서 저지방식으로 전환

날 짜: 2004년 12월 17일 7:39 pm PST

당신은 고지방 식품을 한 번에 끊으려고 노력했는데 생각처럼 잘되지 않는 것 같네요. 그렇다면 과도기를 갖는 것이 어떨까요. 저는 처음 시작할 때 지방이 섭취 칼로리의 약 20% 정도였습니다. 서서히 이것을 10% 이하로 줄였습니다. 지금 상태에서 저지방 식단으로 전환하려면 다음 두 가지 방법으로 시도해보세요.

- 고칼로리 과일을 더 많이 섭취하고
- 저녁 식사에서만 견과류나 씨앗류를 제외

처음에는 저도 힘들었지만 10% 이하로 먹도록 노력했고 마침내 완전히 실천하게 되었습니다. 과도기니까 실수가 있더라도 무시하세요, 자책하실 필요가 없습니다. 내일 또다시 도전할 수 있는 기회가 있기 때문입니다. 심리적으로 여유를 가지려고 노력하세요. 저는 마침내 100% 과일과 채소로만 식사를 하게 되었는데 이 과도기가 생각보다 더 짧았습니다. 힘내세요. 살이 빠지고 피부가 맑아지고 고혈압과 당뇨가 씻은 듯이 사라졌어요. 사람들이 옛날 제 사진을 보여주면 다들 놀랍니다. '보상이 노력보다 훨씬 크다'는 사실을 꼭 기억하시기 바랍니다.

대답 2

게시자: Jaime

제 목: Re: 고지방식에서 저지방식으로 전환

날 짜: 2004년 12월 17일 12:20 pm PST

한 번에 끊는 것이 이상적이라고 생각했는데 저도 결국 과도기 방식을 택했습니다. 저는 몇 달 전부터 바꾸기 시작했습니다. 고기, 생선, 유제품, 건조음식, 냉동식품, 향신료와 소금, 양파와 마늘, 그리고 생과일주스도 줄였습니다. 생과일주스가 나쁘지 않다고 생각했는데, 책을 읽어보니 전기믹서로 가는 것도 인위적이라는 깨달음이 왔습니다. 그 후에는 일반음식에서 완전히 벗어났습니다. 1년 넘게 오락가락한 것 같습니다. 처음에는 80/10/10 식단이 별 효과가 없어 보였는데, 사실은 제가 잘못된 식사를 하고 있었네요.

저는 많은 습관들을 바꾸었습니다. 충분한 수면(최대 12시간), 식사 전에 하는 운동, 하루에 1식 또는 2식, 공복시간을 충분히 두고 오전 11시나 정오까지 기다렸다가 하는 식사, 끼니마다 한 종류의 과일만 먹은 다음 셀러리나 양상추와 같은 한 가지 녹색채소를 섭취, 생과일주스도 금지, 익히지 않은 생채소의 섭취, 잘 익지 않고 신선하지 않은 대추나 바나나의 섭취 금지… 이런 것들입니다.

저는 이 모든 것을 한 번에 실천하지 않았습니다. 이 모든 것을 실천하는 데 약 한 달이 걸렸고 아직도 과도기에 있다고 생각합니다. 제가 말하고 싶은 것은 80/10/10 식단이 단순히 칼로리 백분율만 중요한 것이 아니라는 사실입니다. 자연식품, 휴식, 운동, 신선한 공기, 햇빛 등을 수반해야 한다는 것입니다. 결심을 하고 나서 실제로 실천하기까지 꽤 시간이 걸렸습니다. 적어도 제게는 금단현상이나 명현현상이 나타나지 않았습니다.

대답 3

게시자: 더글라스 그라함 박사

제 목: Another way

날 짜: 2004년 12월 17일 1:17 pm PST

특정음식을 포기할 것을 강조하는 Jaime 씨의 글(대답2)에 다른 의견이 있어서 글을 올립니다. 우리 삶에서 특정음식과 습관을 제거하는 방식은 좌절을 안겨줄 수 있습니다. 우리 모든 현대인은 고기와 가공식품에 중독되어 있기 때문이죠. 저는 과일과 채소와 같은 '참음식'을 추가하는 방식으로 80/10/10 식단에 접근했습니다. 이렇게 하면 좋습니다. 도움이 되었으면 합니다.

- 매끼마다 신선한 유기농 채소의 비율을 늘리십시오.
- 매끼마다 식사를 시작할 때 섭취하는 과일의 비율을 늘리십시오.
- 매끼마다 탄수화물 총량을 늘리십시오.
- 매일 밤 수면의 양을, 충분하다고 자신에게 말할 수 있을 때까지 늘리십시오.
- 몸이 힘들다고 느껴지는 한도까지 신체활동의 양을 늘리십시오.

공식을 숙지하라

머릿속에 아래 숫자들을 기억하고 있으면 모든 식사 때마다 적용할 수 있다. 나의 오랜 경험으로는 아래 숫자에 맞게 매일 음식을 먹는다면 평생 비만과 질병 없이 살 수 있다고 장담한다. 물론 방향이다. 방향만 흔들리지 않는다면 실수투성이의 식단도 과정으로서 얼마든지 용납된다.

- 모든 과일에서 90~97%의 칼로리를 섭취한다.
- 부드럽고 잎이 무성한 채소와 셀러리로부터 2~6%의 칼로리를 섭취한다.
- 다른 모든 채소들(배추와 브로콜리, 지방이 많은 과일, 견과류, 씨앗류 포함)로부터 0~8%의 칼로리를 섭취한다.

일반적으로 낮에 두세 끼를 충분한 과일로 식사를 한 다음, 저녁에 충분한 양의 샐러드를 먹음으로써 위의 목표를 달성할 수 있다. 과일 위주의 식사지만 녹색채소는 원하는 만큼 먹어도 된다.

식품 종류별 평균 칼로리 백분율

다음은 다양한 천연식품의 대략적인 추정치를 탄수화물, 단백질 및 지방(C/P/F)의 비율로 표현한 것이다. 즉 평균 칼로리 백분율이다.

- 과일 90/5/5
- 채소 70/20/10
- 견과류 10/10/80

- 씨앗류 18/12/70
- 아보카도 20/5/75

눈에 보이는 지방은 얼마나 되는가?

지방 섭취를 총칼로리의 10% 이하로 줄이는 것을 고려할 때, 오직 과일과 채소만 먹어도 약 5%의 칼로리가 지방으로부터 나온다는 사실을 꼭 기억하시라. 따라서 나머지 5%는 견과류, 씨앗류, 아보카도 등에서 섭취해도 무방하다. 당신이 하루에 2,000칼로리를 먹는다면, 눈에 보이는 지방의 소비를 약 100칼로리 정도는 허용할 수 있다. 허용치는 아래와 같다.

- 중간 크기의 아보카도 1/3개 또는
- 아몬드 약 15개 또는
- 중간 크기의 올리브 20개 또는
- 1테이블스푼 미만의 식물성 오일

그러나 나는 당신에게 추가 5%를 적극적으로 추천할 생각은 없다. 살아 있는 음식으로 식단을 꾸릴 때 견과류 몇 개 정도 허용하는 것은, 당신이 쉽게 포기하지 않도록 하기 위함이다. 당신이 5%를 허락하지 않고 처음부터 완벽하게 실천하게 되면 당신의 몸이 맑아지는 것을 금방 느낄 수 있다. 그러다가 만일 지방음식을 과식하게 되면 당신은 즉시 '더부룩함'을 느낄 것이다. 식사 후에 못 느낀다면 다음 날 아침이면 더 정확해진다. 피로감과 입냄새와 느린 소화상태, 그리고 모든 감각들이 살아나서 당신을 힘들게 할 것이다. 이러한 현상들은 바른 생활인 80/10/10 식단으로 돌아오게 만드는 결정적인 요인이 된다.

칼로리의 양은 중요하지 않다

대부분의 사람들은 죽은 음식에서 산 음식으로 전환할 때, 하루에 필요한 칼로리만큼 충분한 양을 먹지 못한다. 불로 조리된 음식을 농축해서 먹는 것에 익숙하기 때문이다. 앞에서도 설명했듯이, 과일과 채소는 칼로리 밀도가 높지 않기 때문에 익힌 고기와 녹말에서 섭취하는 칼로리를 얻기 위해서는 훨씬 더 많이 먹어야 한다. 과일과 채소는 많은 양의 수분과 식이섬유(필수영양소)를 포함하고 있지만 이 두 가지는 음식의 부피를 상당히 늘린다.

80/10/10 식단의 성공을 위해 극복해야 할 또 하나의 장애물은 열량의 상당 부분을 과일로 섭취하는 것에 대한 두려움이다. 일반적으로 과일은 채소에 비해 칼로리가 훨씬 높다. 따라서 나트륨, 칼륨, 칼슘, 마그네슘과 같은 필수미네랄을 보충하기 위해 다량의 샐러드를 섭취해도 전혀 문제가 되지 않는다.

따라서 칼로리의 양을 파악하지 않고 마음껏 먹어도 된다. 그날 그날 어느 정도 융통성을 발휘해도 괜찮다. 가능하면 배가 부를 때까지 마음껏 먹기를 권장한다. 바로 그 '배부름'이, 당신의 몸에 충분한 칼로리가 들어왔다는 신호이기 때문이다.

기초대사량은 체중(kg) X 22

우리가 생명을 유지하기 위해 필요한 열량을 기초대사량(Basal Metabolic Rate, BMR)이라고 하는데, 잠을 자고 숨을 쉬는 데 기본적으로 소비되는 열량을 말한다. 생존을 위한 기초대사량보다 적은 열량을 섭취하게 되면 살을 뺄 수는 있으나, 힘이 없고 일상생활을 유지하기가 힘들어지며, 장기적으로 볼 때에 건강에 좋지 않다.

아래에 매일 섭취해야 하는 칼로리의 수치를 추정하기 위한 두 형태(활동적인 사람과 비활동적인 사람)를 제시했다. 둘 다 체중에 22를 곱하는 것부터 시작한다. 이것은 우리의 뇌와 장기와 각종 필수기능을 작동시키는 데 필요한 기초대사율에 근거를 두었다. 예를 들어, 체중이 68kg인 사람은 기초대사량을 유지하기 위해 하루에 약 1,500 칼로리가 필요하다고 추정할 수 있다. 그런 다음 활동수준에 따라 아래와 같이 칼로리를 제안할 수 있다.

활동적인 사람을 위한 칼로리

내가 권장하는 최적의 칼로리 섭취는 다른 기관의 권장량과는 다를 수 있으며 미국평균보다 높을 수 있다. 나는 인간이 보다 자연에 가까운 환경에서 충분한 음식을 얻기 위해 유지해야 하는 건강한 (높은) 신체활동을 기준으로 추천하기 때문이다.

우리 호모 사피엔스는 4만 년 전 아프리카 밀림을 나와 대륙으로 뻗어가면서 음식과 집을 구하기 위해 넓은 땅을 걸어 다녔다. 나무를 오르고 수영도 하는 등, 야생동물에 버금가는 활동성을 보였다. 따라서 당신이 아주 건강하고 활동적인 상태라면 훨씬 더 많은 칼로리를 섭취해야 한다. 이것을 다른 말로 하면, 우리 인간은 더 활동적으로 몸을 움직여야 한다는 말과 같다. 예를 들어 1,500칼로리의 기초대사량이 필요한 체중 68kg의 남성은 1,500칼로리를 추가적으로 사용하여 총 3,000 칼로리(체중kg x 22 x 2배)를 사용해야 한다고 나는 주장한다.

80/10/10 식단을 실천하면 영양성분의 섭취가 일반식을 하는 미국인들보다 훨씬 더 좋아질 것이다. 그러면 당신은 더 활동적이 될 것이고, 그렇게 되면 3,000칼로리는 그리 많은 양이 아니다.

비활동적인 사람을 위한 칼로리

'무엇을 먹느냐'가 당신의 건강을 좌우한다. 그러나 이것이 전부는 아니다. 맑은 공기, 깨끗한 물, 충분한 수면과 휴식, 높은 자존감 등 수많은 요소들이 상호작용한다. 당신이 아무리 과일과 채소를 위주로 살아 있는 음식을 먹는다고 해도 가스실에서 하루 종일 일한다거나, 노예생활과 같은 스트레스 상황에 놓인다면 큰 의미가 없다. 물론 먹는 것이 바뀌면 영혼도 안정화된다. 그러나 안정된 상황을 유지하지 않으면 항상 흔들리는 것이 우리 인간이다.

만일 당신이 주로 앉아서 일을 하거나, 일이 끝난 후에도 움직이지 않고 앉아 있는 생활을 한다면 기초대사량 추정치에서 200칼로리를 더한다. 그다음에 운동을 위한 칼로리를 300~600 정도 추가한다. 만일 육체적으로 힘든 직업을 가지고 있다면 추가적으로 800~1,600 칼로리 혹은 그 이상이 필요할지도 모른다.

따라서 45~46kg의 여성이 체중을 유지하기 위해서는 1,300칼로리를 섭취해야 한다. 그녀가 집 안을 돌아다니거나 계단을 오를 때를 위해서 260칼로리(추가 20%)가 더 필요하다고 가정하자. 이 여성은 하루에 약 1,560칼로리의 음식을 먹어야 할 것이다.

뚱뚱하지만 몸이 튼튼하며 운동을 즐기고 현장일을 하는 127kg의 건장한 남성의 경우 기초대사에 필요한 칼로리가 약 2,800이다. 여기에 매일 직장에서 소비하는 1,500칼로리와 매일 스포츠 훈련에 필요한 400칼로리를 더한다. 이 활동적인 사람은 하루에 약 6,250칼로리를 공급할 수 있는 충분한 음식을 먹어야 한다. 그는 앞에서 말한 앉아 지내는 45~46kg의 여성보다 3배나 많은 칼로리를 섭취해야 한다.

과일, 채소, 견과류, 씨앗류의 칼로리 비교

다음의 예를 보시라. 수분이 많은 과일과 채소, 그리고 고지방 견과류와 씨앗류의 칼로리를 비교해보시라. 엄청난 칼로리 밀도에 당신은 놀랄 것이다. 당신이 채식을 시작했으면서도 살이 안 빠진다거나 뚱뚱한 채식주의자인 것을 설명해줄 것이다. 227g(8온스)을 한 단위로 설정했다. 당신이 앉은 자리에서 거뜬히 해치우는 마카다미아 1.8컵은 오이 30개에 해당하며, 양상추 41개에 해당된다는 사실을 알 수 있다.

- 양상추: 39칼로리(소 1개)
- 오이: 27칼로리(중 1/2)
- 토마토: 41칼로리(중 2개)
- 복숭아: 89칼로리(중 2개)
- 사과: 109칼로리(소 2개)
- 망고: 147칼로리(중 1개)
- 바나나: 202칼로리(중 2개)
- 아보카도: 362칼로리(대 1개)
- 캐슈넛: 1,254칼로리(1.7컵)
- 해바라기씨: 1,293칼로리(1.5컵)
- 아몬드: 1,318칼로리(1.7컵 또는 200개)
- 호두: 1,483칼로리(2컵 또는 57개)
- 마카다미아: 1,628칼로리(1.8컵 또는 88개)

섭취해야 할 과일과 채소의 양

하루에 약 2,000칼로리가 필요한 사람이 있다고 가정해보자. 중간 크기의 바나나는 105칼로리, 큰 허니듀 멜론은 461칼로리, 중간 크기의 복숭아는 39칼로리, 크고 간단한 샐러드는 175칼로리가 들어 있다(큰 양상추 1개는 96칼로리, 달지 않은 과일 450g 1개는 75칼로리를 가지고 있다).

살아 있는 것으로 2,000칼로리를 소비하려면 아침식사로 큰 허니듀 멜론 1개(461칼로리), 점심으로는 12개의 바나나로 만든 스무디(1,260칼로리), 간식으로 복숭아 4개(153칼로리), 저녁식사로 큰 샐러드(175칼로리)와 같은 것을 먹어야 할 것이다. 이렇게 먹으면 90/6/4 칼로리 백분율(탄수화물 90%, 단백질 6%, 지방 4%)로 2,026칼로리를 섭취하게 된다. 만일 그날 신체활동을 하지 않았다면 바나나 두 개와 복숭아 하나를 빼도 된다.

만일 신체활동이 많은 날이었다면 아보카도 절반을 샐러드에 추가해도 된다. 이것은 약 145칼로리를 더 제공할 것이고, 그중 111칼로리는 지방에서 나올 것이다. 그날의 칼로리 백분율은 86/6/9가 될 것이다. 아보카도를 통째로 추가하면 하루에 지방비율이 13%까지 높아질 수 있다. 큰 문제는 아니지만, 아보카도보다는 과일 몇 조각을 추가하는 것이 더 낫다.

나는 당신에게 칼로리에 대한 구체적인 정보를 제공했지만, 당신이 살아 있는 음식을 먹으면서 배고픔에 대한 신호를 주의 깊게 관찰한다면 의미 없는 일일 수 있다. 들판의 말들은 오늘도 풀을 먹고 내일도 풀을 먹지만 칼로리를 계산하지 않기 때문이다. 들판의 사자들은 배고플 때마다 배부르게 고기를 먹지만 소화제를 먹지 않기 때문이다. 살아 있는 음식을 드시라. 우리 호모 사피엔스라는 영장류가 700만 년 전에 먹도록 설계되고 진화한 바로 그 음식 말이다.

앞에서도 말했지만 1950년대까지만 해도 미국의 다이어트 산업은 신통치 않았다. 살찐 사람들이 많지 않았기 때문이다. TV에 뚱보 탤런트가 출연하면 우리는 웃으면서 귀엽다고 박수를 쳤다. 그러나 지금 거리로 나가면 그 귀여운 뚱보 탤런트보다 더 살이 찐 사람들이 넘쳐난다. 이제 200kg이 넘어 스스로 몸을 움직일 수 없어 문짝을 뜯고 119 구급차에 실려야 병원에 갈 수 있는 사람들이 늘어나 더 이상 뉴스거리도 되지 않는다. 미국인의 70%가 과체중이고 30%는 고도비만으로 판명되었다. 이 비율이 늘어날수록 병원의 숫자와 크기도 늘어나게 되어 있다. 모두가 음식 때문이다.

나는 당신에게, 우리 호모 사피엔스는 과일과 채소를 먹도록 설계되었고 그렇게 진화했으니 '반드시 그렇게 먹어라'라고 준엄하게 꾸짖기 위해서 이 책을 쓴 것이 아니다. 나는 일종의 모범답안을 제시했을 뿐이다. 당신은 때로 뷔페에 가서 고기를 먹을 수도 있고 제과점에 가서 한 광주리의 빵을 사올 수도 있다. 아이 생일잔치를 위해 피자 5판을 구워줄 수도 있고 치킨 10마리를 주문할 수도 있다. 사실 당신은 지금 그런 삶을 실제로 살고 있다.

그러나 나는 당신이 흘러내리는 뱃살과 거칠어진 피부로 인해 자존감이 바닥을 쳤을 때 이 책을 다시 한 번 읽어주길 바란다. 나는 당신이 3걸음 이상이면 자동차를 이용하는 '3보 승차 인간'이 되어 각종 질병으로 고통받고 있을 때 이 책을 다시 한 번 읽어주길 바란다. '죽은 음식에서 산 음식'으로 바꾸고 '죽은 사람에서 산 사람'으로 인생을 바꾼, 수도 없이 많은 내 친구들이 이미 증명해낸 사실이다.

당신은 힘든 노동의 대가로 얻은 돈은 지불하고 이 책을 구입해서 맨 마지막 장까지 읽었다. 당신은 벌써 새로운 세상을 향하는 문을 이미 열었다. 그 첫걸음을 내딛기만 하면 된다. 내 이야기를 끝까지 들어준 당신에게 고마움과 함께 축하인사를 드린다.

참고자료

1. If you wish to learn more about glycemic index versus glycemic load, visit www.mendosa.com/gilists.htm. The creator of this website, David Mendosa, is coauthor of *What Makes My Blood Glucose Go Up...And Down?* (New York: Marlowe & Co., August 2003).

2. "Evidence-Based Nutrition Principles and Recommendations for the Treatment and Prevention of Diabetes and Related Complications," *Diabetes Care* 25:202-212, 2002. Accessed at http://care. diabetesjournals.org/cgi/content/full/25/1/202.

In addition to making a clear statement in favor of whole-fruit sugar for diabetics, this article from the American Diabetes Association recommends that Type 2 diabetics consume a "very large" amount of fiber—so much, in fact, that they predict most people will not enjoy consuming it. The 80/10/10 diet, which consists of essentially 100% high-fiber foods, aligns with this guideline perfectly. Here is the quote:

"In subjects with type 2 diabetes, it appears that ingestion of very large amounts of fiber are necessary to confer metabolic benefits on glycemic control, hyperinsulinemia, and plasma lipids. It is not clear whether the palatability and the gastro-intestinal side effects of fiber in this amount would be acceptable to most people."

3. The information in this table comes from an article entitled "Glycemic Values of Common American Foods," available at www.mendosa. com/common_foods.htm. It is based on data from the following publication: Foster-Powell, K. et al., "International Tables of Glycemic Index and Glycemic Load Values: 2002." *Am J Clin Nutr* 2002;76:5-56. Accessed at www.ajcn.org/cgi/content/full/76/1/5.

4. You can read more about the role of dietary fat in blood-sugar metabolic disorders in *The Pritikin Program for Diet and Exercise* (New York: Grosset and Dunlap, 1979), by Nathan Pritikin with Patrick M. McGrady, Jr.

I also recommend *Health and Survival in the 21st Century* by Ross Horne(Sydney, Australia: Harper Collins, 1997), an out-of-print Natural Hygiene book. It is now available only on the Web, at www. soilandhealth.org/02/0201hyglibcat/020122home.21stcentury/0201 22toc.html. See chapters 6 and 16 for information specific to fat and diabetes.

5. The information in this sidebar comes from Michael Greger's *Atkins Facts*.

6. Dansinger, Michael L., et al. "One Year Effectiveness of the Atkins, Ornish, Weight Watchers, and Zone Diets in Decreasing Body Weight and Heart Disease Risk." Tufts University, New England Medical Center, Boston, Mass.

7. "Major Increase in Diabetes Among Adults Occurred Nationwide Between 1990 and 1998," press release dated August 23, 2000 from the Centers for Disease Control and Prevention. Accessed at www. cdc.gov/diabetes/news/docs/000823.htm.

8. Joslin, EP. "Atherosclerosis and Diabetes." *Ann Clin Med* 1927;5:1061.

9. Breneman, Carol J. "Type II Diabetes...Self-induced Disease?" Millersville University (1997). This article also cites studies by Felber, Anderson, Burkitt, and others, all demonstrating the correlation between dietary fat and diabetes. Accessed at http://home.judson. edu/academic/spinner/diabetes.html.

Also, a 2001 *Science News* article briefly describes Dr. I. M. Rabinowitch's work. Entitled "Diabetic Patients Can Eat Sugar If Fats Are Eliminated," the article can be found online at www.

sciencenews.org/articles/20010915/timeline.asp.

10. Van Eck, W. "The Effect of a Low Fat Diet on the Serum Lipids in Diabetes and Its Significance in Diabetic Retinopathy. *Am J Med*. 1959; 27:196-211.

11. Anderson, J. W. and Ward, K. "High Carbohydrate, High Fiber Diets for insulin-Treated Men with Diabetes Mellitus. *Am J Clin Nutr*, 1979; 32:2312-21.

12. "Low-Fat Diet Alone Reversed Type 2 Diabetes in Mice," press release dated September 10, 1998 from the Duke University Medical center. Accessed at http://dukemednews.duke.edu/news/article.php?id=519.

13. Yiamouyiannis, *John. Fluoride the Aging Factor: How to Recognize and Avoid the Devastating Effects of Fluoride.* (Delaware, OH: Health Action Press, 1993).

14. For more information about Robert Koch, physician, bacteriologist and hygienist (1843-1910), visit www.zeiss.com/C12567A100537AB9/ContentsWWWIntern/D0C1165AA71F8BACC1256B45003DDE3D.

Interestingly, Koch's original version of postulate #3 did not contain the word "susceptible." In order to make germ theory consistent, the third postulate was changed to say that the germ had to produce the original disease in a "susceptible" new host.

Horne, Ross. *Health and Survival in the 21st Century.* In chapter 6, Horne relates, "With the addition of the single word "susceptible" the entire concept of the germ theory is changed. The accent is taken away from the germ and placed on the word susceptibility... in other words, for a germ to cause a disease in anybody, at any time, it can only do so if the person is susceptible."

15. "Trends in Intake of Energy and Macronutrients—United States, 1971-2000."

16. Greger, Michael. *Atkins Facts.*

17. Horne, Ross. *Improving on Pritikin: You Can Do Better.* (Australia: Happy Landings Pty. Ltd., 1988).

18. Horne, Ross. *Improving on Pritikin: You Can Do Better.*

19. Coleman, John. "Opioids In Common Food Products—Addictive Peptides In Meat, Dairy and Grains." Accessed at www.vegan-

straight-edge.org.uk/opioids.htm.

20. To read more about excitotoxins, see "Not Just Another Scare: Toxin Additives in Your Food and Drink," by Russell L. Blaylock, MD. Accessed at www.aspartamekills.com/blayart1.htm.

21. "Diet, Nutrition and the Prevention of Chronic Diseases: Report of a Joint WHO/FAO Expert Consultation." World Health Organization Technical Report Series, No. 916 (2003). See section 5.1, "Population nutrient intake goals for preventing diet-related chronic diseases." Accessed at www.who.int/hpr/NPH/docs/who_fao_expert_report.pdf.

22. "Report Offers New Eating and Physical Activity Targets to Reduce Chronic Disease Risk," press release dated September 5, 2002 from the National Academies' Institute of Medicine. Accessed at www4.nationalacademies.org/news.nsf/isbn/0309085373?OpenDocument.

23. National Research Council. *Recommended Dietary Allowances: 10th Edition*, (Washington DC: National Academies Press, 1989) Accessed at http://books.nap.edu/books/0309046335/html/.

24. The USDA Nutrient Database for Standard Reference, Release 18

(available at www.nal.usda.gov/fnic/foodcomp/Data) shows the protein content for mature mother's milk to be 6.3% of calories, or 1.03% by weight.

25. *Recommended Dietary Allowances: 10th Edition*, pp. 58-59.

26. Campbell, T. Colin. *The China Study: Startling Implications for Diet, Weight Loss, and Long-Term Health.* (Dallas, TX: BenBella Books, 2004), pp. 30-31.

27. *Recommended Dietary Allowances: 10th Edition*, pp. 70-71.

28. USDA Nutrient Database for Standard Reference, Release 18.

29. Campbell, T. Colin. *The China Study.*

30. "Trends in Intake of Energy Macronutrients—United States, 1971-2000."

31. *Recommended Dietary Allowances: 10th Edition*, pp. 70-71.

32. Campbell, T. Colin. *The China Study.*

33. "But How Do You Get Enough Protein?," Vegetarian Society of

Colorado brochure. Accessed at www.vsc.org/protein.htm.

34. Millward, D. J. "Optimal Intakes of Protein in the Human Diet." Proc Nutr Soc. 1999 May;58(2):403-13.

35. Institute of Medicine. *Dietary Reference Intakes for Energy, Carbohydrate, Fiber, Fat, Fatty Acids, Cholesterol, Protein, and Amino Acids*, (Washington DC: National Academies Press, 2005). Accessed at http://darwin.nap.edu/openbook.php?record id=10490&page=R1.

36. Campbell, T. Colin. *The China Study*, p. 271.

37. Erasmus, Udo. *Fats That Heal, Fats That Kill*. (Burnaby, Canada: Alive Publishing Group, 1993) p. 162.

38. Pritikin, Robert. *The Pritikin Principle: The Calorie Density Solution*. (Alexandria, Va.: Time-Life Books, 2000).

39. Ornish, Dean. *Dr. Dean Ornish's Program for Reversing Heart Disease*. (New York/Toronto: Random House, 1990), p. 255.

40. Williams, Clyde and Devlin, John T. (editors). *Food, Nutrition and Sports Performance*. (Van Nostrand Reinhold, 1992).

41. For an overview of the topic of essential fatty acids as they relate to the raw-food diet, see the article "Essential Facts and the Organic Athlete," by Dr. Rick Dina, at www.organicathlete.org/index. php?option=com_content&task=view&id=119&Itemid=63.

42. See www.udoerasmus.com/articles/udo/fthftk6.htm.

43. "Diet, Nutrition and The Prevention of Chronic Diseases."

44. Nevin KG, Rajamohan T. "Beneficial Effects of Virgin Coconut Oil on Lipid Parameters and In Vitro LDL Oxidation. *Clin Biochem.* 2004 Sep;37(9):830-5.

   For more information about the fallacy of popular health claims for coconut oil, see also Dr. John McDougall's article entitled The Newest Food-Cure: Coconut Oil for Health and Vitality," in his May 2006 online newsletter, available at www.drmcdougall.com/misc/2006nl/may/coconut.htm.

45. Refer to chapters 2 and 3 of *Health and Survival in the 21st Century*, which outline clearly the mechanisms by which the human body's innate intelligence—given a proper diet and other conditions—naturally and easily maintains homeostasis without the assistance of any drugs, herbs, "healing" foods, or interventions

of any kind.

46. "Trends in Intake of Energy and Macronutrients—United States, 1971-2000."

47. See "Nutrition and Well-Being A to Z" in the Internet FAQ Archives by Thomson Gale, accessed at www.faqs.org/nutrition/Smi-Z/Water.html. (Click "Water.") This Web page describes how body-water percentages fluctuate, with men and women hovering around 62% and 51% water, respectively. Physical activity increases this number as high as 70%, and overweight reduces it, down to 36% for the morbidly obese.

48. You can buy a bioimpedance-based body-fat monitor built into a bathroom scale, online or in drugstores, department stores, or sporting goods stores. I have used and recommended body-fat scales made by the Tanita Corporation for many years.

For information about bioimpedance and other methods of measuring body fat, see the online article entitled "Understanding Body Fat Analysis," excerpted from a 1999 Tanita pamphlet of the same name. Accessed at www.healthchecksystems.com/tbf.htm. Click "Bioelectrical Impedance (BIA)."

49. Volek, JS, Westman, EC. "Very-Low-Carbohydrate Weight-Loss Diets Revisited," *Cleveland Clinic J. Med.* 2002 Nov;69(11), 849-862. Accessed at www.ccjm.org/pdffiles/Volek1102.pdf. Low carbohydrate, high-fat dietary programs are shown to result in weight loss due to appetite-suppressing high blood levels of hydroxybutyrate(a ketone satiety trigger).

50. The "conventional" body-fat percentage recommendations in this table come from a chart entitled, "Body Fat Ranges for Standard Adults," which you can access at www.tanita.com/MessageForWomen.shtml#, the website of Tanita Corporation of America, Inc. These numbers are based on NIH/WHOBMI guidelines, as reported by Gallagher, et. al, at the New York Obesity Research Center.

According to the National Health and Nutrition Examination Survey, an estimated 65% of the U.S. population is overweight and 30% is obese. Using my body-fat recommendations, these numbers would dramatically increase, since NHANES defines overweight and obesity as having a BMI of at least 25% and 30%, respectively.

I do not find BMI to be a useful measure, given that it attempts to suggest an ideal weight based on height alone and does not distinguish fat and lean mass. Therefore, I cannot provide a recommended number for comparison with the 25 and 30% guidelines quoted above.

51. Smith, N. J. "Gaining and Losing Weight in Athletics." *JAMA*. 1976;236:149-151. "Muscle mass is increased only through muscle work supported by an appropriate increase in food intake. No food, vitamin, drug, or hormone will increase muscle mass."

52. See the Wikipedia entry for "Dehydration," accessed through http://en.wikipedia.org/wiki/MainPage. Search "Dehydration," and click "Symptoms and Prognosis."

53. See a Medline Plus discussion of dehydration in the "skin turgor" entry at www.nlm.nih.gov/medlineplus/ency/article/003281.htm.

54. Tyls, Josef. "Are You Chronically Dehydrated?" *Alive* (#243) January 2003, Alive Publishing Group. Accessed at www.alive.com/index. php. Scroll down to "alive index search" click on "Health and Disease." Then scroll down to "Health and Disease articles," and click "Are You Chronically Dehydrated?"

55. Rehrer, N. J. "The Maintenance of Fluid Balance during Exercise," Int. J. Sports Med. 15:122-125, 1994.

56. See www.vanaqua.org/education/aquafacts/seaotters.html.

57. See www.brookfieldzoo.org/pagegen/htm/fix/fg/fg_body. asp?sAnimal=African+lion.

58. According to the Mayo Clinic, an adult stomach is capable of stretching at the sides to hold nearly a gallon of food and liquid. The Indiana University School of Medicine, however, reports that the average adult stomach stretches to only about a quarter of its capacity, about two to three pints.

59. See www.nutramed.com/digestion.

60. In his book, *Pain: It's Not All in Your Head* (Trafford Publishing, 2003), physician assistant and clinical psychologist Jay Tracy explains how deficiencies cause us to crave the nutrients we lack, and this signal is misinterpreted as hunger and food cravings. See www.trafford.com/4dcgi/robots/02-0228.html.

61. Lucas, F., Sclafani A. "Differential Reinforcing and Satiating Effects of Intragastric Fat and Carbohydrate Infusions in Rats," *Physiol Behav.* 1999 May;66(3):381-8.